应季蔬果
营养全书

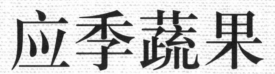

229种蔬果食用知识，
安心选用、正确调理，吃出健康好生活

[日] 吉田企世子　编著

张娜娜　译

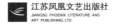

江苏凤凰文艺出版社
JIANGSU PHOENIX LITERATURE AND
ART PUBLISHING, LTD

目录

蔬菜的基本营养成分

蔬菜特有的功能性成分Index

阅读本书之前

只要没有特别注明，本书写到的"应季季节"皆为自然栽培时的收成时期。

糖类的计算方法充其量是摄取时的参考值，并不鼓励过度摄取。营养值皆为日本食品标准成分表2015年版（第七次修订）的调查结果。

本书将谷类、休闲饮料、香草类归类为蔬菜，还请各位读者见谅。

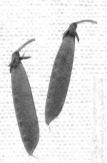

春季蔬菜

冬去春来，大地还暖之际，
刚从地面冒出的新芽
正缓缓地向上笔直生长。

春季蔬菜包括马尾草与蕨菜这类山菜
以及后续介绍的竹笋与芦笋。
随着天气渐渐变暖，豌豆等
豆类的藤蔓也会慢慢伸长，
结出翠绿的果实。

春季的应季蔬菜是生命力的象征，
汲取着大地的营养。

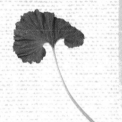

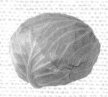

菜蓟

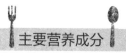

主要功效

钾能调节体内水分与钠的平衡，对维持血压的正常有一定功效。膳食纤维也有助于抑制血液中胆固醇的上升。

- ●预防与改善高血压
- ●抑制胆固醇上升
- ●预防循环系统的器官出现问题
- ●预防骨质疏松症

烹调与食材搭配的秘诀

花苞的部分可汆烫，花萼则可一片片剥下来蘸着奶油酱汁或美乃滋甜酱食用，这是较常见的吃法。趁热吃最为美味。不过，钾是水溶性强的营养物质，比起汆烫的吃法，蒸熟或是放进微波炉加热则能摄取更多的营养。此外，也推荐煮成汤品、炖菜或直接食用汤汁的烹调方式。较柔软的菜心部分可煮成味道较淡的菜肴，即可美味地享用。

主要营养成分

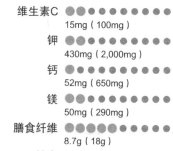

维生素的含量虽然不高，却富含人体容易缺乏的矿物质，例如钾、钙、镁，也含有大量的膳食纤维。

维生素C	15mg（100mg）
钾	430mg（2,000mg）
钙	52mg（650mg）
镁	50mg（290mg）
膳食纤维	8.7g（18g）
糖类	2.6g

※ 上述为可食用部分每100g的营养含量。括号内的数字是成年女性一天的食用建议量或参考值，也是各年龄层食用的最大值。

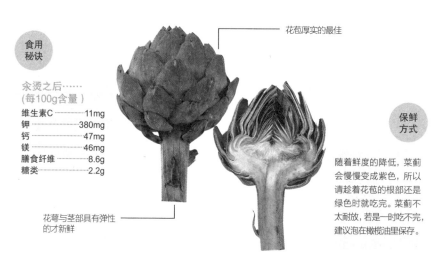

花苞厚实的最佳

食用秘诀

汆烫之后……
（每100g含量）

维生素C	11mg
钾	380mg
钙	47mg
镁	46mg
膳食纤维	8.6g
糖类	2.2g

花萼与茎部具有弹性的才新鲜

保鲜方式

随着鲜度的降低，菜蓟会慢慢变成紫色，所以请趁着花苞的根部还是绿色时就吃完。菜蓟不太耐放，若是一时吃不完，建议泡在橄榄油里保存。

富含大量淀粉，口感松软

菜蓟的英文为 Artichoke，除了作为食材的花苞之外，自古以来，叶子与根部都被当成药草使用。

菜蓟属于少见的含有淀粉的蔬菜，也富含水溶性膳食纤维与矿物质。水溶性膳食纤维吸收水分之后会膨胀，可延长摄取的食物滞留在胃里的时间，因此，糖分会被小肠慢慢吸收，也不容易与消化酶接触，所以可以有效抑制血糖急剧上升，也能抑制胆固醇上升。

此外，含量特别高的钾能将多余的钠排出体外，使血压稳定，所以可预防因过度摄取盐分而导致的高血压。菜蓟含有许多预防生活习惯病的成分，建议尽可能多地于日常三餐中食用。

紫洋葱

主要功效

刺激眼睛的催泪成分硫化物（大蒜素）可促进胃分泌消化液，也有助于人体吸收维生素 B_1，同时还能促进代谢。

- 消除疲劳
- 增进食欲
- 抑制胆固醇上升
- 预防动脉硬化

烹调与食材搭配的秘诀

要想保留紫洋葱的美丽色泽，可将其切成薄片或碎末直接生吃。其表皮含有花青素。花青素类的色素一遇到酸就会变得更加鲜艳，所以很适合与淋酱或柠檬汁搭配做成凉拌沙拉。若想尽量利用促进维生素 B_1 吸收的大蒜素，建议加入富含维生素 B_1 的肉类或是撒些芝麻当作装饰。

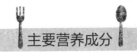

主要营养成分

营养成分与一般的洋葱并无明显不同，但含有一种很重要的成分，那就是能预防贫血的叶酸。

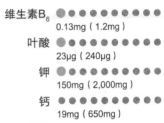

维生素 B_6　●●●●●●●●●●●●
0.13mg（1.2mg）

叶酸　●●●●●●●●●●●●
23μg（240μg）

钾　●●●●●●●●●●●●
150mg（2,000mg）

钙　●●●●●●●●●●●●
19mg（650mg）

糖类　7.3g

※ 上述为可食用部分每 100g 的营养含量。括号内的数字是成年女性一天的食用建议量或参考值，也是各年龄层食用的最大值。

食用
秘诀

生吃最佳
做成沙拉令人大快朵颐。

不要选上面变成咖啡色的

保鲜
方式

紫洋葱不耐潮湿与闷热，也很容易腐坏，建议吊在通风阴凉处保存。若是放在冰箱冷藏，请尽早食用。

拿在手上觉得沉甸甸的较佳

鲜艳的色泽，最适合做成沙拉

洋葱分为辣味与甜味两种，而被称为"红洋葱"的紫洋葱属于甜味品种。表皮中具有超强抗氧化力的花青素，具有很好的抗衰老功能。紫洋葱含有许多水分，呛鼻的辛辣味也不是很强烈，所以很适合生吃。代表品种为"湘南红""Early Red"。由于颜色鲜艳动人，所以常常做成沙拉或是凉拌。

紫洋葱与常见的黄皮洋葱同样含有香气成分的硫化物，它可提高身体的免疫力，也有助于维生素 B_1 的吸收，所以能有效改善因维生素不足而引发的食欲不振、烦躁、失眠。它还有清血、防止血栓的作用以及升高好的胆固醇（高密度脂蛋白胆固醇）与降低坏的胆固醇（低密度脂蛋白胆固醇）的效果。

小葱

主要功效

脂溶性的 β-胡萝卜素具有超强的抗氧化作用，只有一定的量会转化成维生素 A，除了保护皮肤与黏膜的健康、抑制老化之外，甚至能预防癌症。

- ●预防癌症
- ●预防脑中风
- ●消除疲劳
- ●预防与改善贫血

烹调与食材搭配的秘诀

小葱细胞里的蒜硫胺素会因酵素而转化成促进维生素 B_1 吸收的大蒜素。要使此酵素正常发挥作用，将生的小葱切成细末，破坏细胞是最有效果的。若要更有效地吸收营养，可搭配富含维生素 B_1 的肉类与鱼类。日本土佐市名产"半烤鲣鱼"通常会铺上大量的小葱，而这种富含维生素 B_1 的鲣鱼与小葱的组合在营养层面也有一定的根据。

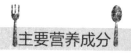

主要营养成分

富含可于体内转化成维生素 A 的 β-胡萝卜素。其能预防失智症的叶酸含量也堪与菠菜媲美。

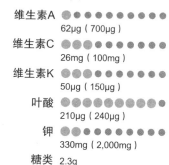

营养成分	含量
维生素A	62μg（700μg）
维生素C	26mg（100mg）
维生素K	50μg（150μg）
叶酸	210μg（240μg）
钾	330mg（2,000mg）
糖类	2.3g

※ 上述为可食用部每100g的营养含量。括号内的数字是成年女性一天的食用建议量或参考值，也是各年龄层食用的最大值。维生素 A 是胡萝卜素的视网醇当量。

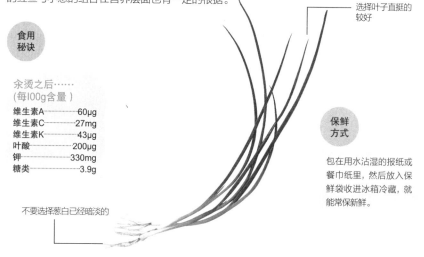

选择叶子直挺的较好

食用秘诀

余烫之后……
（每100g含量）

营养成分	含量
维生素A	60μg
维生素C	27mg
维生素K	43μg
叶酸	200μg
钾	330mg
糖类	3.9g

不要选择葱白已经暗淡的

保鲜方式

包在用水沾湿的报纸或餐巾纸里，然后放入保鲜袋收进冰箱冷藏，就能常保新鲜。

可做佐料，是令人惊艳的黄绿色蔬菜

小葱虽然常被当作佐料或点缀，却是维生素 A 含量远远超过芦笋的黄绿色蔬菜。小葱又名"香葱""细米葱"，与大蒜一样拥有作为辣味成分的硫化物，也就是大蒜素（蒜氨酸）。这种成分经加热后，就会产生阿霍烯，能有效预防脑中风和抑制血压上升。大蒜素与维生素 B_1 结合后，可提升维生素 B_1 的吸收率。一旦维生素 B_1 的吸收率得以改善，能量代谢就会变得活跃，也有助于消除疲劳。

作为葱类之一的小葱，富含叶酸也是其特征之一。叶酸是具有预防贫血效用的维生素，也是红血球生成的必要营养素，能有效抑制被认为是动脉硬化潜在危险因子的同半胱胺酸的增多。

芦笋

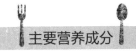

主要功效

富含于芦笋，同时也是熟悉的能量饮料营养成分的天门冬胺酸能有效消除疲劳与增强耐力。

- 消除疲劳
- 预防与改善贫血
- 预防癌症
- 预防骨质疏松症

烹调与食材搭配的秘诀

芦笋氽烫、凉拌、热炒或油炸都能突显其风味。由于维生素 A 与维生素 K 属于脂溶性维生素，所以芦笋经过油炒，或是与用油制成的淋酱拌在一起，都能提高维生素的吸收率。若要避免水溶性的维生素 B_1 的流失，建议不要氽烫太久。油煎或油炸也是推荐的烹调方式。揉盐或水煮都会使钾溶入水中，所以连同汤汁一起喝下，可摄取溶于水中的钾。

主要营养成分

芦笋含有维生素 A、维生素 B_1、维生素 B_2、维生素 K、叶酸，也富含钾这类矿物质，具有极高的营养价值。

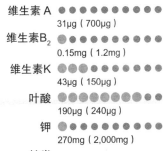

维生素 A	● ● ● ● ● ● ● ● ● ●
	31μg（700μg）
维生素 B_2	● ● ● ● ● ● ● ● ● ●
	0.15mg（1.2mg）
维生素 K	● ● ● ● ● ● ● ● ● ●
	43μg（150μg）
叶酸	● ● ● ● ● ● ● ● ● ●
	190μg（240μg）
钾	● ● ● ● ● ● ● ● ● ●
	270mg（2,000mg）
糖类	2.1g

※ 上述为可食用部分每 100g 的营养含量。括号内的数字是成年女性一天的食用建议量或参考值，也是各年龄层食用的最大值。维生素 A 是胡萝卜素的视网醇当量。

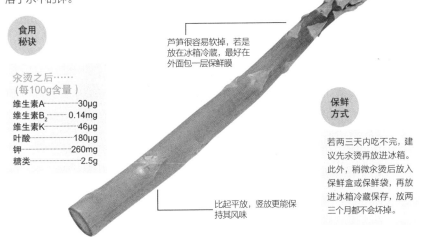

食用秘诀

芦笋很容易软掉，若是放在冰箱冷藏，最好在外面包一层保鲜膜

氽烫之后……
（每100g含量）

维生素A	30μg
维生素B_2	0.14mg
维生素K	46μg
叶酸	180μg
钾	260mg
糖类	2.5g

保鲜方式

若两三天内吃不完，建议先氽烫再放进冰箱。此外，稍微氽烫后放入保鲜盒或保鲜袋，再放进冰箱冷藏保存，放两三个月都不会坏掉。

比起平放，竖放更能保持其风味

能彻底消除身体的疲劳

芦笋分为"绿芦笋"与"白芦笋"两种，营养成分较高的是绿芦笋，富含天门冬胺酸。当身体觉得疲倦时，需要补充钾与镁，而天门冬胺酸则能促进这两种矿物质的吸收，而且还可以加速身体内疲劳物质（如乳酸等酸性物质）的燃烧，使乳酸转化成能量，进而有效消除神经与肌肉的疲劳。

天门冬胺酸也具有促进排泄的效果，据说在古埃及就被当成利尿剂使用。由于芦笋富含具有优异抗氧化效果的维生素 A、预防贫血的叶酸、维持骨骼健康所不可或缺的维生素 K，所以想要抗衰老的女性应该多食用。

草莓

主要功效

因为富含能提升免疫力的维生素，所以可有效预防感冒以及皮肤问题。与叶酸的加乘效果可有效预防贫血。

- ●预防感冒与传染病
- ●预防与改善贫血
- ●抑制胆固醇上升
- ●预防动脉硬化

烹调与食材搭配的秘诀

除了可当成餐后甜点生吃，也可打成糊状，或是煮成果酱与糖渍草莓。生吃最简单，也最不会耗损维生素C的效果。鲜红、成熟的草莓被认为含有最多的维生素C。其他的维生素与钾之外的营养物质所含较少，所以可搭配富含β–隐黄素的橘子，或可与牛奶、酸奶一起吃，补充含量不足的钙。

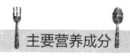

主要营养成分

最具代表性的营养成分就是维生素C。建议一天食用4个大的草莓。 草莓也富含膳食纤维以及果胶。

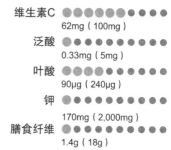

营养成分	含量
维生素C	62mg（100mg）
泛酸	0.33mg（5mg）
叶酸	90µg（240µg）
钾	170mg（2,000mg）
膳食纤维	1.4g（18g）
糖类	7.1g

※ 上述为可食用部分每100g的营养含量。括号内的数字是成年女性一天的食用建议量或参考值，也是各年龄层食用的最大值。

食用秘诀

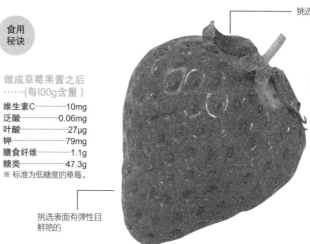

挑选叶子呈鲜绿色的

做成草莓果酱之后……（每100g含量）

营养成分	含量
维生素C	10mg
泛酸	0.06mg
叶酸	27µg
钾	79mg
膳食纤维	1.1g
糖类	47.3g

※ 标准为低糖度的草莓

挑选表面有弹性且鲜艳的

保鲜方式

草莓遇水容易腐坏，维生素也会流失，所以保存的时候不要洗，直接在上面覆盖一层保鲜膜或放入保鲜袋，然后放到冰箱的保鲜室冷藏。若水洗，可在沥干水分后，先抹上一层砂糖，再放至冰箱保存。

富含维生素C与膳食纤维，有利于减肥

草莓是预告春天来临的水果之一，也是非常受人喜爱的水果。从营养层面讲，也有许多值得注意的效果。最为人所知的是其富含维生素C。此外，草莓中还富含丰富的膳食纤维，可促进胃肠的蠕动，利于食物消化，改善便秘，预防痤疮、肠癌的发生。

由于热量不高，所以很适合作为减肥的食材食用，同时也具有美白皮肤的效果。

含有大量的维生素B群之一的叶酸。叶酸除了能降低血液循环类疾病的风险，最近也被发现具有预防失智症的效果。一天吃10个中等大小的草莓可轻松超过每天的维生素建议摄取量。

除了营养成分之外，草莓还含有类黄酮、红色素以及抗氧化的花青素、苯酚这类成分，其优异的抗氧化效果能有效预防各类慢性疾病。

独活

主要功效

独活含有被认为具有消除疲劳功效的天门冬胺酸（构成蛋白质的 20 种基本氨基酸之一）。中医认为独活具有解热镇痛的药效。

● 消除疲劳
● 预防与改善便秘
● 促进血液循环
● 维持神经功能

烹调与食材搭配的秘诀

独活外皮有明显的涩味，烹调时建议先刨掉厚厚的外皮。切好后，放入醋水（以少量的醋兑水）中浸泡，能避免剖面变成咖啡色。由于味道清淡，适合做成醋渍的食物或是以味噌做成凉拌茶，也可与淋酱搭配做成沙拉。外皮可做成金平芝麻，而穗尖若做成天妇罗，就能消除涩味，即可美味享用。当作汤品或味噌汤的汤料也能产生独有的香气与口感。

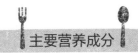

主要营养成分

成分几乎都是水，而营养成分除了钾之外，维生素与矿物质的含量并不高。

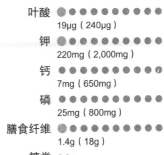

叶酸 ● ● ● ● ● ● ● ● ● ●
19μg（240μg）

钾 ● ● ● ● ● ● ● ● ● ●
220mg（2,000mg）

钙 ● ● ● ● ● ● ● ● ● ●
7mg（650mg）

磷 ● ● ● ● ● ● ● ● ● ●
25mg（800mg）

膳食纤维 ● ● ● ● ● ● ● ● ● ●
1.4g（18g）

糖类 2.9g

※ 上述为可食用部分每 100g 的营养含量。括号内的数字是成年女性一天的食用建议量或参考值，也是各年龄层食用的最大值。

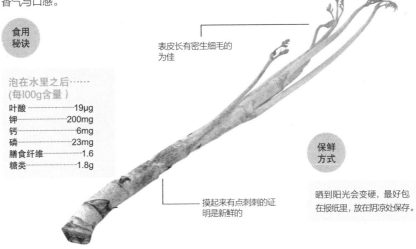

食用秘诀

泡在水里之后……
（每100g含量）

叶酸	19μg
钾	200mg
钙	6mg
磷	23mg
膳食纤维	1.6
糖类	1.8g

表皮长有密生细毛的为佳

摸起来有点刺刺的证明是新鲜的

保鲜方式

晒到阳光会变硬，最好包在报纸里，放在阴凉处保存。

本来是于日本全国生长的野草，现在几乎都是远离光线软化栽培的品种。幼茎与穗尖的部分可食用，其独特的香气与美妙的口感是其魅力所在。除了钾之外，其他的营养成分含量不高，但微量的天门冬胺酸能有效促进新陈代谢，也有助于消除疲劳。

钾能抑制血压上升，也能提升肌肉的耐力。独活除了是低热量的食材，还富含膳食纤维，所以被视作减重与美容的食材，"人气"因此居高不下。

独特的香气来自被称为双萜的有效成分。双萜具有调节自律神经的功能，除了有助于精神的安定，中医也认为其具有发汗、镇痛、利尿与消炎等功效。

特有的香气与口感，值得品味

鹿尾菜

主要功效

抗氧化的 β-胡萝卜素具有消灭活性氧化物与预防细胞癌变的效果，钙与维生素 K 则是骨骼保持健康所需的营养成分。

- 预防癌症
- 预防与改善高血压
- 预防骨质疏松症
- 预防与改善贫血

烹调与食材搭配的秘诀

切掉根部较硬的部分，将柔软的茎部与叶子放入热水中快速氽烫后，可做成烫青菜、凉拌菜以及汤料。β-胡萝卜素生吃不易吸收，但过油※后能促进吸收，所以很适合热炒，或是做成极富口感的精制油炸料理。由于富含维生素 C 或钾这类水溶性营养成分，为了避免营养流失，短时间内加热完成是制作料理的要诀，若是过度加热，清脆的口感就会消失。

※ 将热炒的食材先过一次中油温的油。

食用秘诀

氽烫之后……
（每100g含量）

维生素A	260μg
维生素C	15mg
维生素K	360μg
钾	510mg
钙	150mg
糖类	1.1g

小颗、未过度发育的类型保有清脆的口感

主要营养成分

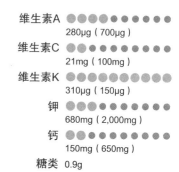

β-胡萝卜素的含量足以与印度南瓜或小松菜匹敌。也富含钾、钙与锰这些矿物质。

维生素A	●●●●○ 280μg（700μg）
维生素C	●●●●●○●●● 21mg（100mg）
维生素K	●●●●●●●●●● 310μg（150μg）
钾	●●● 680mg（2,000mg）
钙	●●● 150mg（650mg）
糖类	0.9g

※ 上述为可食用部分每100g的营养含量。括号内的数字是成年女性一天的食用建议量或参考值，也是各年龄层食用的最大值。维生素 A 是胡萝卜素的视黄醇当量。

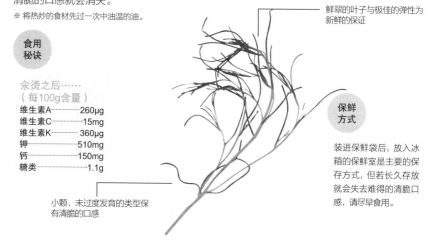

鲜翠的叶子与极佳的弹性为新鲜的保证

保鲜方式

装进保鲜袋后，放入冰箱的保鲜室是主要的保存方式，但若长久存放就会失去难得的清脆口感，请尽早食用。

优质维生素与矿物质的宝库

鹿尾菜是于海岸沙地生长的一年生草本植物，与海藻鹿尾草长得类似，因而得名，其维生素与矿物质的含量与海藻是同一个等级。鹿尾菜尤其具有超强的抗氧化效果，对于担心癌症、动脉硬化与老化的朋友来说，绝对是值得推荐的蔬菜之一。

在众多蔬菜中，矿物质的含量也是首屈一指，含有大量的钾与钙，钾能有效预防高血压与贫血，钙则对骨骼与牙齿的强健有贡献。

值得更年期前后女性开心的是，鹿尾菜含有多种强健骨骼的营养物质。一包鹿尾菜（约100g）就含有每日标准摄取量 5 倍的维生素 K，能让摄取的钙质快速被骨骼吸收，可有效预防骨质疏松症。

芥菜

主要功效

所富含的抗氧化维生素的维生素 A、维生素 C、维生素 E 都能有效预防生活习惯病，还含有大量的造血所需的叶酸。

● 预防癌症
● 预防动脉硬化
● 增强免疫力
● 预防与改善贫血

烹调与食材搭配的秘诀

通常会以盐腌浸，但市售盐的盐分含量通常过高，所以不妨与其他蔬菜一起炒制以调控咸味。若想多吃一点，可放入热水快速氽烫，做成烫青菜。热炒也是不错的方式。特别要注意的是，如果加热的时间太长，其难得的辛辣味与气味就会消散。维生素 C 与叶酸这类水溶性维生素的含量也很高，所以要记得别泡在水里太久。

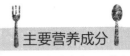

主要营养成分

芥菜是一种富含维生素 A、维生素 C、维生素 E 等的黄绿色蔬菜，也含有大量的钾、钙、铁等矿物质。

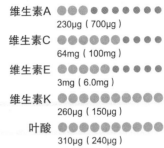

维生素A ●●●●●●●●●●
230μg（700μg）

维生素C ●●●●●●●●●●
64mg（100mg）

维生素E ●●●●●●●●●●
3mg（6.0mg）

维生素K ●●●●●●●●●●
260μg（150μg）

叶酸 ●●●●●●●●●●
310μg（240μg）

糖类 1.0g

※ 上述为可食用部分每100g的营养含量。括号内的数字是成年女性一天的食用建议量或参考值，也是各年龄层食用的最大值。维生素 A 是胡萝卜素的视网醇当量，维生素 E 是 a- 生育醇的视网醇当量。

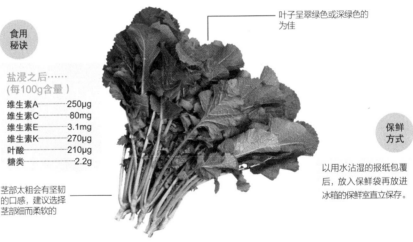

食用秘诀

叶子呈翠绿色或深绿色的为佳

盐浸之后……
（每100g含量）

维生素A————250μg
维生素C————80mg
维生素E————3.1mg
维生素K————270μg
叶酸————210μg
糖类————2.2g

茎部太粗会有坚韧的口感，建议选择茎部细而柔软的

保鲜方式

以用水沾湿的报纸包覆后，放入保鲜袋再放进冰箱的保鲜室直立保存。

成分丰富的抗癌有效

这是能为舌尖带来些微刺辣感的有刺激气味的十字花科蔬菜。辣味来自含硫化物的黑介子硫苷酸钾。这种抗氧化成分除了能为料理增添风味进而促进食欲外，也能提升免疫力与预防癌症。

从主要的营养成分可以发现，芥菜这类十字花科植物的特征就是含有大量的维生素 A 及其他多种抗氧化维生素，一整颗富含能预防癌症与动脉硬化等生活习惯病的成分。

此外，能促进红血球生成的叶酸、造血所需的铁质、提升铁质吸收率的维生素 C 等的含量都非常丰富。与骨骼健康息息相关的维生素 K、钙质也有相当多的含量，对于平常就容易贫血或担心骨质疏松症的女性来说，芥菜绝对是值得依赖的"伙伴"。

卷心菜

主要功效

所含有的维生素 U 能抑制胃酸的分泌、预防胃黏膜溃烂，以及控制缩小胃溃疡与十二指肠溃疡的感染范围。叶子除了含有右方列出的营养成分外，还含有大量的 β - 胡萝卜素。

- 预防溃疡
- 预防感冒与传染病
- 预防癌症
- 预防与改善便秘

烹调与食材搭配的秘诀

若想有效利用维生素 U，生吃是最佳的选择。不过，生吃通常摄入的量有限，水煮或快炒算是较适当的烹调方式。要注意的是，切成卷心菜丝食用时，维生素 C 有可能会逐渐流失，所以尽可能别泡在水里太久，切好后也不要长时间接触空气。若要加热，建议做成汤或炖煮类料理，才能连同溶入汤里的维生素一并摄取。

主要营养成分

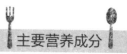

富含维生素 C、维生素 K、叶酸等维生素群，同时含有难以从其他蔬菜摄取的维生素 U。维生素 U 具有修复胃黏膜的功效。

维生素C ●●●●●●●●●●
　　　 41mg（100mg）

维生素K ●●●●●●●●
　　　 78µg（150µg）

叶酸　　●●●●●●●●
　　　 78µg（240µg）

膳食纤维 ●●
　　　 1.8g（18g）

糖类　 3.4g

※ 上述为可食用部分每 100g 的营养含量。括号内的数字是成年女性一天的食用建议量或参考值，也是各年龄层食用的最大值。

食用秘诀

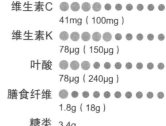

若是购买切成半颗的卷心菜，建议选择叶子卷得很扎实的

余烫之后……
（每100g含量）
维生素C ………… 17mg
维生素K ………… 76µg
叶酸 …………… 48µg
膳食纤维 ………… 2g
糖类 ……………… 2.6g

如果要买一整颗，建议选择呈深绿色、沉甸甸的大颗卷心菜

保鲜方式

挖掉菜心之后，将沾湿的餐巾纸塞在挖出的洞里，放在保鲜袋里包起来，再放进冰箱保存，就能长保新鲜。

预防胃溃疡与十二指肠溃疡

原生种为古代凯尔特人栽种的野生羽衣甘蓝，叶子逐渐发展成结球状后，就成为了现在的卷心菜。

以富含维生素 C 而闻名，两片大叶子就满足了人体每天必需的摄取量。维生素 C 能使体内产生胶原蛋白，帮助身体抗氧化与抵抗传染病，也能有效抑制致癌物质与老化物质的生长。

另一种一定要提及的重要成分就是其特有的维生素 U。这是一种能合成蛋白质的氨基酸，能有效预防胃溃疡与十二指肠溃疡，也能让溃烂的胃黏膜与肝脏恢复正常功能，所以常被用作市售胃肠药的主要成分。富含膳食纤维，通过各种烹调方式料理都能被大量摄取，所以被认为具有改善便秘与预防肥胖的效果。

茖葱

主要功效

葱类特有的臭味成分硫化物有促进代谢的作用。与具有抗氧化效果的 β－胡萝卜素搭配，有助于预防癌症。

- ●**消除疲劳**
- ●**促进血液循环**
- ●**预防与改善高血压**
- ●**预防癌症**

烹调与食材搭配的秘诀

因具有各种功效而备受关注的茖葱富含脂溶性维生素 β－胡萝卜素。适合油炒或是做成天妇罗。切碎后拌入欧姆蛋也非常合适。快速氽烫后，放入醋或味噌做成凉拌菜，清爽美味。搭配富含维生素 B_1 的肉类或鱼类一起吃，能大幅提升维生素 B_1 的吸收率。在北海道，与仔羊肉薄片一起做成成吉思汗羊肉锅是最流行的吃法。

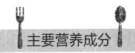

主要营养成分

除了含有 β－胡萝卜素、维生素 C、维生素 K、叶酸、钾等维生素与矿物质外，还含有许多促进新陈代谢的香味成分。

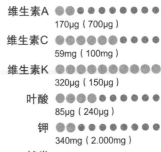

维生素A
170μg（700μg）

维生素C
59mg（100mg）

维生素K
320μg（150μg）

叶酸
85μg（240μg）

钾
340mg（2.000mg）

糖类 3.3g

※ 上述为可食用部分每100g的营养含量。括号内的数字是成年女性一天的食用建议量或参考值，也是各年龄层食用的最大值。维生素 A 是胡萝卜素的视网醇当量。

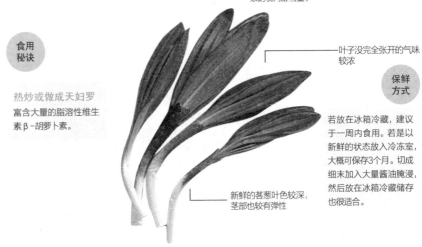

食用秘诀

热炒或做成天妇罗富含大量的脂溶性维生素 β－胡萝卜素。

叶子没有完全张开的气味较浓

保鲜方式

若放在冰箱冷藏，建议于一周内食用。若是以新鲜的状态放入冷冻室，大概可保存3个月。切成细末加入大量酱油腌浸，然后放在冰箱冷藏储存也很适合。

新鲜的茖葱叶色较深，茎部也较有弹性

因抗癌效果而受关注，有大量的香味成分

茖葱多分布于北海道或日本东北部地区，据说其特殊的名字源自早期在山里修行的僧人（行者），他们特别爱吃茖葱。茖葱又名"爱奴葱"，爱奴族自古就了解茖葱的药效，一直以来习惯将茖葱作为万能药使用。

由于含有超强抗氧化效果的 β－胡萝卜素，所以也被认为具有抗癌效果。葱类共有的刺激臭味，也就是香味成分的硫化物也是抗癌成分之一。由于富含能降低血压的钾，所以能有效预防生活习惯病。

硫化物也具有促进维生素 B_1 的吸收、加快新陈代谢的作用，与猪肋排这类富含维生素 B_1 的食材搭配可强化其效果。此外，叶酸也有助于预防失智症。

青豆

主要功效

膳食纤维能促进肠道蠕动与改善便秘，也能有效预防大肠癌。

- ●整肠效果
- ●消除疲劳
- ●维持神经功能
- ●促进食欲

烹调与食材搭配的秘诀

这是一种营养价值极高的蔬菜，不仅可用来为料理锦上添花，也能作为料理的主菜使用。冷冻青豆虽然全年皆可购得，但风味略逊于新鲜的，建议在应季的时节里食用。

由于富含维生素 B 群与维生素 C 等水溶性维生素，适合做成豆饭、汤品等伴着汤汁一起食用的料理。生青豆、玉米、小鱼干一起做成炸什锦也是美味的烹调方式。

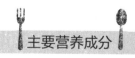

主要营养成分

蔬菜少有的蛋白质与糖类为主要成分。均衡地含大量的维生素与矿物质，膳食纤维的含量也相当丰富。

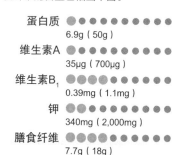

蛋白质	●●●●● 6.9g（50g）
维生素A	●●●●● 35µg（700µg）
维生素B₁	●●●●● 0.39mg（1.1mg）
钾	●●●●● 340mg（2,000mg）
膳食纤维	●●●●● 7.7g（18g）
糖类	7.6g

※ 上述为可食用部分每100g的营养含量。括号内的数字是成年女性一天的食用建议量或参考值，也是各年龄层食用的最大值。维生素 A 是胡萝卜素的视网醇当量。

食用秘诀

从豆荚取出后，鲜度会急剧下降，若能购买带有豆荚的最为理想

余烫之后……
（每100g含量）

蛋白质	8.3g
维生素A	36µg
维生素B₁	0.29mg
钾	340mg
膳食纤维	8.6g
糖类	9.9g

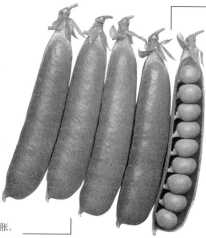

挑选果实饱满、豆荚膨胀、表面不白不干的

保鲜方式

从豆荚取出之后，尽可能早点烹煮完毕。若有用不完的部分，则可倒入少许的热盐水中快速余烫，再冷冻保存。

纤维含量首屈一指的膳食

青豆是营养价值极高的豆科食物，在众多蔬菜之中，也是少见含有优质蛋白质与糖类的食材。要让蛋白质发挥效果必然需要氨基酸，若是与含有离氨酸的食材一起食用，例如搭配白米，就能进一步提升营养效果。

在各种营养成分中，最为突出的就是在蔬菜之中首屈一指的膳食纤维，尤其能促进肠道蠕动的不溶性膳食纤维所占的比例更高，有助于改善便秘症状。将有害物质排出体外，也能降低罹患大肠癌的风险。

富含难以从其他食材中摄取的维生素 B₁，也是青豆的特征之一。维生素 B₁ 能扮演将碳水化合物转化成能量的辅酵素的角色，所以有助于消除疲劳与维持神经功能。

豆瓣菜

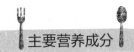

主要功效

辣味成分的黑介子硫苷酸钾能促进消化与增强食欲。维生素 C 则能长保皮肤与血管健康，也有舒缓压力的功效。

- ●促进消化
- ●促进食欲
- ●预防动脉硬化
- ●提升抗压力

烹调与食材搭配的秘诀

作为肉类料理的配菜或者制作沙拉时，通常只使用叶子部分，但茎部与叶子一样拥有丰富的营养成分。经过加热的茎部会产生柔和的甜味，若将叶子做成生食类料理，记得不要丢掉剩下的茎部，可试着做成汤或油煎类料理，也可做成烫青菜来吃。

为了避免易溶于水又不耐热的维生素 C 流失，最好能快速完成水洗或加热的步骤。

主要营养成分

β－胡萝卜素、维生素 K 的含量很高，矿物质则以下列两种矿物质与铁质为多，也富含促进铁质吸收的维生素 C。

维生素A ●●●●　●●●●●●
230μg（700μg）

维生素C ●●●●●●●●●●
26mg（100mg）

维生素K ●●●●●●●●●●
190μg（150μg）

钾 ●●
330mg（2,000mg）

钙 ●●●●
110mg（650mg）

糖类 0g

※ 上述为可食用部分每100g的营养含量。括号内的数字是成年女性一天的食用建议量或参考值，也是各年龄层食用的最大值。维生素 A 是胡萝卜素的视网醇当量。

叶子大而茂密、颜色葱绿的为佳

食用秘诀

适合生食
黑介子硫苷酸钾的辣味能增强食欲。茎部的营养也非常丰富，建议一并享用。

保鲜方式
部分茎节上长有触须的种类，口感会较坚韧，不建议购买。保存时，可插入盛满水的杯子保鲜，但还是建议尽早食用完毕。

选择茎部较粗的种类

特殊的辣味与清淡的苦味能促进消化

原产地为欧洲，于山地的清流处自生，所以英文又被称为 "Water Grass"（水芹）。颜色鲜艳，常作为肉类料理的配菜食用，不过辣味成分黑介子硫苷酸钾含有淡淡的苦味与呛鼻的辣味，因此也常作为佐味料使用，能为口腔带来清爽感。此外也有促进消化、提升食欲，以及避免用餐之后胃不舒服的效果。

维生素与胡萝卜素的含量很多，尤其富含抗氧化维生素的 β－胡萝卜素与维生素 C。维生素 C 除了具有增强抗压力与催生胶原蛋白的效果，也能提升豆瓣菜含有的大量铁质的吸收率，让身体迅速吸收。同时还含有大量能预防骨质疏松症的维生素 K。

羽衣甘蓝

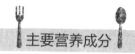

主要功效

几乎含有所有营养成分，所以具有预防各种疾病，尤其是生活习惯病的效果。

- ●预防与改善便秘
- ●抑制血糖
- ●抑制胆固醇上升
- ●预防癌症

烹调与食材搭配的秘诀

通常被直接制成料理，但因其独特的香气与味道，比起使用在料理上，更常作为蔬菜汁的食材。若是从富含维生素 C 等水溶性营养成分的角度来看，也算是合理的摄取方法。

除了可做成沙拉，在欧洲也常当成卷心菜卷或汤料使用，如此一来既能全面摄取所含的维生素群，也能品尝到不同的料理风味。

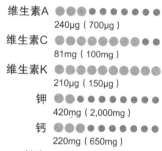

主要营养成分

除了 β－胡萝卜素的含量足以和小松菜匹敌之外，也均匀地含有维生素 B_1、维生素 B_2、维生素 C、维生素 E、维生素 K 和各种矿物质。

维生素A ●●●●●●●●○○
240μg（700μg）

维生素C ●●●●●●●●●○
81mg（100mg）

维生素K ●●●●●●●●●●
210μg（150μg）

钾 ●●○○○○○○○○
420mg（2,000mg）

钙 ●●●○○○○○○○
220mg（650mg）

糖类 1.9g

※ 上述为可食用部分每 100g 的营养含量。括号内的数字是成年女性一天的食用建议量或参考值，也是各年龄层食用的最大值。维生素 A 是胡萝卜素的视网醇当量。

食用秘诀

适合生食

几乎含有所有的维生素与矿物质，最好打成蔬菜汁，能有效地吸收维生素C。

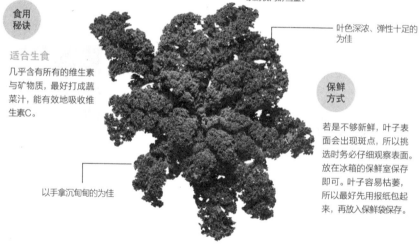

叶色深浓、弹性十足的为佳

以手拿沉甸甸的为佳

保鲜方式

若是不够新鲜，叶子表面会出现斑点，所以挑选时务必仔细观察表面。放在冰箱的保鲜室保存即可。叶子容易枯萎，所以最好先用报纸包起来，再放入保鲜袋保存。

知名的蔬菜汁食材，黄绿色蔬菜之王

这是原产于地中海沿岸的十字花科蔬菜，据说是卷心菜的原生种，但不像卷心菜会结球，叶子表面卷曲的皱纹为其特征。

在营养成分方面，与卷心菜的最大差异之处在于富含以 β－胡萝卜素为主体的维生素 A。其他像是维生素 B 群、维生素 C、维生素 E、维生素 K 等维生素的含量也是首屈一指。同时富含钾、钙、镁等矿物质，甚至被誉为"黄绿色蔬菜之王"，也是非常常见的蔬菜汁材料。由于含有大量的膳食纤维，能一扫便秘带来的烦恼。还可抑制血糖上升、降低胆固醇。据说也有抑制活性氧化物活力的效果，被认为是能全面预防生活习惯病的食材，因此备受关注。

香菜

主要功效

除了具有整肠与促进胃部消化的效果，也能舒缓压力与净化血液。

● 整肠作用
● 促进食欲
● 促进消化
● 提升抗压力

主要营养成分

含有精油成分的芳樟醇、香叶醇、龙脑。还含有维生素C与铁质。

维生素A	维生素C
钙	铁质

烹调与食材搭配的秘诀

在中式料理里，生鲜的香菜常与肉类或鱼类料理搭配，也常做成热炒或凉拌菜，有时也会放在汤里配色兼作佐味料使用。

香菜由于拥有独特而强烈的香气，所以常于异国料理中使用。在泰式料理的泰式酸辣汤以及越南料理的生春卷、越南米粉里，都是不可或缺的香草。此外，清新的香气能让辣味料理更具特色，所以常见于印度的日常生活，例如经常作为咖喱的辛香料使用。

主要使用方法

【生鲜】当成沙拉或汤品料理的香料或装饰

【干燥】绞肉类料理和香肠、炖菜、醋浸、锅类料理

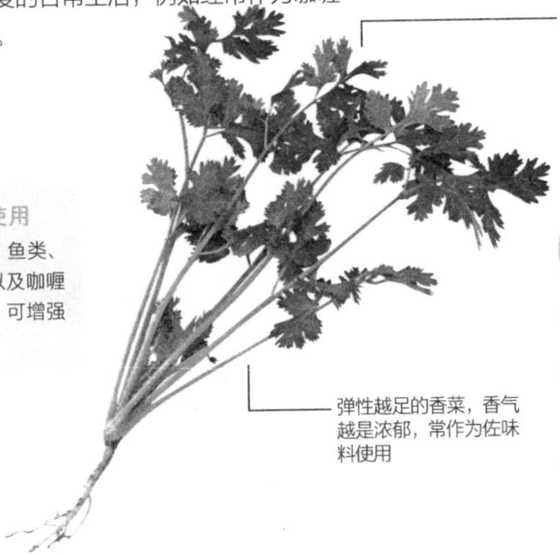

食用秘诀

当成佐味料使用

也可当成肉类、鱼类、汤品的配色，以及咖喱的辛香料使用，可增强料理风味。

叶子鲜艳水嫩的为佳

保鲜方式

可先将叶茎泡在水里，捞出后用湿润的餐巾纸包裹好，然后装进保鲜袋内，再放入冰箱的保鲜室保存。也可先将叶子切成末再保存。

弹性越足的香菜，香气越是浓郁，常作为佐味料使用

独特的香气增添料理的风味

原产于地中海沿岸，属于从我国传入日本的香味蔬菜。

主要使用的是其嫩叶。新鲜的叶子具有独特而强烈的香气，也含有芳樟醇与香叶醇等精油成分，具有保证肠胃健康的效果。此外，也能促进食欲与消化，避免体内囤积毒素，甚至具有缓解神经紧张与压力的效果。

据说古希腊人将香菜的种子当成药物使用，自古以来药效广为人知。一般认为香菜与碳水化合物搭配更能发挥效果，烤过后可搭配面包或蛋糕享用。此外，种子泡成的冷茶也曾被当成壮阳药使用。

牛蒡

主要功效

水溶性膳食纤维能阻碍胆固醇的吸收，使其排出体外，也能控制血糖上升。具有预防糖尿病的效果。

- ●抑制胆固醇上升
- ●预防糖尿病
- ●整肠作用
- ●预防癌症

烹调与食材搭配的秘诀

建议与含有多种维生素的食材搭配制作料理，尤其是含有牛蒡所缺乏的营养的食材。能烹制的最理想的菜肴为金平牛蒡与醋浸牛蒡，由于与富含β-胡萝卜素的胡萝卜或含有大量钙的芝麻搭配，所以是营养均衡的理想料理。与富含维生素 B_1 的猪肉或富含维生素 A 的鳗鱼搭配，也能提升营养。牛蒡的香气能增强鱼肉与肉类的风味，很适合做成猪肉味噌汤。

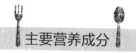

主要营养成分

是富含膳食纤维的蔬菜的代名词。均衡含有水溶性与不溶性膳食纤维为其特征之一。

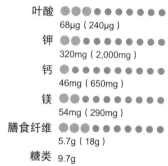

叶酸
68μg（240μg）

钾
320mg（2,000mg）

钙
46mg（650mg）

镁
54mg（290mg）

膳食纤维
5.7g（18g）

糖类 9.7g

※ 上述为可食用部分每100g的营养含量。括号内的数字是成年女性一天的食用建议量或参考值，也是各年龄层食用的最大值。

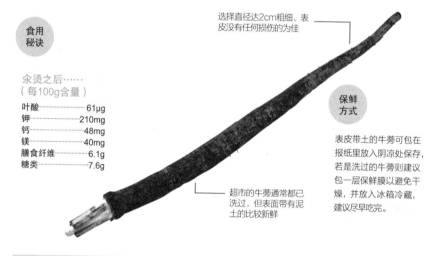

食用秘诀

选择直径达2cm粗细、表皮没有任何损伤的为佳

汆烫之后……
（每100g含量）

叶酸	61μg
钾	210mg
钙	48mg
镁	40mg
膳食纤维	6.1g
糖类	7.6g

保鲜方式

表皮带土的牛蒡可包在报纸里放入阴凉处保存，若是洗过的牛蒡则建议包一层保鲜膜以避免干燥，并放入冰箱冷藏，建议尽早吃完。

超市的牛蒡通常都已洗过，但表面带有泥土的比较新鲜

水溶性膳食纤维帮你摆脱生活习惯病

一提到牛蒡的营养效果，就不能不提到膳食纤维。蔬菜的膳食纤维通常属于不溶于水的不溶性膳食纤维，但牛蒡却同时含有大量的不溶性膳食纤维（木质素）与水溶性膳食纤维（菊粉），而这一点也是牛蒡的一大特征。

水溶性膳食纤维最为人知的效果就是抑制血糖上升以及吸附胆固醇，并有助于将过量的胆固醇排出体外。这种膳食纤维可有效预防糖尿病和其他生活习惯病。

此外，不溶性膳食纤维能促进肠道蠕动，被认为能整健肠道与预防大肠癌。牛蒡的涩味来自具有超强抗氧化效果的多酚，能抑制癌细胞增生与老化，因而备受关注。

小松菜

主要功效

富含的维生素 A 可维持眼睛与皮肤的健康，也因富含钙与铁，对骨质疏松症或贫血等女性常见疾病有特效。

- ●预防骨质疏松症
- ●预防与改善贫血
- ●预防癌症
- ●保护皮肤与黏膜

烹调与食材搭配的秘诀

β-胡萝卜素与油脂一起摄取可提升吸收率。与菠菜不同的是，小松菜本身没有太大的涩味与异味，就算不事先氽烫，直接与芝麻油一同拌炒，也能让人吃得津津有味。

若是做成烫青菜，应尽可能缩短氽烫时间，以免维生素 C 流失。小松菜与油豆皮一起泡煮将变得更美味，也能使人体更有效地摄取维生素与矿物质。 除此之外，也可作为味噌汤的汤料或咸粥的食材使用。

食用秘诀

氽烫之后……
（每100g含量）

维生素A	260μg
维生素C	21mg
钾	140mg
钙	150mg
铁	2.1mg
糖类	0.6mg

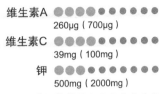

主要营养成分

除了含有 β-胡萝卜素与维生素 C 之外，也富含矿物质，属于营养价值极高的黄绿色蔬菜。尤其含有大量的钙与铁。

维生素A	260μg（700μg）
维生素C	39mg（100mg）
钾	500mg（2000mg）
钙	170mg（650mg）
铁	2.8mg（10.5mg）
糖类	0.5g

※ 上述为可食用部分每 100g 的营养含量。括号内的数字是成年女性一天的食用建议量或参考值，也是各年龄层食用的最大值。维生素 A 是胡萝卜素的视网醇当量。

保鲜方式

用沾水浸湿的报纸包起来，收至保鲜袋再放入冰箱的保鲜室冷藏。小松叶不易保持新鲜，建议早点吃完。

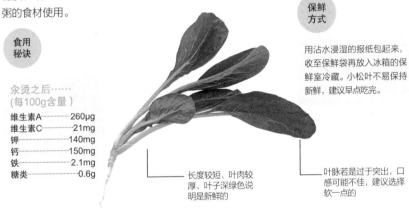

长度较短、叶肉较厚、叶子深绿色说明是新鲜的

叶脉若是过于突出，口感可能不佳，建议选择软一点的

钙含量是菠菜的四倍，对女性很有好处

从江户时代开始，东京的小松川地区就开始栽培这种蔬菜，因此得名"小松菜"。小松菜属于耐寒的黄绿色蔬菜之一，除了富含能于体内转化成维生素 A 的 β-胡萝卜素，也含有许多矿物质，尤以高含量的钙闻名。铁的含量也很高，几乎与含有大量铁质的菠菜相同。

于人体内转化的维生素 A 除了能让眼睛、皮肤与黏膜正常地发挥功能，还可提升免疫力，避免感冒侵袭，同时避免使皮肤变得干燥。钙与铁是生成血液与骨骼所必需的营养成分。常见于女性中的贫血或骨质疏松症，可通过大量摄取小松菜来预防。

荷兰豆

主要功效

糖类的含量高，能将糖类代谢为能量的维生素 B_1 也很丰富，有助于打造不易疲劳的体质。

- ●预防癌症
- ●消除疲劳
- ●延缓老化
- ●预防感冒与传染病

烹调与食材搭配的秘诀

维生素 C 既易溶于水又不耐高温，所以余烫时间不宜过久。若是炖煮类的菜肴，可在关火之后再加入荷兰豆，才能保留营养与美味。

除了作为菜肴的配菜之外，也能淋上蛋汁或是热炒，总之请将它当成一种食材积极摄取。放点盐快速余烫之后，再以奶油或植物油热炒也是不错的烹调方式。其较粗的纤维可从蒂头的部分朝两个方向撕去。

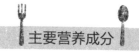 主要营养成分

富含极具豆类特征的蛋白质与糖类。维生素 C 的含量也相当丰富，100 mg 之中高达 60 mg，与草莓的含量相近。

维生素A	●●●●●●●●●● （700μg）
	47μg
维生素B_1	●●●●●●●●●● （1.1mg）
	0.15mg
维生素B_2	●●●●●●●●●● （1.2mg）
	0.11mg
膳食纤维	●●●●●●●●●● （100mg）
	60mg
膳食纤维	●●●●●●●●●● （18g）
	3g
糖类	4.5g

※ 上述为可食用部分每100g的营养含量。括号内的数字是成年女性一天的食用建议量或参考值，也是各年龄层食用的最大值。维生素 A 是胡萝卜素的视网醇当量。

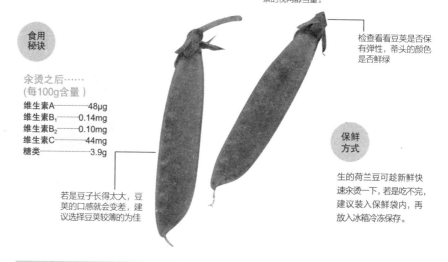

食用秘诀

余烫之后……
（每100g含量）

维生素A	48μg
维生素B_1	0.14mg
维生素B_2	0.10mg
维生素C	44mg
糖类	3.9g

若是豆子长得太大，豆荚的口感就会变差，建议选择豆荚较薄的为佳

检查看看豆荚是否保有弹性，蒂头的颜色是否鲜绿

保鲜方式

生的荷兰豆可趁新鲜快速余烫一下，若是吃不完，建议装入保鲜袋内，再放入冰箱冷冻保存。

小小的豆荚里蕴藏丰富的维生素 C

豌豆的豆荚与豆子都是可食用的食材，豆荚较小的品种被称为"绢豌豆"，豆荚较大的品种被称为"荷兰豆"。翡翠色的色泽与清脆的口感为其特征。在营养方面，富含极具豆类特征的蛋白质与糖类。

维生素 C 的含量极为丰富，几乎能与草莓并驾齐驱。维生素 C 是抗氧化的维生素之一，能预防细胞氧化，进而预防癌症与延缓老化。此外，能合成胶原蛋白，让血管与皮肤常保健康。

荷兰豆除了含有维生素 B_1、维生素 B_2 之外，也含有许多碳水化合物，可在糖类转化成能量时扮演辅酵素的角色，所以有消除疲劳与增进食欲的功效。

菜豆

主要功效

β-胡萝卜素具有预防癌症、延缓老化的功效。富含具有造血功能的叶酸，能有效改善贫血问题。

- 预防癌症
- 延缓老化
- 改善肠胃功能
- 预防与改善贫血

烹调与食材搭配的秘诀

可利用烹调其他豆类的方法处理，例如余烫之后做成沙拉或凉拌菜。即便只是简单以盐、胡椒或奶油调味，也很适合当成肉类与鱼肉料理的配菜使用。此外，菜豆与油的适配性极佳，而植物油又富含维生素E，所以可淋点淋酱，或是做成天妇罗与热炒，总之建议采用加点油的方式处理。

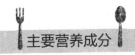

主要营养成分

菜豆属于豆荚细长的品种。含有β-胡萝卜素（可转化为维生素A），也含有丰富的叶酸与膳食纤维。

维生素A ●●●●●●●●●●
96μg（700μg）

维生素C ●●●●●●●●●●
25mg（100mg）

叶酸 ●●●●●●●●●●
150μg（240μg）

钾 ●●●●●●●●●●
250mg（2,000mg）

膳食纤维 ●●●●●●●●●●
4.2g（17g）

糖类 0.6mg

※ 上述为可食用部分每100g的营养含量。括号内的数字是成年女性一天的食用建议量或参考值，也是各年龄层食用的最大值。维生素A是胡萝卜素的视网醇当量。

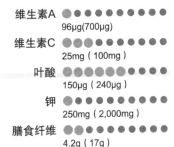

食用秘诀

余烫之后……
（每100g含量）

维生素A	93μg
维生素C	16mg
叶酸	150μg
钾	270mg
膳食纤维	4.5g
糖类	1.7g

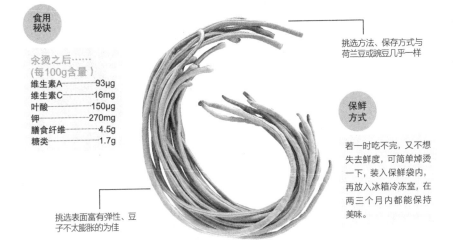

挑选方法、保存方式与荷兰豆或豌豆几乎一样

保鲜方式

若一时吃不完，又不想失去鲜度，可简单焯烫一下，装入保鲜袋内，再放入冰箱冷冻室，在两三个月内都能保持美味。

挑选表面富有弹性、豆子不太膨胀的为佳

富含维生素C，拥有许多非常好的功效

原产地为非洲，在日本被当成蔬菜食用的是名为"十六大角豆"的菜豆，其豆荚较为细长。顾名思义，菜豆拥有16～18粒的豆子，与豌豆或四季豆一样，嫩豆荚与未成熟的豆子可一起食用。

胡萝卜素的含量非常高，也含有维生素C。β-胡萝卜素具有非常好的抗氧化效果，除了能预防癌症与延缓老化，还能在体内转化成维生素A，让皮肤与黏膜发挥正常功能。

"金时菜豆""红菜豆"等干燥食材在水里泡发后，就能以烹调红豆的方式使用。相较于新鲜的菜豆，干燥菜豆的特征是蛋白质、糖类、钾、镁等矿物质的含量较高。

甜豆

主要功效

β-胡萝卜素会在体内转化成维生素A，所以具有保护皮肤、黏膜健康，延缓老化的功效，也能预防癌症。维生素 B_1 也有助于打造不易疲劳的体质。

- **保护皮肤与黏膜**
- **预防癌症**
- **消除疲劳**
- **延缓老化**

烹调与食材搭配的秘诀

β-胡萝卜素最好和油一起摄取，所以可选择以植物油快速拌炒的方式烹调，若是做成沙拉，则可淋上加了植物油的淋酱或橄榄油。此外，维生素C不耐热，所以要保有原本的口感，千万别过度加热。维生素C属于水溶性维生素，建议汤煮好后再加入甜豆氽烫一下，食用时可连汤一起喝。甜豆拥有丰富的 β-胡萝卜素，维生素C的含量也较高，矿物质的含量少却非常均衡。

食用秘诀

轻轻松松加道菜
快速氽烫后，放点柴鱼片或淋上大量的芝麻酱，就是一道能轻松上桌的佳肴。

挑选豆荚有弹性的为佳

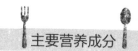

主要营养成分

拥有丰富的 β-胡萝卜素，维生素C的含量也较高。矿物质的含量少却非常均衡。

营养成分		含量
维生素A	●●●●●●●●●●	34μg（700μg）
维生素 B_1	●●●●●●●●●●	0.13mg（1.1mg）
维生素C	●●●●●●●●●●	43mg（100mg）
钾	●●●●●●●●●●	160mg（2000mg）
钙	●●●●●●●●●●	32mg（650mg）
糖类		7.4g

※ 上述为可食用部分每100g的营养含量。括号内的数字是成年女性一天的食用建议量或参考值，也是各年龄层食用的最大值。维生素A是胡萝卜素的视网醇当量。

挑选蒂头鲜绿的为佳

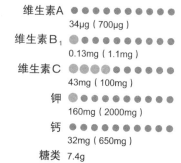

保鲜方式

可收进保鲜袋内再放入冰箱冷藏，或趁新鲜时简单氽烫一下，沥干水气、收进保鲜袋内再放入冰箱冷冻。不过不论是上述哪种保存方式，都建议早点食用完毕。拿出来食用时，不经解冻，直接放入汤里煮也没问题。

甜度与口感都满分，连豆荚也能吃

甜豆的豆子就算膨胀到很大，豆荚也不会变硬，可连豆荚一起吃。口感清脆、味道甘甜，所以被称为甜豆。

相较之下，拥有抗氧化作用的维生素C含量较高，所以能发挥预防癌症与延缓老化的功效。拥有与青椒相近的胡萝卜素含量，若是以方便食用的角度来看，算是更便于摄取 β-胡萝卜素的蔬菜。胡萝卜素会在体内转化成维生素A，能保护皮肤与黏膜，有美肌、抗氧化的效果。此外，也含有帮助消除疲劳的维生素 B_1 与钾等矿物质。矿物质的含量并不多，适合作为菜肴的配菜使用，制成一道营养均衡的餐点。

水芹

主要功效

β－胡萝卜素的抗氧化作用具有抑制癌症、延缓老化的功效，特殊的香气也能刺激脑部，并可改善肠胃的功能。

- ●预防癌症
- ●延缓老化
- ●增强食欲
- ●预防与改善贫血

烹调与食材搭配的秘诀

水芹通常被当成烫青菜或火锅、汤品的汤料使用，但也因为富含与油脂搭配时吸收率就会提升的β－胡萝卜素，所以热炒也是不错的烹调方式。要提升维生素A效果的重点在于搭配优质蛋白质。举例来说，与油豆皮、鸡肉或富含膳食纤维的牛蒡搭配都不错，加了大量水芹的秋田美食"烤米棒锅"除了能让维生素A发挥功效，更是兼顾营养的完美佳肴。

食用秘诀

焯水之后
（每100g含量）

维生素A	150μg
维生素C	10mg
维生素K	160μg
钾	190mg
铁	1.3mg
糖类	0.6g

挑选细茎的水芹才能吃出清爽的口感

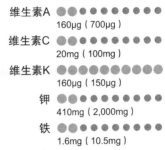

主要营养成分

维生素之中，β－胡萝卜素、叶酸、维生素K的含量特别丰富，钾、铁、铜等矿物质的含量也相对较高。

维生素A	160μg（700μg）
维生素C	20mg（100mg）
维生素K	160μg（150μg）
钾	410mg（2,000mg）
铁	1.6mg（10.5mg）
糖类	0.8g

※ 上述为可食用部分每100g的营养含量。括号内的数字是成年女性一天的食用建议量或参考值，也是各年龄层食用的最大值。维生素A是胡萝卜素的视网醇当量。

由于是口感极佳的蔬菜，选择叶子与茎部直挺、完全不会软趴趴的为佳

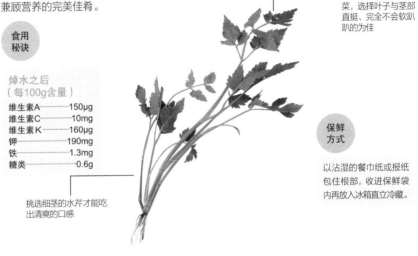

保鲜方式

以沾湿的餐巾纸或报纸包住根部，收进保鲜袋内再放入冰箱直立冷藏。

富含多种维生素，是春季七草之一

水芹是在水边或湿地生长的蔬菜，也是日本原生种的代表性蔬菜。独特的香气与清脆的口感为其特征，被认为能促进食欲、缓和胃部不适，更被当成春季七草之一进行栽植。民间疗法认为水芹叶子里的萜烯类精油具有药效，常用于缓解类风湿症状。

含量极高的β－胡萝卜素具有优异的抗氧化作用，因此具有抗癌、延缓老化的效果。加热后，体积会变小，所以可大量食用，补充维生素A。

钾、铁等矿物质的含量也很高，能有效预防失智症的叶酸含量也很丰富。含有大量能提升钙吸收率、维持骨骼健康的维生素K，若想解决骨质疏松症的问题，水芹绝对是应积极食用的蔬菜。

紫萁

主要功效

主要功效来自 β－胡萝卜素与膳食纤维。其他营养成分则容易在加热过程中流失。

- ●整肠作用
- ●预防癌症
- ●保护皮肤与黏膜
- ●延缓衰老

烹调与食材搭配的秘诀

紫萁的涩味在山蔬之中也算是非常强烈的，建议把嫩芽的细毛拔下来，或撒点苏打粉，然后淋点热水杀青。放凉后，可放在水里静置一晚，隔天洗干净，事前准备工作就算完成。处理过的紫萁很适合用于日式炖煮类菜肴与凉拌菜，但是要想让 β－胡萝卜素发挥作用，建议与含有蛋白质与油脂的油豆腐一起煮制，或是与核桃这类的坚果一同凉拌。

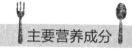

主要营养成分

维生素的部分除了含有 β－胡萝卜素与叶酸，还含有大量的烟碱酸。其丰富的膳食纤维是山菜才有的特色。

营养成分	含量
维生素A ●●●●●●●●	44μg（700μg）
叶酸 ●●●●●●●●●	210μg（240μg）
钾 ●●●●●●	340mg（2,000mg）
铜 ●●●●●●	0.15mg（0.8mg）
膳食纤维 ●●●	3.8g（18g）
糖类	2.8g

※ 上述为可食用部分每100g的营养含量。括号内的数字是成年女性一天的食用建议量或参考值，也是各年龄层食用的最大值。维生素 A 是胡萝卜素的视网醇当量。

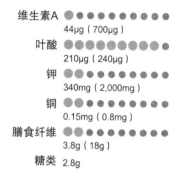

食用秘诀

余烫之后……
（每100g含量）

营养成分	含量
维生素A	36μg
叶酸	59μg
钾	38mg
铜	0.10mg
膳食纤维	3.5g
糖类	0.6g

杀青的紫萁可摊在通风的场所，日晒一整天以使其干燥

杀青后的紫萁可在干燥之后保存

保鲜方式

轻轻地用手搓揉，让叶子掉下来，等到完全干燥后，放在常温下保存。只将食用的部分放在水里泡发，再做菜即可。

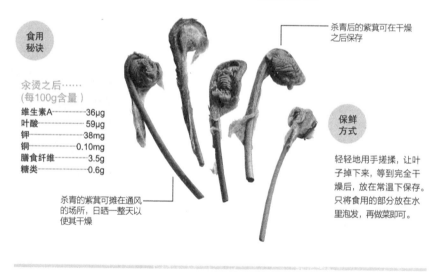

含有大量山蔬独有的膳食纤维

紫萁属于羊齿类山蔬，卷成圆形的嫩芽可食用。拥有产生孢子与提供自身营养的两种叶子，可使用的是后者的营养叶。干燥的紫萁通常用于炖煮类菜肴，到了初春，市面上也会出现新鲜的紫萁。

营养成分包含 β－胡萝卜素与膳食纤维，胡萝卜素具有抗氧化的作用与提升免疫功能的效果，膳食纤维则能有效吸附肠内有害物质，也被认为具有抑制癌症的效果。钾、铜、叶酸与烟碱酸等营养成分虽然丰富，但是这些营养成分会在杀青、余烫或泡在水里的过程中大量流失。虽然含有分解维生素 B₁ 的硫胺分解酶，但一经加热就会失去活性，所以不会出现什么问题。

竹笋

主要功效

虽然全面的营养价值不高，但富含能改善肠道功能的膳食纤维。热量低且口感极佳，很适合作为减重食物。

- ●预防与改善高血压
- ●形成强壮的骨骼
- ●预防与改善便秘
- ●消除疲劳

烹调与食材搭配的秘诀

现挖的竹笋没有太大的涩味，但还是可利用下列的步骤杀青。先从穗尖部位斜切，然后在皮的部分垂直入刀，接着连皮放入放有米糠与辣椒的水或苏打水里再汆烫。不同的部分会有不同的软度，所以建议以不同的方式做菜。穗尖与笋皮可做成凉拌菜或清淡的"若竹煮"，也可做成汤品。中间的部分也是烹调方式最多的部分，可做成炒饭或天妇罗。较硬的根部可先切成细丝，再做成炖煮类菜肴或中式热炒菜。

食用秘诀

汆烫之后……
（每100 g含量）

维生素B$_6$	0.06mg
维生素E	1.0mg
钾	470mg
锰	0.55mg
膳食纤维	3.3g
糖类	2.2g

剖面白皙、头的部分略偏黄的竹笋最新鲜

主要营养成分

富含钾、锰等矿物质。平均每餐摄取量很高，所以身体能有效地吸收竹笋的营养。

维生素B$_6$　●●●●●●●●●●
0.13mg（1.2mg）

维生素E　●●●●●●●●●●
0.7mg（6.0mg）

钾　●●●●●●●●●●
520mg（2,000mg）

锰　●●●●●●●●●●
0.68mg（3.5mg）

膳食纤维　●●●●●●●●●●
2.8g（18g）

糖类　1.5g

※ 上述为可食用部分每100g的营养含量。括号内的数字是成年女性一天的食用建议量或参考值，也是各年龄层食用的最大值。维生素E 是 α-生育醇的含量。

尖呈绿色的涩味较强烈，挑选时尽量避开

保鲜方式

买回家之后，立刻汆烫杀青。先泡在水里，捞出后放在冰箱可保存一周，但应尽早食用完毕。

膳食纤维含量丰富的应季蔬菜

竹笋算是最具代表性的，同时也是最应季的春季蔬菜。生鲜的竹笋大概会在3月底至5月上旬出现在市面上，供货时间可说是非常短暂。主要是食用从孟宗竹地下茎延伸出来的嫩茎，被称为"朝掘"的新鲜现挖竹笋也可以生吃。

虽然维生素的含量不多，却是提供钾、锰与膳食纤维的来源。竹笋与芦笋一样，都含有鲜味成分的天门冬胺酸，而这种物质能提升身体的代谢能力，也有助于消除疲劳与增强耐力。

竹笋独特的涩味来自草酸、尿黑酸等成分，从土里挖出来后涩味会慢慢增加。这两种酸都不利于钙质的吸收，也可能会造成结石，所以必须先杀青再烹调。

洋葱

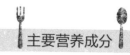

主要功效

香味成分的硫化物已被证实具有多种效果，一般认为能有效缓解压力、舒缓手脚冰冷与失眠等症状。

- ●预防动脉硬化
- ●抑制胆固醇上升
- ●改善糖尿病症状
- ●消除疲劳

烹调与食材搭配的秘诀

洋葱的有效成分硫化物具有易溶于水的性质。做成沙拉这类菜生吃时，若觉得香味与辣味过于刺激，可先泡在水里减缓刺激性，但要注意泡太久反而会让硫化物流失。此外，切开或切成细末后，药效成分会随着与空气的接触而慢慢增加，若是打算加热，切开之后应该静置一小会儿再使用。

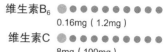

主要营养成分

洋葱本身的营养成分虽然不多，却有很多帮助维生素 B_1 吸收的成分，多酚具有清血的效果。

维生素B₆	0.16mg（1.2mg）
维生素C	8mg（100mg）
钾	150mg（2,000mg）
磷	33mg（800mg）
膳食纤维	1.6g（18g）
糖类	7.2g

维生素B_6 0.16mg（1.2mg）
维生素C 8mg（100mg）
钾 150mg（2,000mg）
磷 33mg（800mg）
膳食纤维 1.6g（18g）
糖类 7.2g

※ 上述为可食用部分每100g的营养含量。括号内的数字是成年女性一天的食用建议量或参考值，也是各年龄层食用的最大值。

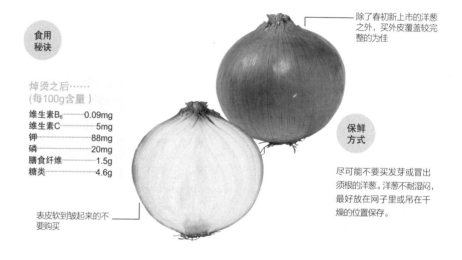

食用秘诀

焯烫之后……
（每100g含量）

维生素B_6————0.09mg
维生素C————5mg
钾————88mg
磷————20mg
膳食纤维————1.5g
糖类————4.6g

表皮软到皱起来的不要购买

除了春初新上市的洋葱之外，买外皮覆盖较完整的为佳

保鲜方式

尽可能不要买发芽或冒出须根的洋葱。洋葱不耐湿闷，最好放在网子里或吊在干燥的位置保存。

多种症状 硫化物能改善

从预防医学的角度来看，洋葱是特别值得注意的蔬菜。最为人所知的有效成分当然就是会让鼻子或眼睛呛到的香味成分，也就是硫化物。其中之一的大蒜素会于体内与维生素 B_1 形成大蒜硫胺素，能提升维生素 B_1 的吸收率。

维生素 B_1 具有让代谢与神经功能维持正常的效果，若是摄取不足就容易疲劳，也会造成食欲不振与心情烦燥。此外，硫化物具有改善胃部功能的效果，所含的多酚则具有清血的作用，可抑制血液里的坏胆固醇上升，也能延缓血液凝固，同时其预防动脉硬化与抗癌的效果也得到了相当大的关注。自古以来，民间疗法中就有将洋葱广泛当成抗菌、消炎与镇静的药草使用的历史。

刺龙芽

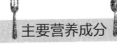

主要功效

维生素 E 可发挥抗氧化作用，能抑制自由基与延缓老化，也有预防癌症的效果。

● 延缓衰老
● 预防动脉硬化
● 促进血液循环
● 整肠作用

烹调与食材搭配的秘诀

常见的烹调方式为天妇罗与凉拌菜。维生素 E 搭配油脂能提升吸收率，若做成油炸食物更能有效地利用营养。刺龙芽虽然含有大量有助于延缓老化的维生素 E，但维生素 E 这种营养成分在植物油中的含量也非常高。维生素 E 也能有效预防酒精性脂肪肝，很适合作为下酒菜吃。经过快速余烫后，可与芝麻或核桃等坚果凉拌，做成烫青菜也能使人吃得津津有味。

主要营养成分

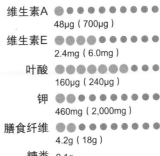

除了含有维生素、矿物质与膳食纤维外，蛋白质的含量在蔬菜中也相对较高。富含超强抗氧化效果的维生素 E 这点也很受到关注。

维生素A ●●●○○○○○○○
48μg（700μg）

维生素E ●●●●○○○○○○
2.4mg（6.0mg）

叶酸 ●●●●●●○○○○
160μg（240μg）

钾 ●●○○○○○○○○
460mg（2,000mg）

膳食纤维 ●●○○○○○○○○
4.2g（18g）

糖类 0.1g

※ 上述为可食用部分每 100 g 的营养含量。括号内的数字是成年女性一天的食用建议量或参考值，也是各年龄层食用的最大值。维生素 A 是胡萝卜素的视网醇当量，维生素 E 是 α-生育醇的含量。

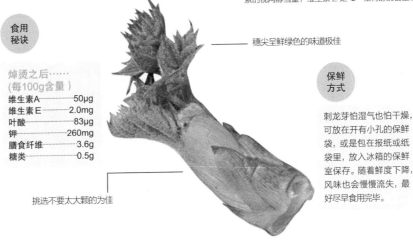

穗尖呈鲜绿色的味道极佳

食用秘诀

焯烫之后……
（每100g含量）

维生素A————50μg
维生素E————2.0mg
叶酸————83μg
钾————260mg
膳食纤维————3.6g
糖类————0.5g

挑选不要太大大颗的为佳

保鲜方式

刺龙芽怕湿气也怕干燥，可放在开有小孔的保鲜袋，或是包在报纸或纸袋里，放入冰箱的保鲜室保存。随着鲜度下降，风味也会慢慢流失，最好尽早食用完毕。

在预防生活习惯病与美容上都有绝佳功效

刺龙芽的嫩芽是可食用的部分，带有独特的风味与淡淡的苦味，也被称为"山蔬之王"。富含维生素 B 群的叶酸是其特征。叶酸与维生素 B_{12} 合作有助于红血球的增加，也能改善血液循环与预防动脉硬化，甚至被认为能有效预防失智症。

矿物质中含量较高的钾能与钠保持均衡，借此调整细胞的水分与渗透压，让生理功能更为健全。此外，磷与钙结合能形成骨骼与牙齿。若要提升细胞内的能量代谢，就需要摄取一定量的刺龙芽。再者，刺龙芽含有大量被誉为"延缓老化维生素"，却很难从菜品中摄取的维生素 E，所以它绝对是能让抗衰老的女性喜欢的蔬菜。

笔头草

主要功效

具有抗氧化、调整免疫功能作用的 β - 胡萝卜素以及抗氧化的维生素 E，能延缓老化与全面预防生活习惯病。

- ●延缓老化
- ●预防动脉硬化
- ●促进血液循环
- ●整肠作用

烹调与食材搭配的秘诀

首先要把茎部表面被称为"弹丝"的坚硬部分切掉，连同头部一起余烫，再泡在水里杀青。笔头草同时含有在人体内转化成维生素 A 的 β - 胡萝卜素与维生素 E，为了提升抗氧化效果，不妨做成烫青菜或是淋上蛋液等做简单的料理。由于富含水溶性营养素，避免过度加热是烹调时的重点。

若是配饭吃，建议余烫后腌渍一下，再与米饭拌在一起。

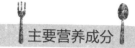

主要营养成分

笔头草并不是一种常被用作菜肴的食材，但其营养成分很丰富，钾与铁的含量足以与菠菜匹敌。

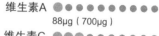

维生素A ●●●●●●●●●●
88µg（700µg）

维生素C ●●●●●●●●●●
33mg（100mg）

维生素E ●●●●●●●●●●
4.9mg（6.0mg）

钾 ●●●●●●●●●●
640mg（2,000mg）

膳食纤维 ●●●●●●●●●●
8.1g（18g）

糖类 0g

※ 上述为可食用部分每100g的营养含量。括号内的数字是成年女性一天的食用建议量或参考值，也是各年龄层食用的最大值。维生素 A 是胡萝卜素的视网醇当量，维生素 E 是 α - 生育酚的含量。

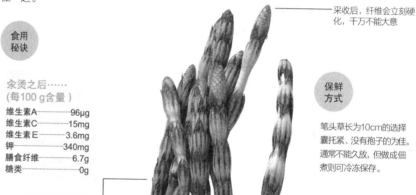

采收后，纤维会立刻硬化，千万不能大意

食用秘诀

余烫之后……
（每100 g含量）

维生素A…………96µg
维生素C…………15mg
维生素E…………3.6mg
钾…………340mg
膳食纤维…………6.7g
糖类…………0g

建议采收后立刻食用

保鲜方式

笔头草长为10cm的选择囊托紧、没有孢子的为佳。通常不能久放，但做成佃煮则可冷冻保存。

维生素 E 与膳食纤维足有菠菜的两倍

自古以来就为人熟知的春季蔬菜，确切地说是"杉菜"的孢子茎。只要去山里走走，就不难发现它的踪迹。笔头草的头部与茎部都可食用，虽然是不容易买到的食材，但其独特的风味会带来季节的气息，而且还富含多种营养成分。在含量丰富的维生素 E 与维生素 A 的共同作用下，延缓衰老与预防生活习惯病的效果实在令人期待。此外，泛酸与膳食纤维的含量在食品标准成分表上足足是菠菜的两倍。

一般都是先杀青再烹调，但特别要注意的是，在杀青过程中，会流失大量的维生素 C 与钾。

最近也因为能抑制花粉症而受到关注，日本大学产官学连携知财中心展开的调查指出，以笔头草入菜的菜肴可改善六成的花粉症症状。

芽菜

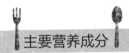

主要功效

β-胡萝卜素的抗氧化作用能抑制氧化物的活性，维生素 K 则与骨骼健康息息相关，对于骨质疏松症的预防效果极佳。

- 预防癌症
- 预防与改善高血压
- 美肌效果
- 预防骨质疏松症

烹调与食材搭配的秘诀

为了避免维生素流失，生食是最佳选择。做成沙拉食用时，若是淋点植物油做成的淋酱，能瞬间提升脂溶性的 β-胡萝卜素的吸收率。清爽无异味，最适合与肉类搭配。虽然可当成汤料或锅料使用，但一下子就会煮塌煮软，所以吃的时候，要记得别煮过头。

主要营养成分

外观看似细小，一副不惹眼的模样，却富含维持健康与养颜美容不可或缺的维生素 A、维生素 C、维生素 K 和钙。

维生素A	●●●●○○○○○○
	160μg（700μg）
维生素C	●●●●●○○○○○
	47mg（100mg）
维生素K	●●●●●●●●●●
	270μg（150μg）
钾	●●○○○○○○○○
	450mg（2,000mg）
钙	●●●○○○○○○○
	210g（650mg）
糖类	1.3g

※ 上述为可食用部分每100g的营养含量。括号内的数字是成年女性一天的食用建议量或参考值，也是各年龄层食用的最大值。维生素 A 是胡萝卜素的视网醇当量。

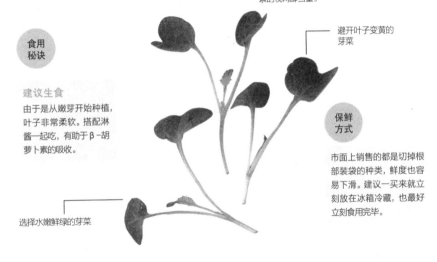

食用秘诀

建议生食

由于是从嫩芽开始种植，叶子非常柔软。搭配淋酱一起吃，有助于 β-胡萝卜素的吸收。

避开叶子变黄的芽菜

保鲜方式

市面上销售的都是切掉根部装袋的种类，鲜度也容易下滑。建议一买来就立刻放在冰箱冷藏，也最好立刻食用完毕。

选择水嫩鲜绿的芽菜

色泽浓郁的叶梢富含大量的 β-胡萝卜素

这是蔬菜嫩芽（sprout）的一种，也是从"大阪四十日萝卜""雪白体菜"摘取的嫩苗，基本上全年都吃得到。几乎没有辣味，也没有涩味。由于摘取的是嫩芽，所以更为细软，与一般芽类蔬菜的清脆口感不同，其方便食用的口感正是其魅力所在。深绿色的叶梢含有大量的 β-胡萝卜素。胡萝卜素进入人体之后，只有必要的量会转化成维生素 A，但是除了维生素 A 的功效之外，胡萝卜素本身也具有超强的抗氧化效果，所以也是备受重视的抗癌食材。有预防高血压效果的钾、强化骨质不可或缺的维生素 K、抗氧化的维生素 C 等的含量都很丰富，是追求健康美丽的女性一定要选择的蔬菜之一。

台湾山菊（大吴风草）

能杀菌、解热，是知名的民间偏方

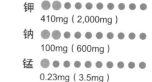

主要功效

摄取钾能预防体内钠浓度的上升，有助于稳定血压、舒缓夏季倦怠症及消除疲劳。

- ●预防与改善高血压
- ●消除疲劳
- ●预防心律不齐
- ●抗菌解毒

烹调与食材搭配的秘诀

与其说是为了摄取营养而吃，不如说是要一尝风味而吃的蔬菜。炖煮类菜肴、烫青菜、佃煮、凉拌菜、天妇罗等较简单的做法，都能尝到其独特的香味与口感。由于有特殊的涩味，烹调前必须先杀青。

杀青的步骤如下：先在茎部与叶子上撒些许盐，接着在砧板上来回搓揉后，均匀地撒上苏打粉，再淋上热水静置一会儿。等到分泌大量水分后，泡在水里直到不会再流出有颜色的水为止。最后撕掉皮就能烹调。

主要营养成分

与蜂斗菜一样只有钾的含量较高，是一种能品尝到野生风味与独特口感的蔬菜。

钾　●●●●●●●●●●
410mg（2,000mg）

钠　●●●●●●●●●●
100mg（600mg）

锰　●●●●●●●●●●
0.23mg（3.5mg）

膳食纤维　●●●●●●●●●●
2.5g（18g）

糖类　3.1g

※ 上述为可食用部分每100g的营养含量。括号内的数字是成年女性一天的食用建议量或参考值，也是各年龄层食用的最大值。钠为平均必需量。

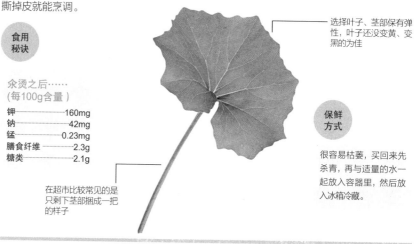

食用秘诀

氽烫之后……
（每100g含量）

钾	160mg
钠	42mg
锰	0.23mg
膳食纤维	2.3g
糖类	2.1g

在超市比较常见的是只剩下茎部捆成一把的样子

选择叶子、茎部保有弹性，叶子还没变黄、变黑的为佳

保鲜方式

很容易枯萎，买回来先杀青，再与适量的水一起放入容器里，然后放入冰箱冷藏。

台湾山菊是菊科多年生植物，与蜂斗菜一样拥有类似的圆叶与长茎，却是完全不同属的植物。叶子表面带有鲜艳的光泽，又被称为"鲜艳的蜂斗菜"。

与蜂斗菜相同的是，叶子以及长50cm左右的叶柄为可食用部分。涩味明显、气味独特也是与蜂斗菜的共同之处。从营养层面上讲，含有大量的钾与膳食纤维。

此外，叶子含有乙醛成分，而这种成分已被证实具有强烈的杀菌作用。因此，自古以来，当人们因肉类或鱼类引起食物中毒时，通常会服用其叶子榨出的汁液。打成汁还可以当成瘀伤或割伤的外用药，也常被当成民间偏方的药材使用。

豌豆苗

主要功效

β－胡萝卜素会在体内转化成所需的维生素 A，具有保护黏膜与皮肤的作用。β－胡萝卜素本身的抗氧化作用也能预防癌症。

- ●保护皮肤与黏膜
- ●预防癌症
- ●预防动脉硬化
- ●预防骨质疏松症

烹调与食材搭配的秘诀

中式菜肴常油炒，从富含脂溶性维生素 A 这点来看，的确是很合理的烹调方式。除了具有豌豆的特殊香味，并无特别明显的涩味，与肉类或鱼类一同拌炒，也是餐桌上的美味。

在新鲜的状态下，就算只有 100 g 看起来也很多，但炒过或余烫之后，体积就会减小，也变得更容易入口。由于能有效地一次摄取多种营养成分，建议以炒的方式烹调即可。

食用秘诀

用油炒过再吃
营养价值极高，与其柔弱的外表完全不同，除了 β－胡萝卜素之外，其他维生素群也很丰富。

若是没有根部，就要选茎部切口还未变色的豌豆苗

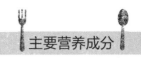

主要营养成分

所有维生素群的含量几乎都高于菠菜，尤其富含 β－胡萝卜素，蛋白质也极为丰富。

维生素	含量
维生素A	●●●●●●●●●● 340µg（700µg）
维生素B₁	●●●●●●●●●● 0.24mg（1.1mg）
维生素B₂	●●●●●●●●●● 0.27mg（1.2mg）
维生素C	●●●●●●●●●● 79mg（100mg）
维生素K	●●●●●●●●●● 280µg（150µg）
糖类	0.7g

※ 上述为可食用部分每 100g 的营养含量。括号内的数字是成年女性一天的食用建议量或参考值，也是各年龄层食用的最大值。维生素 A 是胡萝卜素的视网醇当量。

选择茎部直挺、叶子青绿的为佳

保鲜方式

水耕栽植的带根种类，若是把种子以上的部分切掉，再将海绵移到卫生间沾水弄湿，就会再次发芽。

富含维生素群，营养价值高到惊人

豌豆苗就是趁着豌豆刚发芽时摘取的嫩芽，也是中式菜肴中常见的蔬菜。豌豆般的风味与清脆的口感是其特征。日本超市通常售卖水耕栽植的带根品种。

外表看似纤细柔弱，但营养价值却是惊人得高。除了叶酸之外，其他的维生素含量都比菠菜高，尤其超强抗氧化力的 β－胡萝卜素含量更是遥遥领先于其他蔬菜。由于经过加热烹调，体积就会大幅减小，很方便大量摄取，抗癌效果也非常受瞩目。

除了预防高血压不可或缺的钾与容易摄取不足的钙之外，也含有多种矿物质，从营养层面上看，算是具有"模范生"等级的蔬菜。

荠菜

主要功效

在体内由 β–胡萝卜素转化而来的维生素 A，除了能维护黏膜和肝的健康，还能舒缓眼部充血与疼痛。

- ●保护皮肤与黏膜
- ●维持眼睛健康
- ●预防肥胖
- ●利尿

烹调与食材搭配的秘诀

将根部与叶子切碎之后可煮成七草粥，也能做成天妇罗、烫青菜与凉拌菜，总之只要善加利用滋味平淡的特性，就能应用于各种烹调方式。

要让脂溶性的 β–胡萝卜素发挥威力，建议做成天妇罗或热炒等会用到食用油的菜肴。植物油富含维生素 E，所以能与维生素 B$_2$ 发挥加乘效果，让抗氧化作用即刻提升。

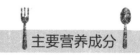

主要营养成分

除了会转化成维生素 A 的 β–胡萝卜素之外，钾与钙的含量也十分丰富。营养价值之高无愧于"春季七草之一"的称谓。

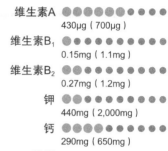

维生素A	●●●●●●●●●●●
	430μg（700μg）
维生素B$_1$	●●●●●●
	0.15mg（1.1mg）
维生素B$_2$	●●●●●●●●●●
	0.27mg（1.2mg）
钾	●●●●●
	440mg（2,000mg）
钙	●●●●●●●●
	290mg（650mg）
糖类	1.6g

※ 上述为可食用部分每100g的营养含量。括号内的数字是成年女性一天的食用建议量或参考值，也是各年龄层食用的最大值。维生素 A 是胡萝卜素的视网醇当量。

食用秘诀

做成七草粥食用

嫩叶与根部都可食用。除了新年，也很建议做成粥。

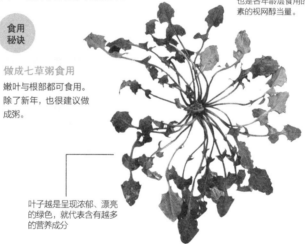

保鲜方式

带根的荠菜可先用沾湿的餐巾纸包住根部，收入保鲜袋再放进冰箱冷藏。这种蔬菜的风味与营养价值容易流失，可先稍微汆烫一下，切成细末后再放进冰箱冷冻。

叶子越是呈现浓郁、漂亮的绿色，就代表含有越多的营养成分

以『万灵丹』闻名的春季七草

荠菜是与芹菜、芜菁齐名的春季七草之一，"枕头草"这个别名也广为人知。可食用的部分为嫩叶与根部，虽然是野草，却拥有平淡清爽的滋味。据说加在"七草粥"里一起吃的习惯从日本平安时代就开始了，自古以来被当成保护胃部黏膜与肝脏功能的民间偏方使用。除此之外，将生叶烧焦或经熬煮，还能作为舒缓眼部充血、疼痛、下痢、腹痛、高烧不退、经期不顺、便秘等症状的万灵丹使用。

之所以能保护眼部与胃部的黏膜，全是因为能在体内由 β–胡萝卜素转化而来的维生素 A。被誉为"美容维生素"的维生素 B$_2$ 含量极高，能有效缓解皮肤粗糙、发质粗劣、青春痘、口角炎等。

胡萝卜

主要功效

西方胡萝卜的 β－胡萝卜素与东方胡萝卜的茄红素都具有超强的抗氧化作用，能有效阻绝癌细胞的生长。

- ●预防癌症
- ●预防感冒与传染病
- ●整肠作用
- ●预防与改善高血压

烹调与食材搭配的秘诀

胡萝卜的 β－胡萝卜素含量最高之处就是其表皮。最近市面上有很多无农药的胡萝卜，所以建议以棕刷把表面的脏污刷掉之后，直接连皮烹调。生吃时，建议磨成泥、切成丝或是切成条状，然后做成沙拉。可用于炖煮类菜肴、天妇罗、凉拌菜、汤品、热炒等，而叶子部分也能炒制或做成凉拌菜吃。

食用秘诀

带皮氽烫之后……
（每100g含量）

维生素A	710µg
维生素B₆	0.09mg
叶酸	17µg
钾	270mg
膳食纤维	3.0g
糖类	5.4g

茎部切口处太粗的胡萝卜通常芯都很硬，尽量不要选购

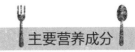

主要营养成分

β－胡萝卜素的含量极高。金时胡萝卜或东方胡萝卜也富含具有超强抗氧化作用的茄红素。

维生素A	720µg（700µg）
维生素B₆	0.1mg（1.2mg）
叶酸	21µg（240µg）
钾	300mg（2,000mg）
膳食纤维	2.8g（18g）
糖类	6.5g

※ 上述为可食用部分每100g的营养含量。括号内的数字是成年女性一天的食用建议量或参考值，也是各年龄层食用的最大值。维生素A是胡萝卜素的视网醇当量。

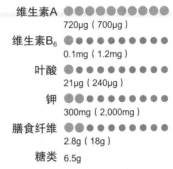

西方胡萝卜要挑选深橘色的为佳，颜色越深代表 β－胡萝卜素的含量越高

保鲜方式

置于阴凉处或冰箱保存。胡萝卜不耐湿气与干燥，可擦干表面的水分后，放在保鲜袋里保存。

β－胡萝卜素与茄红素可降低患癌风险

类胡萝卜素是从胡萝卜中发现的营养成分，胡萝卜拥有首屈一指的 β－胡萝卜素，半根中等大小的胡萝卜就能满足一天所需的摄取量。西方胡萝卜特有的艳橘色来自胡萝卜素，而京萝卜这类东方胡萝卜的红色则来自茄红素。茄红素虽然没有维生素 A 的效果，却拥有超强的抗氧化作用，被认为能有效预防癌症、心脏病与动脉硬化。

胡萝卜含有的因子能增加白血球数量，提升免疫力，降低患癌风险的功效已得到证实，而且在现代医学里，对于"胡萝卜有助于预防癌症"此点已有共识。矿物质群之中的钾能有效稳定血压，也有预防血栓与动脉硬化的功效。

野泽菜

主要功效

会在体内转化成维生素 A 的 β - 胡萝卜素能降低罹患癌症的风险，维生素 C 则具有预防感冒的功效。

- ●预防癌症
- ●预防感冒与传染病
- ●预防与改善高血压
- ●强化骨骼

烹调与食材搭配的秘诀

在野泽菜原产地的日本信州一带，腌渍的野泽菜甚至会被当成茶点来品尝。最近这种与茶搭配的组合也因能预防癌症的效果而备受关注。绿茶含有能抗癌、抑制血压上升、降低胆固醇、降血糖、抗氧化、抗菌的儿茶素，与富含抗氧化维生素的野泽菜联手出击，可有效击退活性氧化物。

主要营养成分

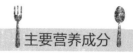

除了富含维生素 A、维生素 C 这类抗氧化维生素之外，也富含现代饮食结构中容易缺乏的钙与膳食纤维。

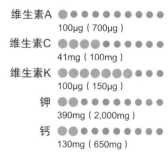

维生素A	●●●●●●●●●●
	100μg（700μg）
维生素C	●●●●●●●●●●
	41mg（100mg）
维生素K	●●●●●●●●●●
	100μg（150μg）
钾	●●●●●●●●●●
	390mg（2,000mg）
钙	●●●●●●●●●●
	130mg（650mg）
糖类	1.5g

※ 上述为可食用部分每 100g 的营养含量。括号内的数字是成年女性一天的食用建议量或参考值，也是各年龄层食用的最大值。维生素 A 是胡萝卜素的视网醇当量。

食用秘诀

做成盐渍酱菜后
（每100g含量）

维生素A	130μg
维生素C	27mg
维生素K	110μg
钾	300mg
钙	130mg
糖类	1.6g

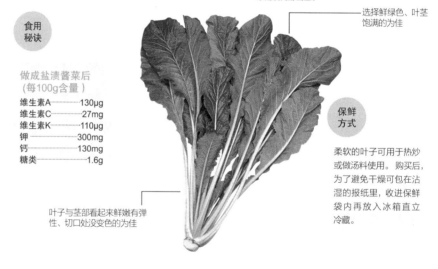

选择鲜绿色、叶茎饱满的为佳

叶子与茎部看起来鲜嫩有弹性、切口处没变色的为佳

保鲜方式

柔软的叶子可用于热炒或做汤料使用。购买后，为了避免干燥可包在沾湿的报纸里，收进保鲜袋内再放入冰箱直立冷藏。

利用酱菜，补充健康满点的营养

这是日本长野县原产的十字花科蔬菜。据说江户时代长野县野泽温泉村的寺庙住持前往京都游学之后，带回"天王寺芜"的种子于县内种植的这段故事就是"野泽菜"的起源。野泽菜同时富含抗氧化效果极强的 β - 胡萝卜素与维生素 C。

β - 胡萝卜素大约会有 50% 的比例在体内转化成具有维生素 A 效果的视网醇，而这种物质除了能预防感冒，也特别有益于维持皮肤与黏膜的健康，甚至具有降低患癌风险的效果。

维生素 C 能促进干扰素的产生，预防感冒的效果也非常好。一般认为可以预防致癌物质的产生与抑制癌细胞的生长。此外，腌渍的野泽菜所含有的酵母、乳酸菌等微生物则因具有有效预防癌症的物质而备受关注。

山蒜

主要功效

维生素 C、维生素 A 与维生素 E 的加乘效果可有效降低中性脂肪含量，而维生素 C、与维生素 E 的迭加效果可延缓老化与预防动脉硬化。

- ●延缓老化
- ●抑制胆固醇上升
- ●预防与改善高血压
- ●整肠作用

烹调与食材搭配的秘诀

香味成分具有的杀菌力与抗氧化作用会在切成碎末后，与空气接触时变得更强。若想活用这种效果，建议直接生吃球根的部分，或是磨成泥再吃。刺激的辣味、野草特殊的土味与味噌最为对味，也可以先简单汆烫一下再做成醋味噌凉拌菜。与叶子一起炸成酥香的天妇罗，就能尽情享受充满野趣的春之味道。

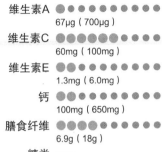

主要营养成分

除了含有丰富的维生素 C，也富含维生素 A。两种维生素的搭配可有效预防血栓与改善血液循环。

成分	含量
维生素A	67μg（700μg）
维生素C	60mg（100mg）
维生素E	1.3mg（6.0mg）
钙	100mg（650mg）
膳食纤维	6.9g（18g）
糖类	8.6g

※ 上述为可食用部分每 100g 的营养含量。括号内的数字是成年女性一天的食用建议量或参考值，也是各年龄层食用的最大值。维生素 A 是胡萝卜素的视网醇当量，维生素 E 是 α－生育醇的含量。

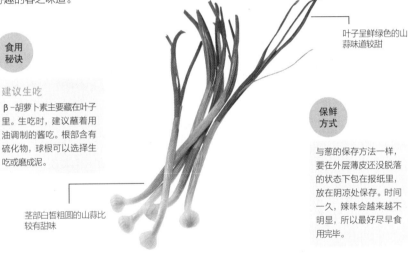

叶子呈鲜绿色的山蒜味道较甜

食用秘诀

建议生吃

β－胡萝卜素主要藏在叶子里。生吃时，建议蘸着用油调制的酱吃。根部含有硫化物，球根可以选择生吃或磨成泥。

保鲜方式

与葱的保存方法一样，要在外层薄皮还没脱落的状态下包在报纸里，放在阴凉处保存。时间一久，辣味会越来越不明显，所以最好尽早食用完毕。

茎部白皙粗圆的山蒜比较有甜味

葱类特有的辣味成分能提高免疫力

"山蒜"的"蒜"是葱的总称，顾名思义，山蒜具有类似野葱的形状与特征，日本自古以来就将其当成民间偏方与佐味料使用，是"五辛"之一。

白色球根与大蒜、洋葱一样含有硫化物这种臭味成分，而其杀菌与抗氧化的效果也能预防癌症与提升免疫力。维生素 A 来源的 β－胡萝卜素主要蕴藏在叶子里。除了能提升维生素 A 的作用的维生素 C、强化骨骼的维生素 K，以及造血不可或缺且能预防失智症的叶酸等维生素群，水溶性与不溶性的膳食纤维比例也相当均衡。对于稳定血糖与血压也有相当明显的效果。

叶葱

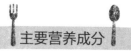

主要功效

硫化物除了可促进维生素 B₁ 的吸收，也能促进胃部消化液的分泌。据说可舒缓压力与改善失眠。

- 消除疲劳
- 预防动脉硬化
- 抑制胆固醇上升
- 促进食欲

烹调与食材搭配的秘诀

球根不太辣，生吃时，不需要先泡在水里，直接切成薄片即可。切成两半烤熟或加入咖喱都很美味。若要发挥硫化物的功效，可将球根与叶子一起与富含维生素 B₁ 的猪肉快速拌炒，就能有效消除疲劳。切开接触空气后，药效成分就会增加，用于需要加热的菜肴之前，可先静置一会儿再使用。在切成薄片的球根上满满撒上富含维生素 B₁ 的芝麻，就能轻松简单地完成一道菜。

主要营养成分

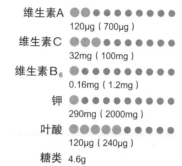

叶葱的叶子部分相当于黄绿色蔬菜。球根部分则含有大量促进营养素吸收的成分，而这些成分扮演的是辅酵素（辅酶）的角色。

维生素A ●●●●●●●●●●
120μg（700μg）

维生素C ●●●●●●●●●●
32mg（100mg）

维生素B₆ ●●●●●●●●●●
0.16mg（1.2mg）

钾 ●●●●●●●●●●
290mg（2000mg）

叶酸 ●●●●●●●●●●
120μg（240μg）

糖类 4.6g

※ 上述为可食用部分每100g的营养含量。括号内的数字是成年女性一天的食用建议量或参考值，也是各年龄层食用的最大值。维生素 A 是胡萝卜素的视网醇当量。

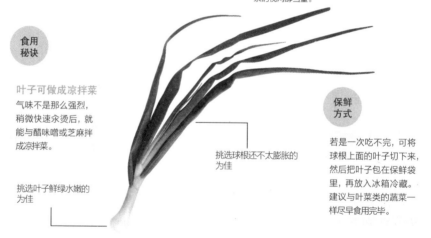

食用秘诀

叶子可做成凉拌菜
气味不是那么强烈，稍微快速汆烫后，就能与醋味噌或芝麻拌成凉拌菜。

挑选球根还不太膨胀的为佳

挑选叶子鲜绿水嫩的为佳

保鲜方式

若是一次吃不完，可将球根上面的叶子切下来，然后把叶子包在保鲜袋里，再放入冰箱冷藏。建议与叶菜类的蔬菜一样尽早食用完毕。

叶子与球根富含营养，美味可口

在洋葱的球根刚开始膨胀，还长着叶子的时期收成的就是叶葱。球根的辣味与新洋葱一样不明显，所以比较容易食用，叶子的部分则与青葱一样，常当成佐味料使用。

香味成分的硫化物能促进维生素 B₁ 的吸收，维生素 B₁ 若是不足，就容易引起食欲不振、心情烦躁等症状，而硫化物则能有效抑制此类症状。

叶子含有大量的 β－胡萝卜素，具有延缓老化的作用，同时也富含叶酸这种能有效预防失智症的维生素，以及延长寿命所不可或缺的营养成分。此外叶子含有比例较高的维生素 C，所以千万别浪费叶子，将它做成美味的菜肴吧。

蜂斗菜

主要功效

钾能抑制因过度摄取钠所引起的高血压，而膳食纤维则能预防肠道的疾病。

- ●预防与改善高血压
- ●预防与改善便秘
- ●改善肌肉功能
- ●强化骨骼

烹调与食材搭配的秘诀

蜂斗菜含有的钾与钠有密切的关系，只要两者保持平衡，细胞就能正常发挥功能，因此在做菜肴时尽可能减少盐分的使用。钾易溶于水，杀青之后，制成能连同汤汁一并摄取的菜肴最为理想。就这点而言，以高汤为基底的清淡类炖菜是最佳的烹调方式。

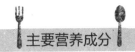

主要营养成分

除了钾、锰、膳食纤维的含量较高之外，整体来说，营养价值不高。它是一种香气明显、口感特别的季节性蔬菜。

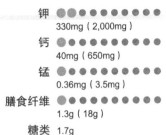

钾　330mg（2,000mg）

钙　40mg（650mg）

锰　0.36mg（3.5mg）

膳食纤维　1.3g（18g）

糖类　1.7g

※ 上述为可食用部分每100g 的营养含量。括号内的数字是成年女性一天的食用建议量或参考值，也是各年龄层食用的最大值。

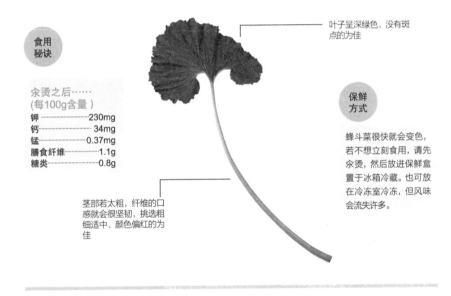

食用秘诀

余烫之后……
（每100g含量）

钾	230mg
钙	34mg
锰	0.37mg
膳食纤维	1.1g
糖类	0.8g

叶子呈深绿色，没有斑点的为佳

保鲜方式

蜂斗菜很快就会变色，若不想立刻食用，请先余烫，然后放进保鲜盒置于冰箱冷藏。也可放在冷冻室冷冻，但风味会流失许多。

茎部若太粗，纤维的口感就会很坚韧，挑选粗细适中、颜色偏红的为佳

自有唇齿留香的
口感与淡淡的苦味

这是少数日本原产的蔬菜，除了自生于日本全国的山野，于爱知县栽植的早生蜂斗菜是目前的主流。叶子的直径大约 1m，茎部可长至 2m 的高度，叶子与茎部都可作为炖煮类菜肴的食材，花苞则可当成"蜂斗菜薹"食用。

古代民间偏方中，通常会把叶子与根部煎成感冒药服用，新鲜的叶子则当成刀伤虫咬的外敷药使用，但整体的营养成分并不高，只有钾、锰与膳食纤维较为丰富。钾能帮助多余的钠排出体外，是预防高血压不可或缺的营养成分之一。若与低盐调味料一并摄取会更有效果。蜂斗菜的涩味虽强，但其涩味的成分主要是多酚。

洋菇

主要功效

泛酸可以让好的胆固醇增加，也能制造提高抗压力的免疫抗体，还能有效维持皮肤与黏膜的健康。

- ●提升抗压力
- ●增强免疫力
- ●预防与改善高血压
- ●保护皮肤与黏膜

烹调与食材搭配的秘诀

泛酸不耐热，大概加热烹调半分钟就会被破坏殆尽，所以建议直接切成片，做成沙拉生吃，也可将整个洋菇油煎或放入烤箱烘烤。由于会释放鲜味，很适合用于制作高汤。

只要切过或是碰伤很快就会变色，切片后，建议先淋点柠檬汁。用水清洗会使香气挥发，表面的泥土或脏污以干布擦掉就好。

主要营养成分

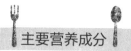

含有大量的菇类常见的泛酸。鲜味的成分来源则以稀有的谷胺酸为多。

泛酸	1.54mg（5mg）
钾	350mg（2,000mg）
铜	0.32mg（0.8mg）
膳食纤维	2g（18g）
糖类	0.1g

※ 上述为可食用部分每100g的营养含量。括号内的数字是成年女性一天的食用建议量或参考值，也是各年龄层食用的最大值。

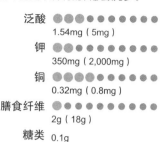

白色与棕色品种都应该选择蕈体厚实、蕈柄粗大、蕈伞不过度外张的种类

食用秘诀

余烫之后……
（每100g含量）

泛酸	1.43mg
钾	310mg
铜	0.36mg
膳食纤维	3.3g
糖类	0.4g

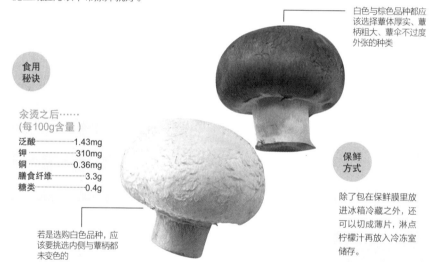

若是选购白色品种，应该要挑选内侧与蕈柄都未变色的

保鲜方式

除了包在保鲜膜里放进冰箱冷藏之外，还可以切成薄片，淋点柠檬汁再放入冷冻室储存。

减轻压力，保护皮肤与黏膜的健康

肉质肥厚的洋菇原生于欧洲，又以"champignon"这个法文名字闻名世界。洋菇分成白色与棕色两个品种，比起白色品种，棕色品种具有更为浓郁的风味与鲜味。

菇类大多含有泛酸这种维生素，其中洋菇的含量特别高。泛酸除了可作为促进蛋白质、油脂、碳水化合物这三大营养成分代谢的辅酵素，本身还具有许多功能，例如能维持皮肤与黏膜的健康、提升免疫力与抗压力以及增加好胆固醇。

此外，泛酸也是生成皮质类固醇这类荷尔蒙的必需营养成分。

迷你胡萝卜

主要功效

所富含的具有抗氧化效果的 β-胡萝卜素，以及使皮肤、角膜、消化器官、呼吸器官的黏膜发挥正常功能的维生素 A 都备受关注。

- ●保护皮肤与黏膜
- ●预防与改善高血压
- ●预防癌症
- ●整肠作用

烹调与食材搭配的秘诀

迷你胡萝卜常被做成奶油胡萝卜来吃。由于 β-胡萝卜素属于脂溶性维生素，使用了奶油的胡萝卜料理即为合理的烹调方式。其他方式可利用奶油、砂糖、盐、胡椒、水将未削皮的胡萝卜煮软。这道菜不仅形状漂亮，光泽也很诱人，适合用作配菜。若想煮成日式风味，则可加入高汤炖煮。与其他食材也很对味，可当成蔬菜锅的锅料，也能用于咖喱或炖煮类菜肴，当然还建议做成沙拉棒吃。

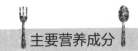

主要营养成分

富含会转化成维生素 A 的 β-胡萝卜素，其钾与钙的含量比胡萝卜还高。

维生素A	●●●●●●●○○○
	500μg（700μg）
维生素B₆	●●●○○○○○○○
	0.1mg（1.2mg）
维生素K	●●●●●●●●○○
	13μg（150μg）
钾	●●●●●●●○○○
	340mg（2,000mg）
膳食纤维	●●○○○○○○○○
	2.7g（18g）
糖类	4.8g

※ 上述为可食用部分每 100g 的营养含量。括号内的数字是成年女性一天的食用建议量或参考值，也是各年龄层食用的最大值。维生素 A 是胡萝卜素的视网醇当量。

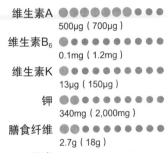

食用秘诀

做成奶油胡萝卜来吃

以奶油烹煮，能让 β-胡萝卜素的效果更上一层楼。

选择橘色鲜艳、表皮光滑且有弹性的为佳

保鲜方式

胡萝卜不耐湿热，保存时先将水气擦干，用报纸包裹后置于阴凉处。夏天则放在冰箱的保鲜室冷藏。简单汆烫后彻底擦干水气，包一层保鲜膜再放到冰箱冷冻也是不错的保存方法。

个头虽小，胡萝卜素的含量不容小觑

迷你胡萝卜是胡萝卜的小型品种，虽然长度只有 10cm，但甜味显著，营养也与一般的品种不相上下。在阳台即能轻松种植，短时间就能收成，因而越来越多的人将迷你胡萝卜端上餐桌。

迷你胡萝卜的营养成分虽与胡萝卜非常类似，于体内转化成维生素 A 的胡萝卜素的含量却比其他的黄绿色蔬菜要多。能提升免疫力、预防癌症及心脏病的胡萝卜素，其威力已无人不知、无人不晓。胡萝卜素含量最高的是皮下部分，对于表皮柔软、只有一口大小的迷你胡萝卜，则能毫无浪费地摄取胡萝卜素。即便是加热烹调，也可在短时间内煮熟，能减少因加热造成的营养流失。

山独活

主要功效

绿原酸的含量比软化栽培的独活还要高。适量的膳食纤维也能加速肠道的蠕动。

- 消除疲劳
- 预防与改善便秘
- 促进血液循环
- 维持精神稳定

烹调与食材搭配的秘诀

山独活的绿原酸除了涩味强烈，还具有一接触空气就变色的特点，刨皮后最好立刻泡在醋水里杀青。若打算汆烫，则可在水里加点醋，让它变得更白皙亮眼。表皮与叶子的涩味虽比软化栽植的独活强烈，若做成天妇罗这类油炸食物则能释放独特的甜味，也能当作风味独特的蔬菜食用。

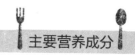

主要营养成分

半数以上都是水分，除了钾之外没有什么特别吸睛的营养成分，不过绿叶含有具有抗氧化作用的绿原酸。

泛酸	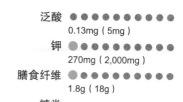
0.13mg（5mg）	
钾	
270mg（2,000mg）	
膳食纤维	
1.8g（18g）	
糖类	
2.5g	

※ 上述为可食用部分每100g的营养含量。括号内的数字是成年女性一天的食用建议量或参考值，也是各年龄层食用的最大值。

食用秘诀

可以油炸吃
去皮与泡入醋水杀青后，将水气擦干，裹上一层面衣入锅油炸。

选择茎部短而有弹性、穗尖末过度外张的为佳

保鲜方式

茎部的红色斑点越鲜艳代表越新鲜，建议选择还没变为棕色的为佳。晒到阳光后会逐渐变硬，最好置于阴凉处保存。

建议购买茎部表面长有细毛、摸了会觉得刺痛的为佳

野趣盎然的春季香气及淡淡的微苦味道

山独活可说是春季应季的山菜。相对于以不晒阳光的软化栽培法栽植的独活，于山野自生的被称为"山独活"。不过，软化栽培的独活在照射光线变色后，也常当成"山独活"销售。

比起软化栽培的白色独活，山独活的野性香气与风味都略胜一筹，强烈的土味与涩味也是其特征之一，但也因此，涩味成分中的抗氧化物质绿原酸含量也高于软化栽培的独活。

绿原酸一般认为能抑制体内致癌物质的生长，而且其能降低体内癌细胞活性的效果也备受瞩目。中医认为山独活具有发汗、镇痛的效果，常用于类风湿症状与关节炎的治疗。

艾草

主要功效

大部分的营养成分全数到齐，除了能预防癌症与高血压，还能全面预防妇科疾病。

- ●预防癌症
- ●促进血液循环
- ●预防与改善贫血
- ●预防骨质疏松症

烹调与食材搭配的秘诀

除了作为艾草糯米团子与艾草麻糍的材料之外，通常会在天妇罗、凉拌菜、烫青菜、艾草饭中使用。春季摘取的嫩芽涩味较淡，可直接使用。若不是春季的嫩芽，或摘下来没有立刻使用，涩味就会逐渐强烈，因此建议在氽烫时，加入一小撮的苏打粉。艾草的膳食纤维也非常丰富，能有效预防便秘，还可当成热炒类菜肴的食材使用。

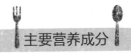

主要营养成分

除了含有会转化成维生素 A 的 β－胡萝卜素之外，几乎含有所有的维生素群、矿物质与膳食纤维。

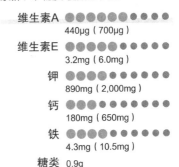

维生素A	●●●●●●●●●●
	440μg（700μg）
维生素E	●●●●●●●○○○
	3.2mg（6.0mg）
钾	●●●●○○○○○○
	890mg（2,000mg）
钙	●●●○○○○○○○
	180mg（650mg）
铁	●●●●○○○○○○
	4.3mg（10.5mg）
糖类	0.9g

※ 上述为可食用部分每 100g 的营养含量。括号内的数字是成年女性一天的食用建议量或参考值，也是各年龄层食用的最大值。维生素 A 是胡萝卜素的视网醇当量，维生素 E 是 a- 生育醇的含量。

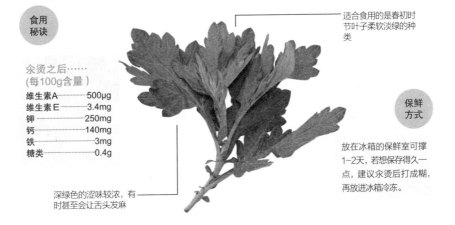

食用秘诀

适合食用的是春初时节叶子柔软淡绿的种类

氽烫之后……
（每100g含量）

维生素A	500μg
维生素E	3.4mg
钾	250mg
钙	140mg
铁	3mg
糖类	0.4g

保鲜方式

放在冰箱的保鲜室可撑1~2天，若想保存得久一点，建议氽烫后打成糊，再放进冰箱冷冻。

深绿色的涩味较浓，有时甚至会让舌头发麻

蕴藏维生素、矿物质、与膳食纤维

在日本人的心目中，艾草就是艾草麻糍的材料，因此又把艾草称为"麻糍草"，在冲绳则有近似品种，也算是香草的一种，可当成咸粥的佐味料使用，也常用来掩盖肉类与鱼类的腥味。

除了富含维生素之外，也含有钾、钙、铁、蛋白质、膳食纤维这些营养成分，自古以来，全世界都将艾草视为珍贵的药草。

一般认为，艾草能全面改善血液循环不良、生理痛、经期不调、手脚冰冷等妇科疾病，也因为含有大量与黏膜功能息息相关的维生素 A，常作为皮肤粗糙、湿疹这类皮肤病的外敷药使用。此外，艾草所含的叶绿素、咖啡单宁酸以及作为精油成分之一的桉树脑等被认为能有效改善过敏。

芝麻菜

主要功效

除了富含维生素与矿物质之外，其含有的十字花科植物的辣味成分"异硫氰酸烯丙酯"也具有预防癌症的效果。

- ●保护皮肤与黏膜
- ●预防癌症
- ●增强免疫力
- ●预防骨质疏松症

烹调与食材搭配的秘诀

具有美白效果的 β - 胡萝卜素属于脂溶性维生素，与油脂一同烹调之后，吸收率会瞬间飙高。作为沙朗牛排与碳烤牛肉的配菜，功效更是大大升级。铺在煎得酥脆的培根或炸鸡肝上面也是很棒的选择。

若是不怕辣，可搭配生火腿做成沙拉生吃。其独特的辣味也能形成一道独具风味的菜色。就连不耐热的维生素 C 也能被大量摄取。

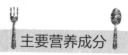

主要营养成分

除了富含维生素 A、维生素 C、维生素 E 外，铁的含量也很多，更含有大量骨骼代谢所需的钙、磷与锰。

维生素A	●●●●○○○○○○
	300µg（700µg）
维生素C	●●●●●●○○○○
	66mg（100mg）
维生素K	●●●●●●●●●●
	210µg（150µg）
钾	●●○○○○○○○○
	480mg（2,000mg）
钙	●●○○○○○○○○
	170mg（650mg）
糖类	0.5g

※ 上述为可食用部分每100g的营养含量。括号内的数字是成年女性一天的食用建议量或参考值，也是各年龄层食用的最大值。维生素 A 是胡萝卜素的视网醇当量。

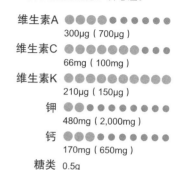

选择茎部扎实、叶子弹性十足的为佳

食用秘诀

建议生吃
具有清爽的辣味。可做成沙拉或用作配菜，也能帮助美白。

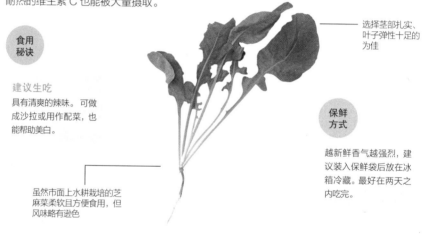

保鲜方式

越新鲜香气越强烈，建议装入保鲜袋后放在冰箱冷藏。最好在两天之内吃完。

虽然市面上水耕栽培的芝麻菜柔软且方便食用，但风味略有逊色

具有抗氧化效果，也是美白良方

芝麻菜又名"火箭菜"，是非常知名的十字花科香草。微微刺激舌尖的辣味与芝麻般的焦香味都为口腔带来舒适的口感，是极受欢迎的沙拉食材或配菜。

芝麻菜中除了维生素 A（由胡萝卜素生成）、维生素 C、维生素 E 的含量非常丰富之外，钙的含量高到与因钙含量极高而闻名的小松菜齐名。单次的用量虽少，但建议大家积极食用。

芝麻菜中含有营造辣味的幕后功臣，即常见于山葵、黄芥末、白葡萄中的刺激成分异硫氰酸烯丙酯。这项成分具有抗菌、抗癌的效果。清爽的香气与辣味能让菜肴的风味提升，有助于改善食欲不振与胃部不适的症状。此外，它还含有具有解毒效果的硫代配糖体。

紫甘蓝

主要功效

富含的维生素 C 能提升免疫力、有效防治感冒，还能改善肌肤问题与舒缓压力。

- ●预防感冒与传染病
- ●预防与改善贫血
- ●消除疲劳
- ●抑制胆固醇上升

烹调与食材搭配的秘诀

不太适合加热烹调，基本上都是以生鲜的状态做菜。若是搭配醋，紫色将显得更为鲜艳，做成醋渍菜则会变得更加赏心悦目。最近市面上常能看到的紫甘蓝菜芽，因含有更多有利胃部功能的维生素 U，加上是色彩鲜艳的新面孔蔬菜，因而广受欢迎。

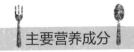

主要营养成分

紫甘蓝中维生素 C 的含量比卷心菜还高，钾与铜等矿物质的含量也很丰富。它的紫色则是来自花青素的色素。

营养成分	含量
维生素B$_6$	0.19mg（1.2mg）
维生素C	68mg（100mg）
维生素K	29μg（150μg）
钾	310mg（2,000mg）
膳食纤维	2.8g（18g）
糖类	3.9g

※ 上述为可食用部分每100g的营养含量。括号内的数字是成年女性一天的食用建议量或参考值，也是各年龄层食用的最大值。

食用秘诀

选择紫色深浓、表面鲜艳而带有弹性的，这才是新鲜的保证

建议生吃

若想充分利用能改善食欲的鲜艳色彩，建议切成丝，以沙拉的方式享受清脆的口感。

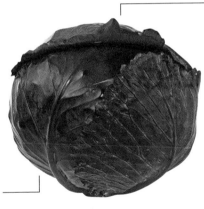

切开之后的紫甘蓝最好以保鲜膜密封，置于冰箱冷藏，尽早食用完毕

保鲜方式

若一次买一整颗，可在挖掉菜心之后，将沾水的餐巾纸或报纸塞在挖空的部分，放在保鲜袋里，再置于冰箱的保鲜室保存。

紫色色素的花青素 具有抗氧化作用

叶子表面呈鲜艳紫色的卷心菜被称为"紫甘蓝"（日本也称红高丽菜）。个头比一般的卷心菜小一点，叶子卷得更为密实。与紫色鲜明的叶子形成对比的是叶肉呈较白皙的颜色，一看到美丽的剖面就让人不禁胃口大好。

叶子表面的颜色源自花青素类的色素。具有抗氧化作用的花青素是多酚的一种，能有效预防癌症与心脏病等慢性病，并能延缓老化。

除此之外，紫甘蓝比卷心菜含有更多的维生素 C，搭配卷心菜特有的维生素 U 可产生许多有益人体的效果，例如强化免疫力、修复胃溃疡，也能改善肝脏功能。一般来说，紫甘蓝也比卷心菜含有更多的钾等矿物质。

蕨菜

主要功效

富含的维生素 B_2 能促进脂肪代谢与过氧化脂质的分解，打造年轻水嫩的皮肤与健康的毛发，还能预防肥胖与癌症，并有效抑制血脂上升。

- ●延缓老化
- ●预防动脉硬化
- ●预防与改善贫血
- ●预防与改善便秘

烹调与食材搭配的秘诀

新鲜的蕨菜最好在杀青这个步骤上多用点心。将穗尖的细毛刮掉，将苏打粉均匀地撒在蕨菜表面。倒入大量的热水，静置一晚，将表面的苏打粉洗掉后，泡在干净的水里，杀青的步骤才算大功告成。除了可做成烫青菜、凉拌菜或炖煮类菜肴外，做成简单的"蕨菜泥"也非常美味。蕨菜泥的做法非常简单，只要将杀青过的蕨菜剁成泥，再以味噌、酒、山椒调味即可，与酱油或味酥也非常对味。

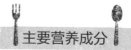

主要营养成分

富含被誉为美白维生素的维生素 B_2 是其特征。此外也富含维生素 E、叶酸与膳食纤维。

维生素B_2	●●●●●●●●●○
	1.09mg（1.2mg）
维生素E	●●●○○○○○○○
	1.6mg（6.0mg）
叶酸	●●●●●○○○○○
	130μg（240μg）
钾	●○○○○○○○○○
	370mg（2,000mg）
膳食纤维	●●●●○○○○○○
	3.6g（18g）
糖类	0.4g

※ 上述为可食用部分每100g的营养含量。括号内的数字是成年女性一天的食用建议量或参考值，也是各年龄层食用的最大值。维生素 E 是 α - 生育酚的含量。

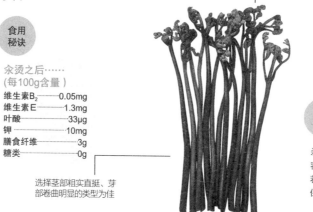

芽部敞开呈叶子状的蕨菜会有较多的粗纤维，也较难完全杀青

食用秘诀

余烫之后……
（每100g含量）

维生素B_2	0.05mg
维生素E	1.3mg
叶酸	33μg
钾	10mg
膳食纤维	3g
糖类	0g

选择茎部粗实直挺、芽部卷曲明显的类型为佳

保鲜方式

杀青后，可放在盛满水的容器里，再放入冰箱冷藏。若不是炎热的夏季，约可保存一周。

在于彻底杀青 制作料理的重点

蕨菜是在日本四处可见、风味极佳的山菜，4—5 月份上市的嫩芽部分即可食用，也有干燥保存的类型。它富含促进能量代谢并且保护皮肤与黏膜的维生素 B_2，也具有预防动脉硬化与癌症的效果，同时还能降低血脂。除此之外，也含有大量的叶酸与膳食纤维。

要从新鲜状态开始烹调，就一定得经过杀青这个步骤，但是要让涩味成分溶于水中，原则上要使用碱性的苏打粉。在这个过程中，维生素 B_2 几乎会被破坏殆尽，因而实际上没什么药效可言。

干燥的蕨菜把精华瞬间浓缩，所含的钾、镁、铁等矿物质也格外丰富。

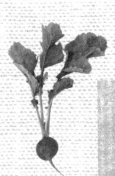

夏季蔬果

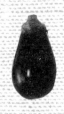

沐浴在灿烂阳光下的蔬果
都含有大量水分，
像番茄、小黄瓜、茄子等
都硕果累累。

水嫩的夏季蔬果里蕴藏着新一代的种子。

让我们一起从夏季应季的蔬果中
摄取营养和水分，
打造活力满满的生活吧。

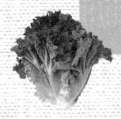

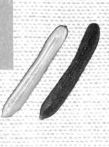

西印度樱桃

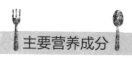

主要功效

除了富含具有抗氧化效果的维生素 C 之外，还含有柠檬酸，有助于消除疲劳与舒缓压力。

● 消除疲劳
● 增强抗压力
● 提高免疫力
● 预防与改善高血压

烹调与食材搭配的秘诀

常做成果汁类加工食品，若能与其他水果一起切成容易入口的大小，做成水果酒风味的西印度樱桃果汁，就能连同其他水果的营养成分一并摄取。若是在意热量，建议先确认加工食品的糖分，但其实不用太过担心。

主要营养成分

维生素 C 的含量非常大，但其他的营养成分却不太多。若是加工食品则要注意其糖分含量。

维生素A ● ● ● ● ● ● ● ● ● ●
甜・酸 31μg（700μg）

维生素C ● ● ● ● ● ● ● ● ● ●
甜 800mg、酸 1700mg
（100mg）

叶酸 ● ● ● ● ● ● ● ● ● ●
甜・酸 45μg（240μg）

钾 ● ● ● ● ● ● ● ●
甜・酸 130mg（2000mg）

铜 ● ● ● ●
甜・酸 0.31mg（0.8mg）

糖类 甜・酸 7.1g

※ 上述为可食用部分每 100g 的营养含量。括号内的数字是成年女性一天的食用建议量或参考值，也是各年龄层食用的最大值。维生素 A 是胡萝卜素的视网醇当量。

食用秘诀

打成果汁之后……
（10%果汁/每100 g 含量）

维生素A ⋯⋯⋯⋯ 3μ
维生素C ⋯⋯⋯ 120mg
叶酸 ⋯⋯⋯⋯⋯ 5μg
钾 ⋯⋯⋯⋯⋯⋯ 13mg
铜 ⋯⋯⋯⋯⋯ 0.04mg
糖类 ⋯⋯⋯⋯ 10.3g

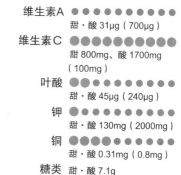

保鲜方式

若是果汁类的加工食品，建议确认商品的保存期限。若是新鲜的西印度樱桃，则最好尽早食用完毕。

富含维生素 C，要美白吃它准没错

西印度樱桃的直径为 2~3cm，成熟后果皮会转为红色，分为甜味品种与酸味品种两种，主要当成加工食品使用。

最明显的特征是其丰富的维生素 C 含量。甜味品种每 100g 约有 800mg 的含量，酸味品种则高达 1700mg，比起柠檬的 50mg，简直含量惊人。虽然常当成加工食品使用，但是成分 10% 果汁的饮料也有 120mg 的含量。

维生素 C 与胶原蛋白的合成有关，也具有强化血管、皮肤、黏膜的功效，所以被誉为美白不可或缺的维生素。压力会造成体内维生素 C 不断消耗，为了身体健康，建议积极摄取。

除此之外，维生素 C 还有超强的抗氧化功能，能在预防癌症或容易感冒的时候派上用场。

芦荟

主要功效

芦荟的芦荟素能抑制发炎，也能改善胃肠功能。此外，芦荟中的甘露聚糖等多糖类具有促进肌肤代谢与保湿的效果。

- ●调整肠胃功能
- ●美肤效果

烹调与食材搭配的秘诀

将叶子两侧的尖刺刮除，再将表皮撕下即可食用。可以直接吃，若不愿吃到表面的黏液，可先用水快速清洗，或切成方便食用的形状，泡在热水里氽烫几分钟。氽烫之后，静置一会儿放凉，口感会变得更好。

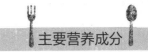

主要营养成分

芦荟 99% 的成分是水，蛋白质含量为 0，碳水化合物与维生素也不多，连矿物质也很少。可摄取芦荟特有的抗氧化成分。

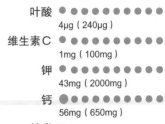

叶酸	4μg（240μg）
维生素C	1mg（100mg）
钾	43mg（2000mg）
钙	56mg（650mg）
糖类	0.3g

※ 上述为可食用部分每100g的营养含量。括号内的数字是成年女性一天的食用建议量或参考值，也是各年龄层食用的最大值。

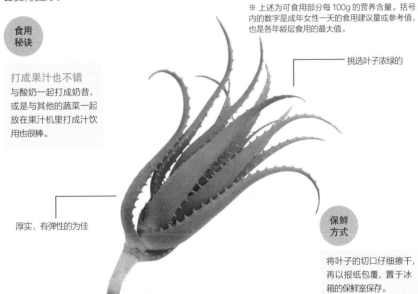

食用秘诀

打成果汁也不错
与酸奶一起打成奶昔，或是与其他的蔬菜一起放在果汁机里打成汁饮用也很棒。

挑选叶子浓绿的

厚实、有弹性的为佳

保鲜方式

将叶子的切口仔细擦干，再以报纸包覆，置于冰箱的保鲜室保存。

美容功效
能由内至外发挥

芦荟是于南非的沙漠或高地自生的植物，在日本，通常是栽植木立芦荟或翠叶芦荟。

自古以来，当成民间偏方使用的都是木立芦荟，之所以被认为能治疗小伤口或轻微烫伤，是因为芦荟所含的芦荟多糖体具有收敛、消炎抗菌的效果。

用于食用的主要是翠叶芦荟。可长至 70~80cm，肉厚而浓绿的表皮内侧果冻状部分可食用。味道清爽，口感奇佳，为大多数人都能接受的蔬菜。切成细末与优酪乳拌在一起吃是不错的选择。要注意的是一次若吃太多芦荟，可能会影响肠胃功能。

白芸豆

主要功效

能稳定血压的钾的含量极高，富含维生素 B 群，具有消除疲劳的效果。

- 预防与改善高血压
- 预防与改善便秘
- 消除疲劳
- 预防骨质疏松症

烹调与食材搭配的秘诀

之所以当作糖浸红豆或汤料的食材使用，是为了更有效地吸收水溶性维生素 B 群，而这也是极为合理的烹调方式。维生素 B 群不足会使体力与精神下降，也会造成食欲不振。若觉得身体不舒服，可将白芸豆与维生素 B 群丰富的猪肉一起食用，为身体补充活力。

白芸豆可泡在沸水里煮，直到变软后再吃。要注意的是，若没把硬的部分煮软，可能会出现凝集素引起的食物中毒症状。

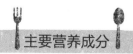

主要营养成分

作为豆类特征的优质植物性蛋白质、维生素 B 群、维生素 E、钾、膳食纤维都有相当丰富的含量。

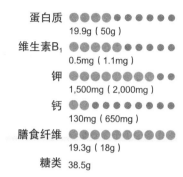

蛋白质	●●●●●●●●●●
	19.9g（50g）
维生素B$_1$	●●●●●●●●●
	0.5mg（1.1mg）
钾	●●●●●●●●●
	1,500mg（2,000mg）
钙	●●●●●●●●
	130mg（650mg）
膳食纤维	●●●●●●●●●●●
	19.3g（18g）
糖类	38.5g

※ 上述为可食用部分每100g的营养含量。括号内的数字是成年女性一天的食用建议量或参考值，也是各年龄层食用的最大值。

食用秘诀

汆烫之后……
（每100g含量）

蛋白质	8.5g
维生素B$_1$	0.18mg
钾	470mg
钙	60mg
膳食纤维	13.3g
糖类	11.5g

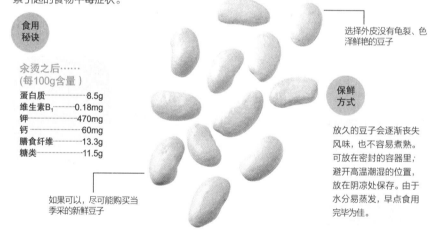

选择外皮没有龟裂、色泽鲜艳的豆子

保鲜方式

放久的豆子会逐渐丧失风味，也不容易煮熟。可放在密封的容器里；避开高温潮湿的位置，放在阴凉处保存。由于水分易蒸发，早点食用完毕为佳。

如果可以，尽可能购买当季采的新鲜豆子

营养满分的减肥圣品

白芸豆的种类极多，全世界的品种也为数众多，不过在日本，常用来制作料理的是暗红色的金时豆和白色的手亡豆、大福豆，以及有斑纹的斑豆与花豆。上述这些豆子的主要成分都是淀粉。此外，共同的特征就是含有大量维生素 B 群与钾、钙、磷、铁、镁、锌等矿物质营养成分。

白芸豆的营养效果非常全面，例如可预防动脉硬化、高血压、高血脂症，也能改善骨质疏松症等更年期症状。此外在豆类中，膳食纤维含量也算丰富，而且富含一般蔬菜少有的水溶性膳食纤维，特别能抑制胆固醇的上升。白芸豆还用于糖尿病的食疗等方面，在生活习惯病的预防上也有一定成效。

梅子

主要功效

所含有的能消除体内活性氧化物的维生素 E，可预防细胞的老化与癌症。与钾联手出击，能有效抑制血压上升。

- ●消除疲劳
- ●延缓老化
- ●美肤效果
- ●预防与改善高血压

烹调与食材搭配的秘诀

生的梅子不能吃。用于做菜的通常是梅干或梅醋。柠檬酸能促进钙等矿物质的吸收，建议与小鱼或豆腐这类食材一起吃。若在卤沙丁鱼的菜肴中放入梅子，沙丁鱼的骨头很快就会被煮软。维生素 E 具有抗氧化的效果，明日叶或豆苗等蔬菜快速氽烫后，做成梅肉凉拌菜，能让维生素 E 的效果更加显著。

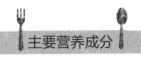

主要营养成分

下方的成分为新鲜状态时的含量。除了含有钾、维生素 E、膳食纤维之外，也含有柠檬酸等有益健康的有机酸。

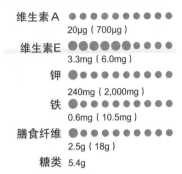

维生素A	●●●●●●●●●●
	20μg（700μg）
维生素E	●●●●●●●●●●
	3.3mg（6.0mg）
钾	●●●●●●●●●●
	240mg（2,000mg）
铁	●●●●●●●●●●
	0.6mg（10.5mg）
膳食纤维	●●●●●●●●●●
	2.5g（18g）
糖类	5.4g

※ 上述为可食用部分每 100g 的营养含量。括号内的数字是成年女性一天的食用建议量或参考值，也是各年龄层食用的最大值。维生素 A 是胡萝卜素的视网醇当量。维生素 E 是 α - 生育醇的含量。

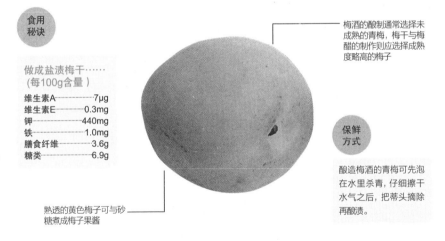

食用秘诀

做成盐渍梅干……
（每100g含量）

维生素A	7μg
维生素E	0.3mg
钾	440mg
铁	1.0mg
膳食纤维	3.6g
糖类	6.9g

熟透的黄色梅子可与砂糖煮成梅子果酱

梅酒的酿制通常选择未成熟的青梅，梅干与梅醋的制作则应选择成熟度略高的梅子

保鲜方式

酿造梅酒的青梅可先泡在水里杀青，仔细擦干水气之后，把蒂头摘除再酿渍。

「消除三毒」的超强杀菌力

一到入梅时期，许多店家就会不约而同地在店门口摆上制作梅干与梅酒的梅子。富含钾、维生素 E 与有机酸的梅子，拥有被誉为能消除"三毒"（食物之毒、血液之毒、水之毒）的超强杀菌力。未成熟的梅子含有杏仁素这种有害物质，务必加工后再食用。

梅子之所以被视为健康食品，是因为以柠檬酸为主要成分的多种有机酸的作用。柠檬酸能预防造成疲劳的乳酸囤积，也能使能量的代谢变得更顺畅，具有快速消除疲劳的作用，也能促进钙这类矿物质的吸收，还能预防活性氧化物的氧化作用，同时预防动脉硬化与心肌梗塞。儿茶酸与苦味酸的超强杀菌力也能防止食物腐烂，有效预防食物中毒。做御饭团时掺入梅醋，能延长御饭团的保存期限。

红葱头

主要功效

硫化物具有消灭活性氧化物、促进新陈代谢的功能，有助于消除疲劳与强化耐力。

- ●消除疲劳
- ●提高免疫力
- ●预防与改善高血压
- ●预防与改善便秘

烹调与食材搭配的秘诀

作为硫化物之一的大蒜素与含有维生素 B_1 的食材搭配可进一步提升效果。将富含维生素 B_1 的猪肉油煎烹制之后，可加入切碎的红葱头，也可在吃蒲烧鳗鱼的时候，作为让口腔变得清新的配菜。由于烤海苔也富含维生素 B_1，所以生吃或是沾味噌等常见的吃法，都可以附上烤海苔，从而进一步增强红葱头的营养功效。

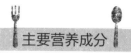

主要营养成分

与蔬荞一样含有大量的膳食纤维。微微的辛辣与刺激气味来自葱类特有的硫化物。

维生素B₆	●●●●●●●●●●○○
	0.11mg（1.2mg）
维生素K	●●●●●○○○○○○○
	6μg（150μg）
钾	●●●●●○○○○○○○
	290mg（2,000mg）
锰	●●●●●●○○○○○○
	0.37mg（3.5mg）
膳食纤维	●●●●●●●●●●○○
	11.4g（18g）
糖类	6.4g

※ 上述为可食用部分每100g的营养含量。括号内的数字是成年女性一天的食用建议量或参考值，也是各年龄层食用的最大值。

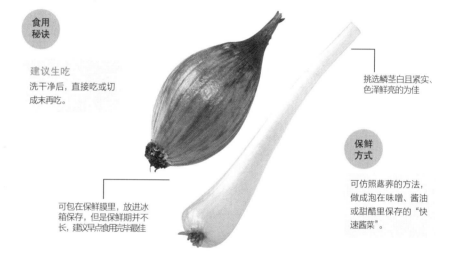

食用秘诀

建议生吃
洗干净后，直接吃或切成末再吃。

挑选鳞茎白且紧实、色泽鲜亮的为佳

保鲜方式

可仿照蔬荞的方法，做成泡在味噌、酱油或甜醋里保存的"快速酱菜"。

可包在保鲜膜里，放进冰箱保存，但是保鲜期并不长，建议早点食用完毕最佳

硫化物的效果，能一扫夏季的倦怠感

红葱头拥有类似蔬荞的鳞茎（潜在地底的茎部）与绿色的茎叶（附着在地上茎的叶子），独特的辛辣味与刺激的气味是其特征。日本市面上的红葱头都是软白栽培法种植的根蔬荞，只不过商品名称标示为"红葱头"而已。此外，常见于法式菜肴，形状类似小颗洋葱的是红葱头的同族异种的品类，又名"比利时红葱"。

红葱头的辣味与气味都是源自硫化物的二烯丙基三硫醚。这种成分为葱类与大蒜的共同成分，具有强劲的杀菌作用与抗氧化效果，消除疲劳的效果极强，也能治疗失眠与缓解压力。红葱头的最受关注的营养成分就是高比例的膳食纤维。它的于蔬菜中少见的水溶性膳食纤维比例极高，能有效抑制胆固醇、血压与血糖的上升。

毛豆

主要功效

除了丰富的营养成分，还富含大豆异黄酮、卵磷脂、皂苷与甲硫氨酸这类有效成分，不禁令人期待其多样的效果。

● 抑制胆固醇上升
● 预防与改善贫血
● 改善更年期症状
● 预防肝脏疾病

烹调与食材搭配的秘诀

毛豆含有的蛋白质能保护肝脏与胃部，也能抑制胆固醇上升、促进血液循环。此外，正如"啤酒与毛豆"这个知名的组合，毛豆具有能保护肝脏远离酒精侵袭的甲硫氨酸、皂苷、维生素 B_1 与维生素 C，这些成分都能减轻肝脏的负担，所以这个组合可说是非常合理的。若是搭配猪肝或蛤蜊这些能够提升肝脏功能的食品，更是绝妙的组合。

053

主要营养成分

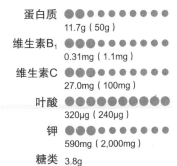

全身都是优质蛋白质、维生素群与矿物质，而且还有大豆所缺乏的维生素C，可说是营养价值极高的豆类。

蛋白质	●●●●●●●●●●
	11.7g（50g）
维生素B$_1$	●●●●●●●●●
	0.31mg（1.1mg）
维生素C	●●●●●●●●
	27.0mg（100mg）
叶酸	●●●●●●●●●●●●●
	320µg（240µg）
钾	●●●●●●●●●
	590mg（2,000mg）
糖类	3.8g

※ 上述为可食用部分每100g的营养含量。括号内的数字是成年女性一天的食用建议量或参考值，也是各年龄层食用的最大值。

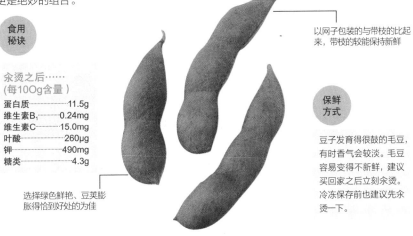

以网子包装的与带枝的比起来，带枝的较能保持新鲜

食用秘诀

汆烫之后……
（每100g含量）

蛋白质	11.5g
维生素B$_1$	0.24mg
维生素C	15.0mg
叶酸	260µg
钾	490mg
糖类	4.3g

选择绿色鲜艳、豆荚膨胀得恰到好处的为佳

保鲜方式

豆子发育得很鼓的毛豆，有时香气会较淡。毛豆容易变得不新鲜，建议买回家之后立刻汆烫。冷冻保存前也建议先汆烫一下。

富含优质蛋白质与维生素群

具有夏季风情的毛豆其实就是未成熟的大豆。和被誉为"植物肉"的大豆一样富含优质蛋白质，也含有大量的维生素 B_1 与叶酸、钾、钙、铁以及膳食纤维。此外，连大豆没有的维生素 C 也能在毛豆身上找到，其营养价值的确是出类拔萃。

功能成分包括缓和更年期症状的大豆异黄酮，与能抑制胆固醇上升的卵磷脂，能有效预防生活习惯病。此外，必需氨基酸的甲硫氨酸能与维生素 B_1 以及维生素 C 一起帮助肝脏分解酒精，对于担心遭遇宿醉的人而言，可说是一位超强的帮手，同时它还能预防肝脏疾病。

杏鲍菇

主要功效

除了具有维生素 B 群消除疲劳的效果，也富含降低热量、提升三大营养成分代谢的泛酸，预防肥胖的效果更是首屈一指。

- ●预防癌症
- ●预防与改善高血压
- ●整肠作用
- ●预防肥胖

烹调与食材搭配的秘诀

气味与味道都不怪异，烹调时，也不会被煮软，所以很适合各类加热的菜肴，而且还能保有充实的口感，适合与各种食材搭配。用橄榄油煎过，铺上一点儿卷叶欧芹，再挤点儿柠檬汁，就会变得更加美味，也能充分补充维生素 C。

此外，做成炖煮类菜肴或炒饭，都能与各种食材和米饭完美融合，可说是在日式或西式菜肴中都能广泛使用的蔬菜。

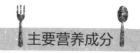

主要营养成分

在菇类之中，维生素 B 群尤其是钾的含量可说是极为丰富。也含有丰富的维生素 D 与泛酸。

维生素B₁ ●●●●●●●●●●
0.11mg（1.1mg）

维生素B₂ ●●●●●●●●●●
0.22mg（1.2mg）

维生素D ●●●●●●●●●●
1.2µg（5.5µg）

钾 ●●●●●●●●●●
340mg（2,000mg）

膳食纤维 ●●●●●●●●●●
3.4g（18g）

糖类 2.6g

※ 上述为可食用部分每 100g 的营养含量。括号内的数字是成年女性一天的食用建议量或参考值，也是各年龄层食用的最大值。

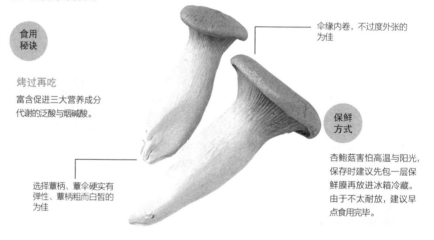

食用秘诀

烤过再吃

富含促进三大营养成分代谢的泛酸与烟碱酸。

伞缘内卷，不过度外张的为佳

选择蕈柄、蕈伞硬实有弹性、蕈柄粗而白皙的为佳

保鲜方式

杏鲍菇害怕高温与阳光，保存时建议先包一层保鲜膜再放进冰箱冷藏。由于不太耐放，建议早点食用完毕。

低热量与高营养价值，是优质的减重食材

在菇类之中，杏鲍菇算是面孔比较新的蔬菜，也被称为"白鲍菇"。拥有近似鲍鱼的口感，风味则较其他菇类清淡。

在为数众多的菇类之中，杏鲍菇属于高营养价值的一种，其维生素 B 群、钾、膳食纤维的含量比香菇或鸿喜菇还要更上一层楼。维生素 B₁ 能促进碳水化合物的代谢与消除疲劳。另一方面，维生素 B₂ 则与蛋白质的合成有关，也能维持皮肤与毛发的健康。钾的含量也较高，可改善高血压。

毫无例外的是，菇类的热量通常不高，却含有大量促进碳水化合物、脂质与蛋白质代谢的泛酸与烟碱酸。加热之后，体积也不会缩小，也有充实的口感，是很适合减重时吃的食材。

豌豆

主要功效

糖类与脂质代谢不可或缺的维生素 B_1、维生素 B_2 含量非常丰富，可消除疲劳，也能让脑部与神经正常发挥功能。

- ●抑制胆固醇上升
- ●消除疲劳
- ●预防癌症
- ●预防动脉硬化

烹调与食材搭配的秘诀

豌豆富含的维生素 B_1 易溶于水，而具有各种增进健康的苦味成分皂苷也会于水中流失。不过，涩味成分的皂苷若太过丰富会让味道变差，还是建议先杀青再食用。

矿物质的部分则因钙的含量略为不足，建议搭配其他食材补充。适合冷天食用的蜜豆或者豆羊羹，都是适合与豌豆搭配的甜点。

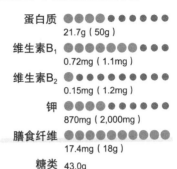

主要营养成分

主要含有糖类，也含有大量的优质蛋白质。维生素的部分则富含 B 群与维生素 E，矿物质的含量也很高。

蛋白质	●●●●●●●●●●
	21.7g（50g）
维生素B_1	●●●●●●●●●●
	0.72mg（1.1mg）
维生素B_2	●●●●●○○○○○
	0.15mg（1.2mg）
钾	●●●●●○○○○○
	870mg（2,000mg）
膳食纤维	●●●●●●●●●●
	17.4mg（18g）
糖类	43.0g

※ 上述为可食用部分每100g的营养含量。括号内的数字是成年女性一天的食用建议量或参考值，也是各年龄层食用的最大值。

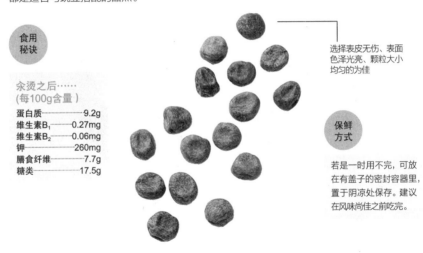

食用秘诀

余烫之后……
（每100g含量）

蛋白质	9.2g
维生素B_1	0.27mg
维生素B_2	0.06mg
钾	260mg
膳食纤维	7.7g
糖类	17.5g

选择表皮无伤、表面色泽光亮、颗粒大小均匀的为佳

保鲜方式

若是一时用不完，可放在有盖子的密封容器里，置于阴凉处保存。建议在风味尚佳之前吃完。

富含膳食纤维，能预防生活习惯病

原产地接近中东一带，一般会将尚未成熟，可连豆荚一起食用的豌豆被称为"荷兰豆"，成熟后，取出生豆食用的被称为"甜豆"，而干燥的成熟豆则称为"豌豆"。成熟的豆子又分成制作豌豆泥的青豌豆、制作蜜豆的红豌豆以及制作落雁的白豌豆。

虽然碳水化合物的含量超过 60%，但是优质蛋白质的含量也达到仅次于大豆的等级。此外，含有大量的不溶性膳食纤维，可加速肠道蠕动，有助于排便量的提升，所以能预防便秘或者肠道疾病。再者，拥有含量略逊于大豆，由于能预防生活习惯病、癌症与动脉硬化而声名大噪的皂苷。

秋葵

主要功效

由于同时含有大量的水溶性与不溶性膳食纤维，最适合用来调整肠道功能及预防便秘。黏液素能让胃黏膜发挥正常功能。

- 整肠作用
- 预防癌症
- 抑制胆固醇上升
- 预防肠胃疾病

烹调与食材搭配的秘诀

若与同样因为黏液素而变得黏稠的山药、纳豆、滑菇这类食材组合，能瞬间提升保护胃部黏膜的效果。用于咖喱或炖菜也很合适，快速氽烫后，与奶油一起炒，就是一道能轻松摄取营养成分的佳肴。残留的细毛会有碍口感，烹调之前别忘了先在砧板上面撒点盐，再将秋葵放在上面滚动去毛。不敢吃纳豆的人可用秋葵替代。

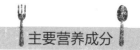

主要营养成分

黏稠的成分是黏液素与果胶这类水溶性膳食纤维。也含有大量的维生素 A 与维生素 E 这类抗氧化维生素以及钙等矿物质。

维生素A ●●●●●●●●●●
56μg（700μg）

维生素E ●●○○○
1.2mg（6.0mg）

叶酸 ●●●●●●
110μg（240μg）

钙 ●●●○○
92mg（650mg）

膳食纤维 ●●●○○
5g（18g）

糖类 1.6g

※ 上述为可食用部分每100g的营养含量。括号内的数字是成年女性一天的食用建议量或参考值，也是各年龄层食用的最大值。维生素 A 是胡萝卜素的视网醇当量，维生素 E 是 α－生育醇的含量。

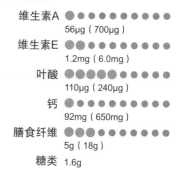

食用秘诀

氽烫之后……
（每100g含量）

维生素A……60μg
维生素E……1.2mg
叶酸……110μg
钙……90mg
膳食纤维……5.2g
糖类……2.4g

个头较大的秋葵通常比较硬，可选择7~8cm中小个头的，绒毛细致、看起来柔软的为佳

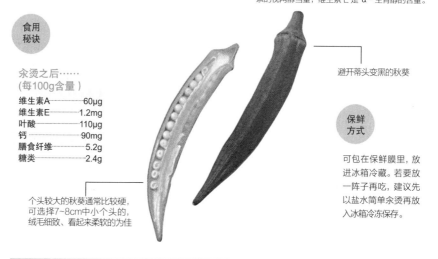

避开蒂头变黑的秋葵

保鲜方式

可包在保鲜膜里，放进冰箱冷藏。若要放一阵子再吃，建议先以盐水简单氽烫再放入冰箱冷冻保存。

生于炎热国度的能提高耐力的蔬菜

原产地为非洲东北地区，甚至留有两千年之前就在埃及栽植的记录。以前只能在气温较高的地区种植，目前已于日本全国普及。

切开或切成细段时释放的黏液属于果胶与黏液素等成分，也是所谓的水溶性膳食纤维。水溶性膳食纤维除了具有整肠效果，还能抑制血糖上升以及阻止坏胆固醇的吸收，也被认为能有效预防糖尿病。

此外，糖蛋白之一的黏液素属于能保护黏膜的成分之一，一般认为能保护气管、消化器官，尤其能预防胃炎与胃溃疡。秋葵含有蛋白质的分解素，所以也能有助于蛋白质的消化。在肠胃容易变得虚弱的盛夏时节，秋葵绝对是能够提升体力而必须大量食用的蔬菜。

萝卜缨

主要功效

维生素 B、维生素 C、维生素 E 的加乘效果能让抗氧化效果向上提升一级。萝卜缨与山葵、白萝卜共有的辣味成分黑介子硫苷酸钾也有抑制癌症的效果。

- ●预防癌症
- ●保护皮肤与黏膜
- ●抑制胆固醇上升
- ●促进食欲

烹调与食材搭配的秘诀

若想一尝微微的辣味与清爽的口感就建议生吃。做成沙拉或是生鱼片的配菜，都能成为画龙点睛的重点。加热烹调会释放淡淡的甜味，也比生吃时能摄取更大的量。由于富含水溶性维生素，做成汤品时，要想办法连同溶在水里的维生素一起摄取。若做成烫青菜，则要记得别加热太久，稍微汆烫一下即可。

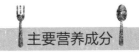

主要营养成分

这是营养价值极高的芽菜之一，拥有许多抗氧化维生素，与其纤细的外表极不相称。

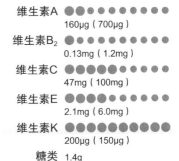

维生素A	●●●●●●●●○○
	160μg（700μg）
维生素B₂	●●○○○○○○○○
	0.13mg（1.2mg）
维生素C	●●●●○○○○○○
	47mg（100mg）
维生素E	●●●○○○○○○○
	2.1mg（6.0mg）
维生素K	●●●●●●●●●●
	200μg（150μg）
糖类	1.4g

※ 上述为可食用部分每100g的营养含量。括号内的数字是成年女性一天的食用建议量或参考值，也是各年龄层食用的最大值。维生素 A 是胡萝卜素的视网醇当量，维生素 E 是 α-生育醇的含量。

食用秘诀

选取茎部白皙水嫩、叶子深绿的为佳

建议生吃

可与其他蔬菜搭配做成沙拉或凉拌菜大量摄取。

保鲜方式

根部若像海绵般干枯，只要让根部吸水就能恢复膨胀。可放入保鲜袋保存。放太久辣味会流失，所以最好早点吃完。

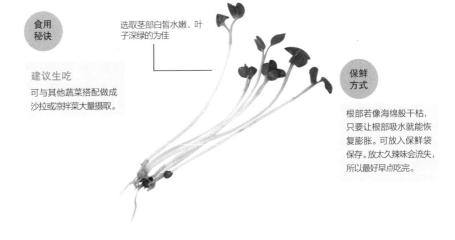

抗氧化力强劲的维生素群齐聚一身

在最近备受关注的芽菜里，萝卜缨算是普及度最高的蔬菜。拥有微辣清爽的味道之余，白绿的外观也为视觉带来清凉的感受。

众所周知，所有的芽菜都具有极高的营养价值，而萝卜缨的维生素群更是惊人的丰富。β-胡萝卜素或维生素 C 的含量极高，也含有能积极抗氧化的维生素 E，与维生素 C 及 β-胡萝卜素形成的"三重奏"能让维生素 E 的效果更上一层楼，所以不仅能抑制癌症，也能提升抗压力，甚至连皮肤问题都能改善，可说是拥有许多令人期待的效果。此外，呛鼻的辣味成分黑介子硫苷酸钾也有抗氧化效果，被认为能抑制癌细胞的活性。

虽然不是能一次大量食用的蔬菜，营养成分却是非常充实。

南瓜

主要功效

β–胡萝卜素的功能在于预防传染病与抑制癌症，维生素C、维生素E的加乘作用可促进血液循环与预防皮肤粗糙。

- ●预防癌症
- ●改善更年期症状
- ●预防与改善贫血
- ●美肤效果

烹调与食材搭配的秘诀

由于含有大量的脂溶性β–胡萝卜素，要提升吸收率，一般建议以油烹调，不过，光是与用油烹调的菜肴一起吃，效果就很明显。

西方南瓜的碳水化合物含量是日本南瓜的两倍，热量也较高，正在减重的人最好少用点油。用一点点的奶油包在铝箔纸里闷蒸，或者放在微波炉里加热再用油煎制，都可以减少油的用量。

主要营养成分

成分标示里的"西"代表西方南瓜、"日"代表日本南瓜的数值。维生素E的含量在众多蔬菜中首屈一指。维生素C的含量也是名列前茅。

维生素A	●●●●●●●●●●
	西 330·日 60μg（700μg）
维生素C	●●●●●●●●○○
	西 43·日 16mg（100mg）
维生素E	●●●●●●●●○○
	西 4.9·日 1.8mg（6.0mg）
钾	●●●●●●○○○○
	西 450·日 400mg
	（2,000mg）
膳食纤维	●●●●○○○○○○
	西 3.5·日 2.8g（18g）
糖类	西 17.1·日 8.1g

※ 上述为可食用部分每 100g 的营养含量。括号内的数字是成年女性一天的食用建议量或参考值，也是各年龄层食用的最大值。维生素 A 是胡萝卜素的视网醇当量，维生素 E 是 α–生育醇的含量。

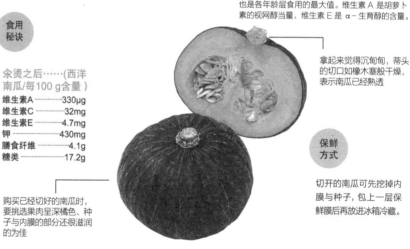

食用秘诀

汆烫之后……（西洋南瓜/每100 g含量）

维生素A	330μg
维生素C	32mg
维生素E	4.7mg
钾	430mg
膳食纤维	4.1g
糖类	17.2g

购买已经切好的南瓜时，要挑选果肉呈深橘色、种子与内膜的部分还很滋润的为佳

拿起来觉得沉甸甸，蒂头的切口如橡木塞般干燥，表示南瓜已经熟透

保鲜方式

切开的南瓜可先挖掉内膜与种子，包上一层保鲜膜后再放进冰箱冷藏

维生素 含有丰富的抗氧化

南瓜算是黄绿色蔬菜的代表之一，一如日本俗谚"冬至吃南瓜，感冒不上身"，β–胡萝卜素与维生素 C 的含量之多可见一斑。

南瓜大致可分成西方南瓜（印度南瓜）、日本南瓜与美国南瓜三种，日本市场上的主流为西方南瓜。果肉的鲜艳橘色主要源自胡萝卜素。

β–胡萝卜素具有抗氧化作用，而且转化成维生素 A 还能预防感冒等传染病与癌症。食物中的 β–胡萝卜素约有 30% 会被人体吸收，其中的 50% 则会转化成维生素 A。

维生素 C、维生素 E 与 β–胡萝卜素合称"抗氧化三重奏"的维生素，其加乘作用可促进血液循环与预防皮肤粗糙。

小黄瓜

主要功效

钾可将多余的钠排出体外，具有利尿的功能，也能增强肾脏功能，有助于消除水肿与疲劳。

- ●预防癌症
- ●预防与改善高血压
- ●消除疲劳
- ●预防肾病

烹调与食材搭配的秘诀

众所周知，米糠渍小黄瓜在营养层面有许多好处。首先，米糠的维生素 B_1 与维生素 B_6 可渗透至不具有这类维生素的小黄瓜内部，加上乳酸菌的效果即可消除疲劳。除此之外也能形成新鲜蔬菜所没有的风味，进而刺激食欲。不过盐分的用量要多加注意。

做成沙拉或醋渍酱菜时，若希望小黄瓜能常保翠绿，可先撒点盐，在砧板上来回滚动几次，再过一下沸腾的热水，然后放入冰水里。

食用秘诀

做成米糠清之后……
（每100g含量）

维生素C	22mg
维生素K	110μg
钾	610mg
铜	0.11mg
糖类	4.7g

维生素 B_1、维生素 B_6 也会增加

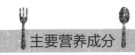

主要营养成分

成分多为水，维生素 C、维生素 K 与叶酸的含量不高，但钾的含量相对较高。

维生素C	●●●●●●●●● 14mg（100mg）
维生素K	●●●●●●●●● 34μg（150μg）
钾	●●●●●●●●● 200mg（2,000mg）
铜	●●●●●●●●● 0.11mg（0.8mg）
糖类	1.9g

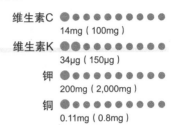

※ 上述为可食用部分每100g 的营养含量。括号内的数字是成年女性一天的食用建议量或参考值，也是各年龄层食用的最大值。

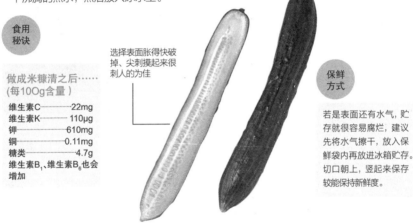

选择表面胀得快破掉、尖刺摸起来很刺人的为佳

保鲜方式

若是表面还有水气，贮存就很容易腐烂，建议先将水气擦干，放入保鲜袋内再放进冰箱贮存。切口朝上，竖起来保存较能保持新鲜度。

具有优异的利尿作用，能消除水肿

小黄瓜虽是夏季应季蔬菜，但随着温室栽培法的普及，已经成为全年在市面流通的蔬菜。水分的比例高达总成分的 96%，其余则是能排出部分钠的钾，从古至今其就因优异的利尿作用而广受关注。夏天容易水肿，也容易累积疲劳感，此时小黄瓜就能代替利尿剂与解毒剂发挥作用。由于能让钠排出体外，因此也能稳定血压。符合夏季蔬菜特点的清脆口感颇能提升食欲，这也是令人开心的一项优点。

近年来的研究指出，皮的苦味成分葫芦素含有破坏肿瘤的因子。此外，青涩香气的来源——吡嗪也具有清血的效果。

芹菜

主要功效

β－胡萝卜素会在体内转化成必需量的维生素 A，所以能保护皮肤、黏膜，尤其能保护眼部的黏膜。

- 预防癌症
- 保护皮肤与黏膜
- 预防与改善高血压
- 预防骨质疏松症

烹调与食材搭配的秘诀

由于 β－胡萝卜素属于脂溶性维生素，因此与油炒的菜肴或油脂含量较高的食材组合，吸收率就会提升。茎部与叶柄和叉烧或培根一同炒，利用肉品本身的油脂与咸味做成盐炒菜肴，是很有效的烹调方式。也可大量加在鸡肉高汤里。叶子的香气尤其浓烈，所以能在肉类菜肴、炖煮类菜肴、汤品菜肴中扮演消除腥味的角色，也是制作增香用的香草束 ※ 的重要法宝之一。

※ 法文称为 Bouquet Garni，主要材料包含芹菜、胡萝卜、百里香这类香味蔬菜与香草，是以风筝线绑成一束的香草食材。常用来为汤品或炖煮类菜肴消除腥味。

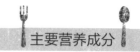

主要营养成分

虽然有着类似西芹菜的味道与香气，营养价值却有数倍之高。除了含有抗氧化的 β－胡萝卜素，也有丰富的维生素 E、钾与钙。

营养成分	含量
维生素A	●●●●●●● 150μg（700μg）
维生素C	●●●●●○○ 15mg（100mg）
维生素K	●●●●●●● 180μg（150μg）
钾	●●●●○○○ 360mg（2,000mg）
钙	●●●○○○○ 140mg（650mg）
糖类	1.0g

※ 上述为可食用部分每100g的营养含量。括号内的数字是成年女性一天的食用建议量或参考值，也是各年龄层食用的最大值。维生素 A 是胡萝卜素的视网醇当量。

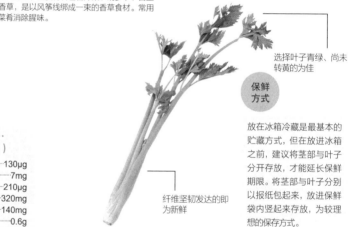

选择叶子青绿、尚未转黄的为佳

食用秘诀

余烫之后……
（每100g含量）

营养成分	含量
维生素A	130μg
维生素C	7mg
维生素K	210μg
钾	320mg
钙	140mg
糖类	0.6g

纤维坚韧发达的即为新鲜

保鲜方式

放在冰箱冷藏是最基本的贮藏方式，但在放进冰箱之前，建议将茎部与叶子分开存放，才能延长保鲜期限。将茎部与叶子分别以报纸包起来，放进保鲜袋中竖起来存放，为较理想的保存方式。

β－胡萝卜素可预防癌症及保护眼睛

与中式热炒菜肴或佐味料中常出现的西芹菜同是伞形科之一，而长得像是小型西芹菜的被称为"鸭儿芹"或"山芹菜"。香气与味道虽与西芹菜相似，但是从浓郁的绿色来看，维生素的含量也非常丰富。除了 β－胡萝卜素外，还含有维生素 C、维生素 E、维生素 K 与泛酸等维生素，此外钾这类的矿物质含量也非常丰富。

β－胡萝卜素的抗氧化作用可防止细胞癌变，也能预防动脉硬化与心脏病。一旦进入体内，还会转化成必需量的维生素 A，保护皮肤与黏膜。还含有眼睛所需的营养成分，对于缓解眼睛疲劳也非常有效。钾可预防与改善高血压，钙则在强化牙齿与骨骼方面扮演着重要角色。

空心菜

主要功效

因为营养成分充沛，所以具有多种功效。丰富的铁质也是消除夏季疲惫感的必备良方。

- 预防癌症
- 预防与改善贫血
- 促进血液循环
- 强化骨骼

烹调与食材搭配的秘诀

β－胡萝卜素、维生素 C、维生素 E 的组合堪称让细胞回春、延缓老化的"抗衰老三重奏"。空心菜不仅含有上述三种维生素，若使用维生素 E 含量丰富的芝麻油拌炒，三重奏的效果将更加明显。蔬菜难以吸收的非血基质铁若与肉类的动物性蛋白质一同摄取，吸收率就会上升。为贫血所困扰的人，不妨将空心菜搭配瘦肉一起烹调。

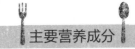

主要营养成分

β－胡萝卜素的含量高达 4300 μg。除了维生素 B$_1$、维生素 B$_2$、维生素 C、维生素 E 之外，钾与铁这类矿物质含量也很多，是营养价值极高的蔬菜。

维生素A ●●●●●●●●●●
360μg（700μg）

维生素E ●●●●●●●●●●
2.2mg（6.0mg）

维生素K ●●●●●●●●●●
250μg（150μg）

铁 ●●●●●●●●●●
1.5mg（10.5mg）

膳食纤维 ●●●●●●●●●●
3.1g（18g）

糖类 0g

※ 上述为可食用部分每 100g 的营养含量。括号内的数字是成年女性一天的食用建议量或参考值，也是各年龄层食用的最大值。维生素 A 是胡萝卜素的视网醇当量。维生素 E 是 α－生育醇的含量。

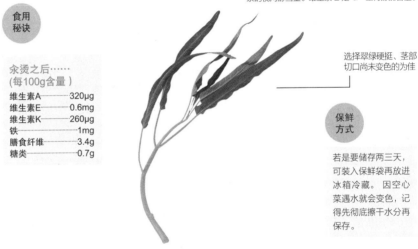

食用秘诀

余烫之后……
（每100g含量）

维生素A	320μg
维生素E	0.6mg
维生素K	260μg
铁	1mg
膳食纤维	3.4g
糖类	0.7g

选择翠绿硬挺、茎部切口尚未变色的为佳

保鲜方式

若是要储存两三天，可装入保鲜袋再放进冰箱冷藏。因空心菜遇水就会变色，记得先彻底擦干水分再保存。

营养满分的蔬菜，一扫夏季倦怠感

空心菜是东方国家的家庭菜肴中常用的黄绿色蔬菜，也被称为"应菜"或"蕹菜"。"空心菜"这个名字源自空心状的茎部，其清脆的口感是最明显的特征。

均匀含有维生素、矿物质、膳食纤维与其他的营养成分，其中 β－胡萝卜素的含量更是超过菠菜。能让抗氧化力向上提升一级的维生素 E 的含量也很多，与维生素 C 联手出击，可让身体远离压力、肌肤问题、夏季倦怠这类活性氧化物造成的问题。再也没有什么比能在一盘菜里吃到维持健康与美容所需的营养成分还要令人开心的事了。

此外，此类蔬菜的共同特征是钾、锰、铁这类矿物质含量较高，所以也具有改善高血压与预防骨质疏松症的效果。

萝蔓莴苣

主要功效

维生素 E 有延缓老化与改善肌肤问题的效果，与 β - 胡萝卜素的加乘效果也能舒缓压力。

- ●美肤效果
- ●延缓老化
- ●舒缓压力
- ●预防与改善高血压

烹调与食材搭配的秘诀

用于凯撒沙拉是最广为人知的使用方法，也因为其有厚实的叶肉，与鸡蛋或培根一同快炒也很美味，同时能吸收维生素 A。生吃的时候，可在淋酱里加入含有油酸或亚麻油酸的油。若是加上维生素 C 即可提升美白或舒缓压力的效果，因此与水果一起做成沙拉或是淋上一点柠檬汁都是不错的选择。

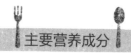

主要营养成分

比起一般的莴苣拥有较多的营养成分，叶酸较为丰富这一点为其特征。只可惜维生素 C 的含量不高。

营养成分	含量
维生素A	●●●●●●●●●● 43μg（700μg）
维生素E	●●●●●●●●●● 0.7mg（6.5mg）
维生素K	●●●●●●●●●● 54μg（150μg）
叶酸	●●●●●●●●●● 120μg（240μg）
钾	●●●●●●●●●● 250mg（2000mg）
糖类	1.5g

※ 上述为可食用部分每 100g 的营养含量。括号内的数字是成年女性一天的食用建议量或参考值，也是各年龄层食用的最大值。维生素 A 是胡萝卜素的视网醇当量，维生素 E 是 α - 生育醇的含量。

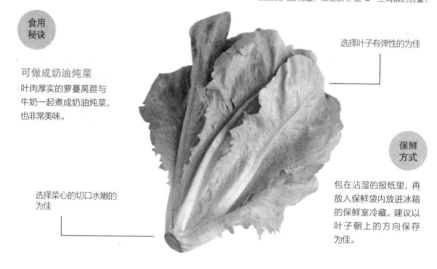

食用秘诀

选择叶子有弹性的为佳

可做成奶油炖菜
叶肉厚实的萝蔓莴苣与牛奶一起煮成奶油炖菜，也非常美味。

保鲜方式

包在沾湿的报纸里，再放入保鲜袋内放进冰箱的保鲜室冷藏。建议以叶子朝上的方向保存为佳。

选择菜心的切口水嫩的为佳

建议吃的时候保留清脆的口感

萝蔓莴苣是莴苣的一种，外形呈长椭圆形，叶子则略为结球，因为常用于凯撒沙拉而广为人知，最明显的特征就是微微的甜味与苦味。由于叶肉厚实、口感清脆，加热烹调也能让人吃得津津有味。也有叶子呈红色的红萝蔓莴苣，是一种常作为生菜来品尝的蔬菜。

虽然成分几乎都是水分，但是孕妇所需的叶酸含量却很高，叶酸同时也能抑制失智症与降低中风的风险，是目前备受关注的营养成分。

不常见于蔬菜的维生素 E 的含量比普通的莴苣高出一倍。维生素 E 若与 β - 胡萝卜素一起出现，可提升抗氧化作用，而 β - 胡萝卜素的含量也比普通的莴苣高一倍，因此有美白的效果。

红叶莴苣

主要功效

β‐胡萝卜素与维生素 E 的加乘效果可提升抗氧化力。具有全面预防生活习惯病与美白的功效。

- ●延缓老化
- ●预防及改善高血压
- ●预防动脉硬化
- ●美肤效果

烹调与食材搭配的秘诀

这是一种富含 β‐胡萝卜素与矿物质、无异味的食材，即便与油脂丰厚的食材搭配，也能吃得清爽解腻。与油渍沙丁鱼的搭配除了可获取沙丁鱼的 DHA（二十二碳六烯酸）与 EPA（二十碳五烯酸）之外，也能预防血栓与抑制胆固醇上升。在容易出现水肿症状的夏季，搭配具有极佳利尿效果的小黄瓜或绿色沙拉，就能源源不绝地补充维生素群。

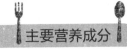

主要营养成分

虽然在蔬菜界中并非太出风头，但其实是维生素与矿物质都很充足的实力派角色。也富含预防贫血的铁质。

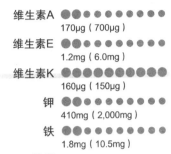

维生素A ●●●●●●●●●
170μg（700μg）

维生素E ●●●●
1.2mg（6.0mg）

维生素K ●●●●●●●●●●
160μg（150μg）

钾 ●●●●●
410mg（2,000mg）

铁 ●●●●●
1.8mg（10.5mg）

糖类 1.2g

※ 上述为可食用部分每 100g 的营养含量。括号内的数字是成年女性一天的食用建议量或参考值，也是各年龄层食用的最大值。维生素 A 是胡萝卜素的视网醇当量，维生素 E 是 α‐生育醇的含量。

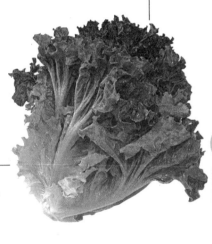

叶子的绿色与红色对比鲜明的为佳

食用秘诀

建议生吃
β‐胡萝卜素的含量较一般的莴苣高，建议做成沙拉大量食用。

选择整体膨胀有分量，叶子鲜嫩、有弹性的为佳

保鲜方式

可包在沾湿的报纸里或以纸袋包覆，放入保鲜袋内再置于冰箱保存。

富含维生素，是沙拉必备的角色

虽是莴苣的成员之一，却不像莴苣那样会结球，隶属于波浪状叶子重重包起的"叶高苣"分类。一如日文"红卷缩莴苣"的别名，卷缩的叶子边缘带有红色是其特征之一。叶质比莴苣柔软，因此在口感方面让人觉得较不可靠，但在营养成分方面却是非常优异的。

尤其每 100g 就有 2000μg 的 β‐胡萝卜素的含量，几乎是普通莴苣的 10 倍之多。也大量含有抗氧化的维生素 E，在与维生素 B_1、维生素 B_2、维生素 C 的共同作用下，可延缓细胞老化，也能成为抗击生活习惯病的坚固堤防。强化骨骼所需的钙、维生素 K 的含量也非常充实，非常适合担心骨质疏松症的更年期女性食用。建议大家将口感清爽的红叶莴苣做成沙拉大量食用。

四季豆

主要功效

能提升三大营养成分代谢率的维生素 B_2，是打造不易疲劳的身体所必需的营养成分。也含有能高度消除疲劳的天门冬氨酸与蔬菜少有的必需氨基酸——离氨酸。

- 消除疲劳
- 抑制胆固醇上升
- 预防癌症
- 预防与改善便秘

烹调与食材搭配的秘诀

与能提升 β-胡萝卜素吸收率的油脂类食材搭配是烹调时的重点。搭配具有超强抗氧化力的洋葱，以奶油炒制或做成什锦炸饼，有抑制胆固醇与血压升高的效果。此外，也能当成味噌汤的汤料使用，并适用于牛肉或猪肉的炖煮类菜肴以及汤品。与维生素 E 含量丰富的芝麻搭配的经典配菜"芝麻凉拌"能有效抑制活性氧化物的氧化作用，也是具有美白效果的一道菜。

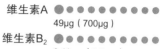

主要营养成分

虽然从蛋白质到维生素、矿物质、膳食纤维等营养成分含量都不高，但营养成分的种类算是比较全面的。

维生素A	●●●●●●●●●●
	49μg（700μg）
维生素B₂	●●●●●●●●●●
	0.11mg（1.2mg）
钾	●●●●●●●●●●
	260mg（2,000mg）
镁	●●●●●●●●●●
	23mg（290mg）
膳食纤维	●●●●●●●●●●
	2.4g（18g）
糖类	2.7g

※ 上述为可食用部分每100g的营养含量。括号内的数字是成年女性一天的食用建议量或参考值，也是各年龄层食用的最大值。维生素 A 是胡萝卜素的视网醇当量。

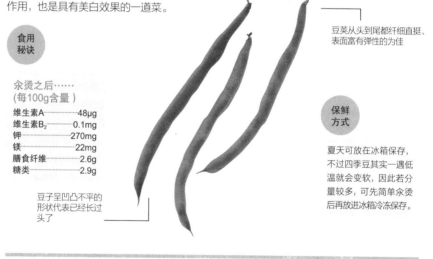

食用秘诀

余烫之后……
（每100g含量）

维生素A	48μg
维生素B₂	0.1mg
钾	270mg
镁	22mg
膳食纤维	2.6g
糖类	2.9g

豆子呈凹凸不平的形状代表已经长过头了

豆荚从头到尾都纤细直挺、表面富有弹性的为佳

保鲜方式

夏天可放在冰箱保存，不过四季豆其实一遇低温就会变软，因此若分量较多，可先简单余烫后再放进冰箱冷冻保存。

一扫倦怠感的天门冬氨酸是活力的来源

一年能收成三次，所以日本关西地区又将四季豆称为"三度豆"，而在我国则被称为"菜豆"或"四季豆"。

除了含有豆类特征之一的蛋白质之外，也含有 β-胡萝卜素、维生素 B₁、维生素 B₂、维生素 B₆、维生素 C、矿物质、膳食纤维。β-胡萝卜素除了能预防癌症与动脉硬化，也能维持在夏季容易受损的皮肤与毛发的健康。由于能帮助蛋白质、脂质、碳水化合物这三大营养成分代谢的维生素 B₂ 的含量较高，因此在能量消耗较多的夏季，四季豆是很适合积极摄取的耐力补给来源。

除了营养成分之外，四季豆也含有能消除疲劳与美白的天门冬氨酸以及人体必需氨基酸的离氨酸。

结球莴苣

主要功效

维生素 A 与维生素 E 的抗氧化力可降低罹患动脉硬化、心脏病等生活习惯病的风险。丰富的铁质也能解决夏季常见的贫血症状。

- ●预防癌症
- ●延缓老化
- ●预防与改善贫血
- ●预防与改善高血压

烹调与食材搭配的秘诀

一般以生食为主，但因富含脂溶性的 β - 胡萝卜素，所以与油脂丰厚的食材或使用植物油的淋酱搭配，较容易吸收。由于含有同为脂溶性的维生素 E，因此与肉类搭配，例如包着烤肉来吃或当成烤牛肉沙拉的生菜来吃，能让人吃得更津津有味。与蛋白质、钙质丰富的小鱼干及含碘的海带芽一起做成日式沙拉，也能有效预防贫血并具有美白功效。

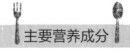

主要营养成分

由于是叶菜类蔬菜，所以维生素 E 的含量较为丰富，其他如 β - 胡萝卜素等各种维生素的含量也非常丰富。矿物质的含量之中，铁质的丰富含量最为吸睛。

维生素A	●●●●●●●●●●	180μg（700μg）
维生素E	●●●●●●●●●●	1.4mg（6.0mg）
维生素K	●●●●●●●●●●	110μg（150μg）
钾	●●●●●●●●●●	410mg（2,000mg）
铁	●●●●●●●●●●	2.4mg（10.5mg）
糖类	0.9g	

※ 上述为可食用部分每100g的营养含量。括号内的数字是成年女性一天的食用建议量或参考值，也是各年龄层食用的最大值。维生素 A 是胡萝卜素的视网醇当量，维生素 E 是 a- 生育醇的含量。

食用秘诀

建议生吃

富含维生素E与铁质，建议直接做成肉类或鱼类的配菜食用。

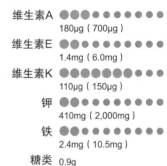

检查叶子是否呈鲜绿色，或边缘是否变黑

保鲜方式

从外侧的叶子开始剥下来使用，用剩的可包在保鲜袋里，封好后再放入冰箱冷藏。由于不太耐放，建议早点食用完毕。

叶子多瓣而茂密的为佳

深受女性欢迎的维生素 E 与铁质

结球莴苣是莴苣的成员之一，属于松散型的结球莴苣之一。原产于欧洲，主要是当成生菜与肉类或鱼肉搭配。

100g 含有多达 220μg 的 β - 胡萝卜素，也富含让细胞重返青春的维生素 E。在众多莴苣之中，结球莴苣属于铁质含量特别高的类型，能有效预防夏季炎热造成的全身疲劳、贫血与肌肤问题等症状。

在维生素含量方面，富含帮助骨骼、血液发挥正常功能的维生素 K，连叶酸的含量也高达 71μg。叶酸是维生素 B 群的一种，拥有能预防贫血的成分，有助于血液与红血球的生成，也是在怀孕初期，帮助胎儿正常发育所不可或缺的营养成分之一。怀孕时期的女性通常需要摄取 1.8 倍以上的维生素 B 群。近来也因能预防失智而备受关注。

皱叶莴苣

是搭配烧肉不可或缺的蔬菜

主要功效

除了与莴苣具有相同的效果，铁与钙的含量尤其丰富。富含的铁质能预防贫血。

- ●预防与改善高血压
- ●预防骨质疏松症
- ●预防与改善贫血
- ●改善失眠

主要营养成分

被分类为黄绿色蔬菜，维生素与矿物质的含量比莴苣还多。

维生素A	维生素C
维生素E	钙
铁	

烹调与食材搭配的秘诀

一般都是包着肉、鱼或味噌生吃，早期的吃法是氽烫，或是与味噌拌成凉拌菜。日本山口县西部（旧长州藩）则以醋味噌凉拌皱叶莴苣、剥成细块的鱼肉、小鱼干的乡土菜"莴苣生鱼"而闻名。莴苣类的蔬菜大多不耐热，不过皱叶莴苣即便包着热食，也能保有清脆的口感。用菜刀切，切口容易变色，因此通常会用手撕成小块，这点与其他莴苣相同。

主要用途

可包着肉、鱼、味噌直接吃，也能与醋味噌或芝麻做成凉拌菜，还可与肉类一起炒，或做成炖煮类菜肴与烫青菜都很合适。

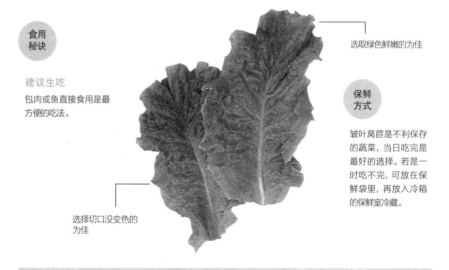

食用秘诀

建议生吃
包肉或鱼直接食用是最方便的吃法。

选取绿色鲜嫩的为佳

保鲜方式

皱叶莴苣是不利保存的蔬菜，当日吃完是最好的选择。若是一时吃不完，可放在保鲜袋里，再放入冷箱的保鲜室冷藏。

选择切口没变色的为佳

莴苣的品种有很多，例如皱叶莴苣、萝蔓莴苣、嫩叶莴苣、结球莴苣。

莴苣的历史非常久远，江户时代就已是常见的蔬菜之一，常用于鱼脍与炖煮类菜肴。尽管二战后的消费量降低，近年来将烧肉包在皱叶莴苣里的吃法普及后，再次成为众所周知的人气蔬菜。

含有的维生素E耐热，也能防止人体内的脂肪氧化，因此可促进血液循环，并有助于肾脏与心脏的正常运作。其超强的抗氧化力不仅能延缓老化，还能与维生素A一同预防癌症。此外，皱叶莴苣含有大量铁质，也有助于预防贫血。

糯米椒

主要功效

维生素 C 与维生素 A 的加乘效果能防止血栓的形成，同时对抗老化与动脉硬化。与维生素 E 搭配也能提升抗压力与消除疲劳。

● 延缓老化
● 预防动脉硬化
● 抑制胆固醇上升
● 预防与改善便祕

烹调与食材搭配的秘诀

维生素 C 的抗氧化力能预防癌症与延缓老化，若是搭配含有维生素 A 或维生素 E 的食材，则可提升抗氧化力，因此十分适合作为牛排或猪肝等肉类菜肴的配菜。若是担心热量太高，可与小鱼干一起热炒，或是做成串烧也很不错。

使用烤肉网烘烤时，建议与萝卜泥一起吃。萝卜泥富含维生素 C，所以也有助于抑制致癌物质的生长与延缓老化。

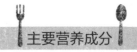

主要营养成分

除了含有能提升免疫力的维生素 C、维生素 E，也含有 β - 胡萝卜素，整体来说，营养价值颇高。膳食纤维的含量也不少。

维生素A　●●●●●●●●●●
44μg（700μg）

维生素C　●●●●●●●●●●
57mg（100mg）

维生素E　●●●○○○○○○○
1.3mg（6.0mg）

维生素K　●●●○○○○○○○
51μg（150μg）

膳食纤维　●●●○○○○○○○
3.6g（18g）

糖类　2.1g

※ 上述为可食用部分每 100g 的营养含量。括号内的数字是成年女性一天的食用建议量或参考值，也是各年龄层食用的最大值。维生素 A 是胡萝卜素的视网醇当量，维生素 E 是 a- 生育酚的含量。

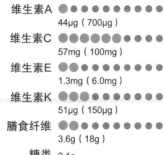

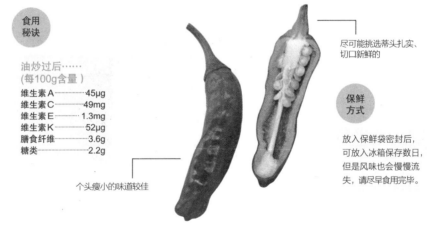

食用秘诀

油炒过后……
（每100g含量）

维生素A 　45μg
维生素C 　49mg
维生素E 　1.3mg
维生素K 　52μg
膳食纤维 　3.6g
糖类 　2.2g

个头瘦小的味道较佳

尽可能挑选蒂头扎实、切口新鲜的

保鲜方式

放入保鲜袋密封后，可放入冰箱保存数日，但是风味也会慢慢流失，请尽早食用完毕。

能抗氧化　维生素 C 与维生素 E

糯米椒是辣椒的成员之一，属于辣度较轻的甜味品种，因末端的凹陷处很像狮口，因此在日本也有"狮子唐辛子"的叫法。

维生素 B₆、维生素 C、维生素 E 的含量尤其丰富，也含有 β - 胡萝卜素。矿物质方面则以钾的含量较为丰富。钾可调整盐分的平衡，也有利尿效果，同时可稳定血压及预防水肿。

此外，糯米椒虽是甜味品种，但与一般的辣椒一样富含辣椒素，这也是糯米椒的特征之一。辣椒素是一种能促进新陈代谢、使脂肪与糖原燃烧，同时使体温上升的成分。另一方面，糯米椒的营养和味道也与油有很高的适配性，以油炒过，皮会变软，体积也会缩小，具有能一次大量摄取的优点。

紫苏

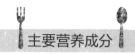

主要功效

除了各种维生素与矿物质的效果之外，香味成分的紫苏醛也具有健胃、利尿、抗过敏的功效，α－亚麻油酸的抗压、抗菌、防腐效果也备受关注。

- ●预防癌症
- ●促进血液循环
- ●预防肥胖
- ●抗过敏

烹调与食材搭配的秘诀

紫苏的香味成分紫苏醛会在紫苏切碎后被彻底释放，药效也会更上一层楼。作为生鱼片的装饰时，建议切成细末才方便一起入口。β－胡萝卜素以油烹调能提升吸收率，也很适合与天妇罗或油炸食物搭配。将切碎的紫苏撒在肉类或白肉鱼上，或是拌入炒饭里，都能为食物提升风味，也能补充维生素。

主要营养成分

除了下列的成分之外，也含有维生素B_1、维生素K、β－胡萝卜素、钾、铁、镁、磷、锰、锌、膳食纤维，可说是拥有重量级的营养价值。

维生素A ●●●●●●●●●●
880μg（700μg）

维生素B_2 ●●●○○○○○○○
0.34mg（1.2mg）

维生素C ●●●○○○○○○○
26mg（100mg）

维生素E ●●●●●●○○○○
3.9mg（6.0mg）

钙 ●●●○○○○○○○
230mg（650mg）

糖类 0.2g

※ 上述为可食用部分每100g的营养含量。括号内的数字是成年女性一天的食用建议量或参考值，也是各年龄层食用的最大值。维生素A是胡萝卜素的视网醇当量，维生素E是α－生育醇的含量。

食用秘诀

油炸

裹上面糊快速油炸，就是一道简单的配菜。也可包着肉再炸。

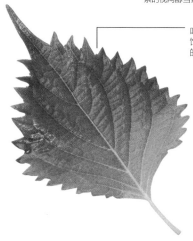

叶子的颜色浓郁、叶肉饱满、茎部切口未变黑的才新鲜

保鲜方式

在风味尚未流失之前尽早食用完毕。紫苏本身很强壮，不太怕虫咬，是能以盆栽在自家栽植的重要蔬菜之一。

有着惊人营养价值的日本香草

紫苏是常作为佐味料与装饰的辛香蔬菜，营养成分的含量之多，足以傲视众多蔬菜。紫苏主要分为青紫苏与红紫苏两种，营养成分含量较高的是青紫苏。能预防动脉硬化与癌症的β－胡萝卜素在每100g之中的含量高达11000μg，是黄绿色蔬菜的表率。维生素B_2与钙也相当丰富，但一次的食用量不多，一片紫苏约为1g。

另一方面，红紫苏则含有红色素的花青素，这种花青素因具有抗氧化效果，能抑制癌症及延缓老化，因而备受关注。此外，红紫苏的叶子富含的多酚成分以及紫苏籽油α－亚麻油酸都被证实能缓和过敏症状。香味成分的紫苏醛也具有强劲的杀菌力，能预防食物中毒。请大家积极地将紫苏入菜吧。

马铃薯

主要功效

维生素 C 的抗氧化作用具有延缓细胞老化、促进胶原蛋白合成、美白的效果。钾则扮演稳定血压的角色。

- ●预防癌症
- ●预防与改善高血压
- ●延缓老化
- ●美肤效果

烹调与食材搭配的秘诀

马铃薯的滋味较为清淡，是一种适合与各种食材融为一体的蔬菜。富含的维生素 C 能促进铁的吸收，若想预防贫血，可在油煎猪肝时加入马铃薯，或与鹿尾草一同炖煮。

与富含维生素 B₁ 的培根或猪肉搭配，就能成为难以摄取的维生素 B₁ 的供给来源，并有助于消除疲劳。

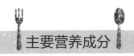

主要营养成分

维生素 C 含量约为苹果的 9 倍左右。新品种的马铃薯则含有更多的维生素 C。

炭水化物	17.6g
维生素B₆	●●●●●●●●●● 0.18mg（1.2mg）
维生素C	●●●●●●●●●● 35mg（100mg）
烟碱酸	●●●●●●●●●● 1.3mg（12mg）
钾	●●●●●●●●●● 410mg（2,000mg）
糖类	16.3g

※ 上述为可食用部分每100g的营养含量。括号内的数字是成年女性一天的食用建议量或参考值，也是各年龄层食用的最大值。维生素 A 是胡萝卜素的视网醇当量，维生素 E 是 α－生育醇的含量。

食用秘诀

蒸熟后……
（每100g含量）

炭水化物	19.7g
维生素B₆	0.18mg
维生素C	15mg
烟碱酸	0.8mg
钾	330mg
糖类	17.9g

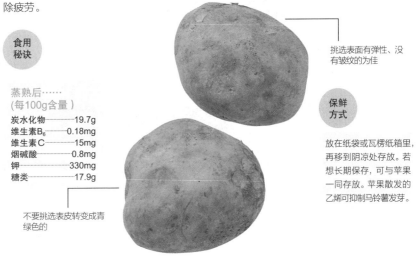

挑选表面有弹性、没有皱纹的为佳

保鲜方式

放在纸袋或瓦楞纸箱里，再移至阴凉处存放。若想长期保存，可与苹果一同存放。苹果散发的乙烯可抑制马铃薯发芽。

不要挑选表皮转变成青绿色的

拥有高含量的维生素 C 与钾

主要成分为碳水化合物的淀粉，根茎类的蔬菜即便糖分与热量不高，也能轻松营造饱腹感，是减重时最适合吃的蔬菜。丰富的钾能与体内的钠保持平衡，且能稳定血压及改善水肿。由于营养价值极高，在法国甚至流传着马铃薯是"田里的苹果"这种说法。

淀粉质会保护维生素 C，因此加热也不会使维生素 C 大量流失。维生素 C 是合成胶原蛋白的必需营养成分，所以也有美白的效果。强劲的抗氧化作用能提升免疫力，可预防夏季感冒，同时避免心情受到暑气影响而变得烦燥，更可减轻夏季倦怠感。表皮含有的绿原酸是多酚的一种，同样具有预防癌症的效果，不过绿皮与发芽的部分含有龙葵硷这种有害物质，建议彻底去除干净后再食用。

莼菜

主要功效

除了具有促进肠道蠕动的不溶性膳食纤维之外，也具有阻止胆固醇吸收的水溶性膳食纤维。

- ●预防与改善便秘
- ●预防肠胃疾病
- ●抑制血糖上升
- ●预防糖尿病

烹调与食材搭配的秘诀

若是莼菜罐头可直接食用，生的莼菜则需先过热水，然后放至冷水中，等到颜色溢出之后再使用。滑顺的口感是其特征，不需过度加工，直接做成醋渍酱菜、汤品或味噌汤的汤料，就能尝到最为美味的莼菜。做成天妇罗也不错。

将药效显著的生姜加在佐味料里，做成凉拌莼菜，或与蛋白质丰富的明胶一同打成泥，是最能享受滑顺口感的组合。

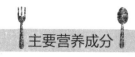

主要营养成分

下方的成分是倒掉水煮嫩叶罐头汤汁后的数值。大部分是水，仅含有微量的膳食纤维。

维生素A ● ● ● ● ● ● ● ● ● ●
2µg（700µg）

维生素K ● ● ● ● ● ● ● ● ● ●
16µg（150µg）

叶酸 ● ● ● ● ● ● ● ● ● ●
3µg（240µg）

膳食纤维 ● ● ● ● ● ● ● ● ● ●
1g（18g）

糖类 0g

※ 上述为可食用部分每100g的营养含量。括号内的数字是成年女性一天的食用建议量或参考值，也是各年龄层的食用最大值。维生素A是胡萝卜素的视网醇当量，维生素E是a-生育醇的含量。

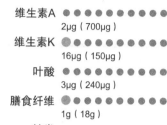

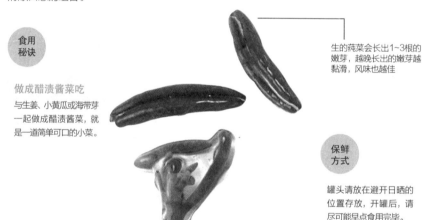

食用秘诀

做成醋渍酱菜吃
与生姜、小黄瓜或海带芽一起做成醋渍酱菜，就是一道简单可口的小菜。

生的莼菜会长出1~3根的嫩芽，越晚长出的嫩芽越黏滑，风味也越佳

保鲜方式

罐头请放在避开日晒的位置存放，开罐后，请尽可能早点食用完毕。

清凉感满溢的黏滑口感

这是睡莲科的水草之一，潜在水中的嫩芽与局部的茎可摘取食用。嫩叶呈卷曲状，外层包有果冻般的黏液，黏液越多，通常品质越佳。日本国内的主要产地为秋田、青森与北海道。独特的口感给人清凉的感受，是一种从初夏到盛夏都受人喜爱的山菜。

独特的黏液是膳食纤维的一种，在消化器官内部溶于水的水溶性膳食纤维与吸水膨胀的不溶性膳食纤维，几乎各占一半的比例。水溶性膳食纤维能抑制血糖与血压的上升，也能阻碍胆固醇的吸收，将部分胆固醇排出体外。民俗疗法认为莼菜具有解热利尿的效果，干燥的莼菜则可水煎当成药草使用。

生姜

主要功效

辣味成分的姜烯酮能提升免疫力，也能改善血脂，同时拥有强劲的抗菌、抗氧化作用。

- 预防癌症
- 预防感冒与传染病
- 改善手脚冰冷
- 增进食欲

烹调与食材搭配的秘诀

剁得越细，辛香成分的特征与药性越明显。若是生吃，建议磨成泥，若要拌入热炒菜或是为炖煮类菜肴去腥添香，则建议炖成细末。在因暑气而身体不适的季节里，若与能有效预防胃溃疡的卷心菜、富含维生素 C 的花椰菜一同拌炒，则能增强体力。此外，之所以会以姜汁腌肉，是因为姜除了能提升风味，也含有可分解蛋白质的酵素。

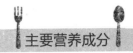

主要营养成分

营养成分的数值看似普通，但辣味成分所含的姜烯酮与姜油都拥有多种疗效。

维生素 B_6 ●●●●●●●●●●●●●
0.13mg（1.2mg）

维生素 E ●●●●●●●●●●●●●
0.1mg（6.0mg）

钾 ●●
270mg（2,000mg）

锰 ●●●●●●●●●●●●●
5.01mg（3.5mg）

膳食纤维 ●●
2.1g（18g）

糖类 4.5g

※ 上述为可食用部分每100g 的营养含量。括号内的数字是成年女性一天的食用建议量或参考值，也是各年龄层食用的最大值。维生素 A 是胡萝卜素的视网醇当量，维生素 E 是 α - 生育醇的含量。

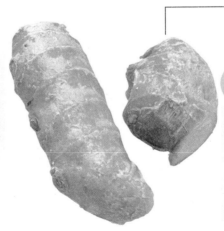

选择硬而扎实、表面不过度干燥的为佳

食用秘诀

做成醋渍姜片后
（每100g含量）

维生素 B_6 ·········0mg
维生素 E ·········0.1mg
钾 ·········21mg
锰 ·········0.78mg
膳食纤维 ·········2.4g
糖类 ·········1.6g

保鲜方式

在通风良好的室温环境下存放，可长期保存，但是若变得干燥，纤维就会变多，可包在沾湿的报纸里保存。姜泥可放在冰箱冷冻存放，日后作为多种菜肴的重要调味料使用。

可促进血液循环，让身体变暖

生姜是药效丰富且具有代表性的辛香蔬菜之一，主要的作用来自独特的辣味与香味成分。辣味的主要成分为姜油，加热后就会转化成姜烯酮。不管是生食还是加热食用，都能促进血液循环，让身体温热发汗，因此被认为是治疗感冒与手脚冰冷的特效药。近年来，姜烯酮因抗菌作用以及能预防癌症的抗氧化作用，而被当成重要的抗癌食品备受关注。

香味成分的姜烯酮与香茅醛被认为能提升胃肠功能，中医也将其当成解痢药、解毒剂使用。生姜独特的香气能加速胃液分泌，也能提升食欲。生姜在菜肴中的应用非常多元，例如可磨成泥，也能当成热炒菜肴的爆香料使用。

越瓜

主要功效

钾除了可预防高血压外，也有研究显示能减少随尿液流失的钙量，有助于预防骨质疏松症。

- ●预防与改善高血压
- ●预防骨质疏松症
- ●预防脑中风
- ●增进食欲

烹调与食材搭配的秘诀

味道清淡无异味，可做成盐渍或米糠渍这类酱菜，也可煮成汤料或以高汤炖煮，做成日式料理，都清爽美味。有手脚冰冷症状的人，可搭配具有提升体温效果的生姜或辣椒一起烹煮。

若想品尝独特的口感，可将刨下来的螺旋状种子泡在相当于海水浓度的盐水里，之后放在阳光下晒干，再以同量的醋、酱油与味醂调制而成的三杯醋做成"雷干"。

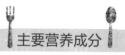

主要营养成分

除了钾的含量较高，其他的营养成分较少，是一种具有轻爽的口感与风味的蔬菜。

维生素K ●●●●●●●●●●
29μg（150μg）

叶酸 ●●●●●●●●●●
39μg（240μg）

钾 ●●●●●●●●●●
220mg（2,000mg）

膳食纤维 ●●●●●●●●●●
1.2g（18g）

糖类 2.1g

※ 上述为可食用部分每100g的营养含量。括号内的数字是成年女性一天的食用建议量或参考值，也是各年龄层食用的最大值。

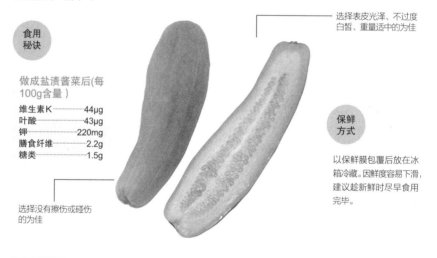

食用秘诀

做成盐渍酱菜后（每100g含量）

维生素K ········44μg
叶酸 ········43μg
钾 ········220mg
膳食纤维 ········2.2g
糖类 ········1.5g

选择表皮光泽、不过度白皙、重量适中的为佳

保鲜方式

以保鲜膜包覆后放在冰箱冷藏。因鲜度容易下滑，建议趁新鲜时尽早食用完毕。

选择没有擦伤或碰伤的为佳

清脆美妙的口感是其原味

与哈密瓜、甜瓜是同类。与哈密瓜不同的是，越瓜几乎不含糖分，所以主要被当成蔬菜使用。由于外皮坚硬、肉质扎实，可先切成薄片，做成味道清爽的醋渍酱菜，也常作为奈良渍与印笼渍的材料使用。

营养方面钾的含量较高，可将体内多余的钠排出，维持两者之间的平衡，所以具有抑制血压上升及利尿的作用。不过，若是做成盐分较高的酱菜，钠的摄取就会多于平常，摄取时要多加注意。此外，越瓜也含有让血液凝固以及促进钙质吸收的维生素K与膳食纤维。

可尝试利用越瓜独特的清脆口感增进食欲。

西瓜

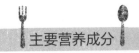

主要功效

钾能排出体内的钠，有利尿功能，也能改善水肿。提升代谢速度的效果也能有效缓解夏季倦怠感。

- ●消除水肿
- ●利尿
- ●预防与改善高血压
- ●消除疲劳

烹调与食材搭配的秘诀

除了将白皮部分做成米糠渍以摄取瓜氨酸之外，也能与具有优异利尿效果的葡萄以及其他水果搭配，做成水果调酒喝，也有不错的效果。

之所以不太适合与天妇罗一起吃，是因为从天妇罗摄取油分的同时，会从西瓜摄取水分，而造成肠胃的负担。也要记得一次不要吃太多。

主要营养成分

以下成分是红肉西瓜的数值。β－胡萝卜素、红色色素成分的茄红素都具有抗氧化作用。外皮则具有瓜氨酸这种有效成分。

成分	含量
维生素A	69μg（700μg）
维生素C	10mg（100mg）
泛酸	0.22mg（5mg）
钾	120mg（2,000mg）
镁	11mg（290mg）
糖类	9.2g

※ 上述为可食用部分每100g的营养含量。括号内的数字是成年女性一天的食用建议量或参考值，也是各年龄层食用的最大值。维生素A是胡萝卜素的视网醇当量，维生素E是a－生育醇的含量。

食用秘诀

连白皮一起吃

果肉约有90%是水分。比起果肉，白皮含有更多的瓜氨酸，建议连白皮一起吃。

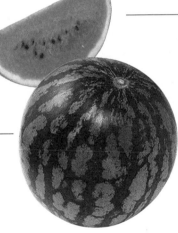

选择切好的西瓜时，选择切口平滑的为佳

这是种子慢慢向周围扩张的水果，条纹越是清晰，甜味越是明显

保鲜方式

放在冰箱是基本的保存方式。所含的果糖会因冷藏而变得更甜，所以若在吃之前一直放在冰箱冷藏会更美味。

有利尿效果，可消除水肿

果肉虽有90%左右都是水，剩下的10%是营养成分的胡萝卜素、维生素C，矿物质的钾含量也相当丰富。红肉西瓜含有类胡萝卜素的茄红素，黄肉西瓜则富含β－胡萝卜素。由于具有多种抗氧化作用，能抑制癌细胞的生长，也能预防动脉硬化并延缓老化。

钾能促进钠排出体外，有利尿效果，也能改善水肿问题。白皮与果肉的瓜氨酸除了能让血管回春，也有消除疲劳与促进新陈代谢的效果。

此外，种子含有维生素E与亚麻油酸等抗氧化物质，在我国，自古以来就是为人熟知的茶点。

芋茎

主要功效

与骨骼代谢息息相关的锰与钙的加乘效果能预防骨质疏松症，钾则能有效调整血压。

- 预防与改善高血压
- 消除疲劳
- 预防骨质疏松症
- 维持骨骼与牙齿的健康

烹调与食材搭配的秘诀

生的芋茎涩味明显，烹调前必须经过杀青这个步骤。刨皮后，切成方便入口的大小，泡在盐水中待 30min 后，再放入加了一点醋的热水里快速汆烫。由于含有水溶性的营养成分，若要作为炖煮类菜肴的食材使用，最好在高汤上下点工夫，以便连汤汁一并摄取。

汆烫后的芋茎不仅能与芝麻拌成凉拌菜，也能与富含 β-胡萝卜素的胡萝卜、维生素 E 等含量较高的豆类搭配，做成营养均衡的一道菜。

食用秘诀

变成绿色的芋茎具有强烈的涩味，尽可能不要选购

汆烫之后……
（每100g含量）

维生素K	14μg
锌	0.9mg
钾	76mg
锰	1.69mg
膳食纤维	2.1g
糖类	1.0g

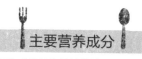

主要营养成分

以下的成分是生芋茎的数据。富含钾、钙、锌、锰等矿物质。

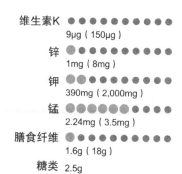

维生素K ●●●●●●●●●●
9μg（150μg）

锌 ●●
1mg（8mg）

钾 ●●
390mg（2,000mg）

锰 ●●●●●●●●●●
2.24mg（3.5mg）

膳食纤维 ●●●●●●●●●●
1.6g（18g）

糖类 2.5g

※ 上述为可食用部分每100g的营养含量。括号内的数字是成年女性一天的食用建议量或参考值，也是各年龄层食用的最大值。

若要购买生鲜的芋茎，选取带有泥土的，才较能保持新鲜

保鲜方式

包在报纸里，放在晒不到阳光的通风场所保存即可。芋茎不耐干燥，切忌放在冰箱冷藏。若已经过事前处理，则可放在冰箱冷冻保存。

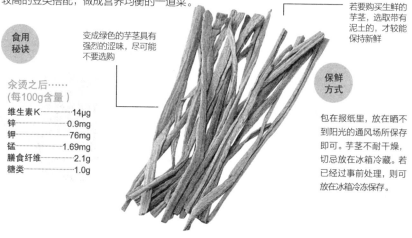

消除疲劳效果极强的备用粮食

芋茎是以芋头的叶柄做成的食品，通常是先将干燥的芋茎泡发再吃。从夏天到秋天，芋茎的专用品种"大野芋"的生鲜食品也会陆续出现在市面，可做成醋渍酱菜或醋味噌凉拌菜再吃。

营养方面的特征是富含钾、钙、锰、锌这类矿物质，含量尤其丰富的锰除了是糖类与脂质代谢的酵素成分，也是促进骨骼形成的酵素成分。能与钙或磷一起促进骨骼的更新，让骨骼的代谢更加快速。

此外，不溶性膳食纤维的含量较高，可有效促进肠道蠕动，进而促进排便及改善肠道环境。

栉瓜（西葫芦）

用于意大利料理，与油的适配性极佳

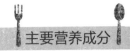

主要功效

与油的适配性极佳，一起烹调时，能提升 β－胡萝卜素的吸收率。钾也有预防高血压的效果。

- 预防与改善高血压
- 延缓老化
- 消除疲劳
- 保护皮肤与黏膜

烹调与食材搭配的秘诀

就营养与味道而言，较适合用于油类菜肴。最适合的油就是橄榄油。在意大利夏季炖菜里，栉瓜一定要过油炒过再放入锅里炖煮，而这也是减少维生素 C 流失的烹调方式。若能买到新鲜的栉瓜，以奶油炒熟后，甜味与醇味将会大幅增加，也会变得更加美味。适合煎烤、热炒等烹调方式，而这种做菜方式也能减少维生素 C 与钾的流失。

主要营养成分

整体而言，没有特别突出的营养价值，不过含有适量的 β－胡萝卜素、维生素 C、维生素 E 与钾。

营养成分	含量
维生素A	27μg（700μg）
维生素C	20mg（100mg）
维生素E	0.4mg（6.0mg）
维生素K	35μg（65μg）
钾	320mg（2,000mg）
糖类	1.5g

※ 以上为可食用部分每 100g 的营养含量。括号内的数字是成年女性一天的食用建议量或参考值，也是各年龄层食用的最大值。维生素 A 是胡萝卜素的视网醇当量，维生素 E 是 α－生育醇的含量。

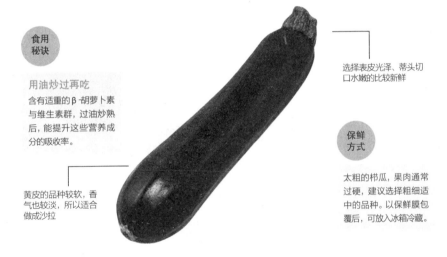

食用秘诀

用油炒过再吃
含有适量的 β-胡萝卜素与维生素群，过油炒熟后，能提升这些营养成分的吸收率。

黄皮的品种较软，香气也较淡，所以适合做成沙拉

选择表皮光泽、蒂头切口水嫩的比较新鲜

保鲜方式

太粗的栉瓜，果肉通常过硬，建议选择粗细适中的品种。以保鲜膜包覆后，可放入冰箱冷藏。

形状虽类似小黄瓜，却是南瓜的同类，在意大利文里栉瓜（zucchini）的这个名字有"小颗南瓜"的意思。就营养层面而言，钾的含量较高，也含有 β－胡萝卜素与维生素 C 等维生素群，只不过远少于南瓜。钾能将多余的钠排出体外，调整体内的钠平衡，能有效预防高血压。栉瓜中与钾含量相同的维生素 K 则有让血液凝固的效果，可在受伤时发挥止血的重要功效，也能帮助钙的吸收，对于预防骨质疏松症有相当好的效果。

意大利很流行在栉瓜开花前就收成，塞入奶酪再裹面衣油炸的料理，常常出现在初夏的餐桌上。

李子

主要功效

在营养层面比西洋李优异，富含延缓老化、预防癌症的维生素 E，能有效预防高血压的钾，以及水溶性膳食纤维的果胶。

- ●利尿
- ●预防与改善高血压
- ●预防与改善贫血
- ●消除疲劳

烹调与食材搭配的秘诀

李子的果肉含有柠檬酸与苹果酸这类有机酸，表皮也含有花青素，连同果肉一起吃能发挥抗氧化效果。干燥李子则富含具有抗氧化效果的 β-胡萝卜素，与含有大量维生素 C 或维生素 E 的食材搭配，可与胡萝卜素形成加乘效果。李子干的甜味与猪肉或鸡肉很对味，可加在炖煮类菜肴或是包在肉里油煎，让味道富有变化。

主要营养成分

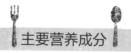

下列是日本李（Prunus salicina）的数值。含有 β-胡萝卜素、维生素 E 等维生素、矿物质与膳食纤维。

维生素E ●●●●●●●●●●
0.6mg（6.0mg）

叶酸 ●●●●●●●●●●
37μg（240μg）

钾 ●●●●●●●●●●
150mg（2,000mg）

膳食纤维 ●●●●●●●●●●
1.6g（18g）

糖类 7.8g

※ 上述为可食用部分每 100g 的营养含量。括号内的数字是成年女性一天的食用建议量或参考值，也是各年龄层食用的最大值。维生素 E 是 α-生育醇的含量。

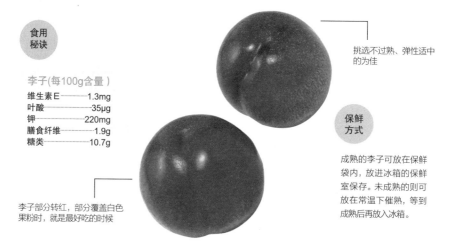

食用秘诀

李子(每100g含量)
维生素E ·········· 1.3mg
叶酸 ·········· 35μg
钾 ·········· 220mg
膳食纤维 ·········· 1.9g
糖类 ·········· 10.7g

挑选不过熟、弹性适中的为佳

保鲜方式

成熟的李子可放在保鲜袋内，放进冰箱的保鲜室保存。未成熟的则可放在常温下催熟，等到成熟后再放入冰箱。

李子部分转红，部分覆盖白色果粉时，就是最好吃的时候

具有利尿效果，也能预防高血压

李子（日本李）是我国原产的品种，英文则被称为"plum"。与大型的"soldum"是同类。此外被称为"prune"的洋李是欧洲的原生种，果皮较薄，果肉较为紧实，所以适合加工成干燥食品或罐头。

除了含有维生素 E、叶酸与 β-胡萝卜素，也含有水溶性膳食纤维的果胶。果胶具有预防糖尿病与抑制胆固醇上升的效果，能有效预防生活习惯病。

由于含有钾与水分，所以也有利尿与预防高血压的效果。李子所含的柠檬酸具有强劲的杀菌作用以及抑制活性氧化物活性的辅助作用，有助于净化血液、预防血栓形成与强化肝脏功能等。

蚕豆

主要功效

钾、磷、铁等矿物质群能稳定血压，促进骨骼与血液的生成。另外磷脂质的卵磷脂有溶化血栓的效果。

- ●预防动脉硬化
- ●预防与改善高血压
- ●预防与改善贫血
- ●延缓老化

烹调与食材搭配的秘诀

维生素 B 群、维生素 C、钾都易溶于水，因此留着蚕豆那层厚厚的皮营养不易流失。除了当成下酒菜或做成沙拉之外，也可试着用于煮汤或炖煮类菜肴。成熟蚕豆的主要成分为淀粉，而维生素 C 加热后也不太会溶于水中，可更有效地利用。此外，做成什锦炸饼或者油煎类食品都很合适。从豆荚取出后会立刻变硬，建议等到要做食物时再取出。

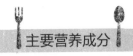

主要营养成分

以下是未成熟时的数值。除了蛋白质、糖类之外，也含有钾、磷、铁等矿物质以及维生素 B 群与维生素 C。

维生素B1 ●●●●●●●●●●
0.3mg（1.1mg）

维生素B6 ●●●●●●●●●●
0.17mg（1.2mg）

维生素C ●●●●●●●●●●
23mg（100mg）

钾 ●●●●●●●●●●
440mg（2,000mg）

磷 ●●●●●●●●●●
220mg（900mg）

糖类 12.9g

※ 上述为可食用部分每 100g 的营养含量。括号内的数字是成年女性一天的食用建议量或参考值，也是各年龄层食用的最大值。

食用秘诀

余烫之后……
（每100g含量）

维生素B₁	0.22mg
维生素B₆	0.13mg
维生素C	18mg
钾	390mg
磷	230mg
糖类	12.9g

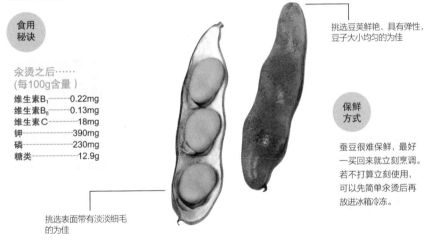

挑选豆荚鲜艳、具有弹性，豆子大小均匀的为佳

挑选表面带有淡淡细毛的为佳

保鲜方式

蚕豆很难保鲜，最好一买回来就立刻烹调。若不打算立刻使用，可以先简单余烫后再放进冰箱冷冻。

富含美白肌肤的维生素C

蚕豆（日文称"空豆"）这个名称源自豆荚朝着天空生长的姿态。可食用的未成熟蚕豆被归类为"白芸豆"的一种，但随着逐渐成熟，蛋白质、碳水化合物与矿物质的含量也会递增。

脂质所含的卵磷脂具有溶化血栓与抑制胆固醇上升的效果，被认为能预防动脉硬化。

尚未成熟的蚕豆含有大量的维生素 C，若想通过维生素 C 所具有的抗氧化作用打造美白的肌肤，就应该摄取未成熟的蚕豆。

相对地，成熟的蚕豆含有大量的维生素 B₁、维生素 B₂、维生素 B₆，而维生素 B₁则是碳水化合物（糖类）代谢不可或缺的成分，一般人们容易摄取不足，蚕豆可说是良好的维生素 B₁ 的补给来源。

番杏

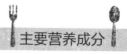

主要功效

维生素 B_2 能促进代谢与保护黏膜，能与钠保持平衡的钾也可稳定血压及消除水肿。

- ●预防癌症
- ●预防与改善高血压
- ●美肤、美发效果
- ●利尿

烹调与食材搭配的秘诀

由于没有怪味，适合做成各式菜肴。烫青菜或味噌汤的汤料都很合适。若要更有效地吸收维生素 A，可利用植物油炒过或氽烫后，淋点以油制成的淋酱或撒点柴鱼片。此外，维生素 B_2 特别能促进脂质的代谢，可当成肉类菜肴的配菜，或在主菜为肉类的菜肴时，做成烫青菜这类的小菜。

食用秘诀

适合容易贫血的人群

100g的番杏就含有3.0mg的铁，在众多蔬菜中的含量也算是名列前茅。氽烫后体积会缩小，可大量食用。

主要营养成分

含有全方位的维生素，维生素 B_2、β-胡萝卜素的含量尤其丰富。矿物质则含有钾与锰。

维生素A ●●●●●●●●●●
230μg（700μg）

维生素B_2 ●●●●●●●●
0.30mg（1.2mg）

维生素K ●●●●●●●●●●
310μg（150μg）

钾 ●●●●●
300mg（2000mg）

叶酸 ●●●●
90μg（240μg）

糖类 0.5g

※ 上述为可食用部分每 100g 的营养含量。括号内的数字是成年女性一天的食用建议量或参考值，也是各年龄层食用的最大值。维生素 A 是胡萝卜素的视网醇当量。

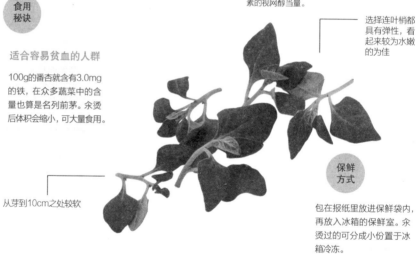

选择连叶梢都具有弹性，看起来较为水嫩的为佳

从芽到10cm之处较软

保鲜方式

包在报纸里放进保鲜袋内，再放入冰箱的保鲜室。氽烫过的可分成小份置于冰箱冷冻。

可从柔软的嫩叶中摄取维生素

番杏叶被称为"法国菠菜"，茎部像藤蔓般延伸，常于海边自生。除了3月份左右播种，夏季收成的露天栽培品种之外，也有秋季播种的品种。

番杏含有全方位的维生素，与同是夏季蔬菜的空心菜一样，是营养均衡的蔬菜，而且维生素 K 与叶酸的含量还高于空心菜。最明显的特征就是含有蔬菜中少见的维生素 B_2。维生素 B_2 能让许多营养成分的代谢变得更加顺畅，尤其能帮助脂质代谢，也是能保护皮肤与黏膜的有效成分。此外，也富含俗称"抗癌维生素"的 β-胡萝卜素。

在矿物质方面，最引人注目的就是钾的丰富含量。钾可促进过度摄取的钠排出体外及稳定血压，同时也有利尿效果。

皇宫菜（绿色种落葵）

主要功效

含量约为菠菜3倍的钙与维生素K能使骨骼与牙齿更强健，维生素C也具有美白的效果。

- ●预防骨质疏松症
- ●预防感冒与传染病
- ●消除疲劳
- ●预防与改善高血压

烹调与食材搭配的秘诀

快速氽烫成烫青菜、直接热炒或裹上面糊炸成天妇罗，都是很美味的烹调方式。若要提升 β-胡萝卜素的吸收率，可利用橄榄油或是芝麻油快炒再撒点盐，也可做成天妇罗，总之做菜会用到油的食物即可。若是因为独特的黏滑感而有所顾忌，可先氽烫一遍再烹调。维生素C有助于铁质吸收，与猪肝组合可有效对抗贫血。

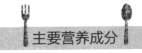

主要营养成分

不管是 β-胡萝卜素、维生素C、维生素E、维生素K的维生素群，还是镁、磷、铁这类的矿物质含量都非常丰富。

维生素A ●●●●●●●●●●
250μg（700μg）

维生素C ●●●●●●●●●●
41mg（100mg）

维生素K ●●●●●●●●●●
350μg（150μg）

叶酸 ●●●●●●●●●●
78mg（240mg）

钙 ●●●●●●●●●●
150mg（650mg）

糖类 0.4g

※ 上述为可食用部每100g的营养含量。括号内的数字是成年女性一天的食用建议量或参考值，也是各年龄层食用的最大值。维生素A是胡萝卜素的视网醇当量。

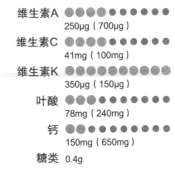

食用秘诀

挑选茎部粗实、叶子牢牢地长在茎部的为佳

氽烫之后……
（每100g含量）

营养成分	含量
维生素A	280μg
维生素C	18mg
维生素K	350μg
叶酸	51μg
钙	180mg
糖类	0.1g

挑选茎部与叶子都厚实鲜艳的为佳

保鲜方式

基本上可放在冰箱的保鲜室冷藏，但如果是倒下存放，就不容易保鲜，请记得要竖立存放。将沾湿的餐巾纸包裹根部，放入保鲜袋内保存，就能长保新鲜。

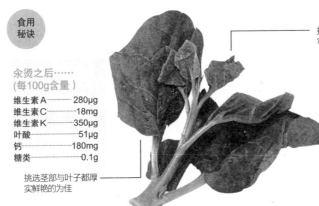

叶子里蕴藏着丰富的维生素与矿物质

这是从我国南部到东南亚地区都广为栽培的黄绿色蔬菜。茎部颜色鲜艳，叶肉厚实，加热后，会分泌些许黏液。含有大量的 β-胡萝卜素、维生素C、维生素E以及钾与钙这类矿物质。

胡萝卜素本身具有强劲的抗氧化效果，能预防癌症及细胞老化，也会在体内转化成必需量的维生素A，可有效保护皮肤与黏膜。皇宫菜含有维生素A、维生素C、维生素E等抗氧化维生素，可消除肌肤斑点，使肌肤更显透亮红润。

此外，叶酸有助红血球的生成，近年来也被认为具有预防失智症的效果。

辣椒（唐辛子）

主要功效

辣椒含有的辣味成分即辣椒素能促进消化、吸收与代谢，也因减重效果而备受关注。

- ●增进食欲
- ●预防肥胖
- ●促进血液循环
- ●美肤效果

烹调与食材搭配的秘诀

辣椒切得越细，辣椒素的辣味就越明显。辣椒与油的适配性极佳，通常于热炒或油炸类料理中使用。由于容易焦掉，建议一开始先以小火逼出辣味与香气，接着取出锅外备用。若与富含大蒜素的大蒜或洋葱搭配，抗氧化力将大为提升，也有助于在夏季增强耐力。具有清血效果的维生素 C 与维生素 E 含量也相当丰富，与肉类或鱼肉等蛋白质搭配，能进一步增强体力。

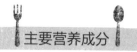

主要营养成分

以下是叶子与果实的数值。虽富含维生素、矿物质与膳食纤维，但由于通常只会少量用于菜肴中摄取不多，所以辣味成分相对比较重要。

维生素A	●●●●●●●●	
	430μg（700μg）	
维生素C	●●●●●●●●●	
	92mg（100mg）	
维生素E	●●●●●●●●●	
	7.7mg（6.0mg）	
钾	●●●	
	650mg（2,000mg）	
钙	●●●●●●●●	
	490mg（650mg）	
糖类	1.5g	

※ 上述为可食用部分每100g的营养含量。括号内的数字是成年女性一天的食用建议量或参考值，也是各年龄层食用的最大值。维生素 A 是胡萝卜素的视网醇当量，维生素 E 是 α‐生育醇的含量。

食用秘诀

油炒过后……
（每100g含量）

维生素A	480μg
维生素C	56mg
维生素E	8.5mg
钾	690mg
钙	550mg
糖类	2.2g

近来个头细长、种子较少、辣味刺激的青辣椒也纷纷上市

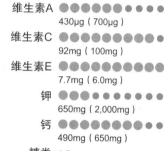

鹰爪辣椒主要利用的是来自果实的辣味

保鲜方式

水分较多的生辣椒难以长期保鲜，建议先彻底晾晒干燥再放入密封容器保存。

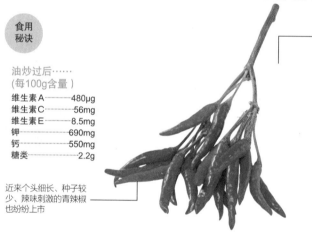

辣椒素的辣味能预防感冒及肥胖

常当成辛香料使用的辣椒分成"鹰爪""伏见辛"以及其他品种，属于富含 β‐胡萝卜素以及各种维生素、矿物质与膳食纤维的黄绿色蔬菜，但是辣味非常强烈。辣味成分的辣椒素以强烈的杀菌、抗菌效果闻名，而刺激的香气能促进胃液分泌，所以能促进消化与增进食欲。此外，近年来也因能让新陈代谢加速而被当成减重食材。

辣椒素的辣味能促进荷尔蒙分泌，也能促进热量代谢，连带让体温上升，因此除了能使体内脂肪与糖原（glycogen）分解，其发汗效果也有助于肌肤美容。此外，辣味的刺激能让人们减少盐分的摄取，因而也能有效预防高血压。

冬瓜

主要功效

能促进水分代谢的钾可预防水肿及高血压，也能让身体降温，对于在夏季增强耐力是最适合的。

- ●利尿
- ●消除疲劳
- ●预防与改善高血压
- ●延缓老化

烹调与食材搭配的秘诀

由于味道清淡，也无异味，因此与肉类、海鲜类这些动物性蛋白质的食材特别对味。淋上以浓厚的柴鱼高汤煮成的淡味芡汁，或与鸡绞肉、猪绞肉一起炖煮，都是非常美味的菜肴。

葫芦科蔬菜的特征就是没有怪味，因此和使用美味高汤制作的菜肴特别对味。用于汤品等加热菜肴时，味道也十分柔和。热量不高，口感丰富，很适合当成减重食材使用。

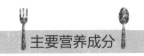

主要营养成分

营养成分含量较高的是钾与维生素 C。由于味道清淡，适合与其他食材搭配，补充缺少的营养成分。

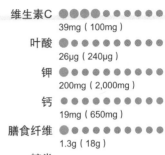

维生素C ●●●●●●●●●●	39mg（100mg）
叶酸 ●●●●●●●●●●	26μg（240μg）
钾 ●●●●●●●●●●	200mg（2,000mg）
钙 ●●●●●●●●●●	19mg（650mg）
膳食纤维 ●●●●●●●●●●	1.3g（18g）
糖类	2.5g

※ 上述为可食用部分每 100g 的营养含量。括号内的数字是成年女性一天的食用建议量或参考值，也是各年龄层食用的最大值。

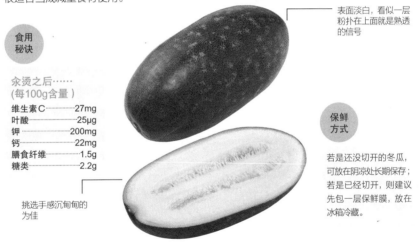

表面淡白，看似一层粉扑在上面就是熟透的信号

食用秘诀

余烫之后……
（每100g含量）

维生素C	27mg
叶酸	25μg
钾	200mg
钙	22mg
膳食纤维	1.5g
糖类	2.2g

挑选手感沉甸甸的为佳

保鲜方式

若是还没切开的冬瓜，可放在阴凉处长期保存；若是已经切开，则建议先包一层保鲜膜，放在冰箱冷藏。

消除夏季倦怠感与水肿，有减肥效果

"冬瓜"这个名称源自我国。虽然是典型的夏季蔬菜，但是放在阴凉处可保存至冬天不坏，据说这就是冬瓜名称的由来。

营养成分以钾的含量较高。钾能将体内多余的钠排出体外，具有预防高血压、利尿及改善水肿的效果。

由于富含维生素 C，除了能促进胶原蛋白合成，也有抗氧化作用，同时还能延缓老化与预防动脉硬化。此外，果肉所含的皂苷被认为具有减重和预防癌症的效果。藤蔓与叶子也是可食用的部分，在我国是营养丰富的叶菜类蔬菜之一，可当成热炒料理的食材。

玉米

主要功效

除了具有能消除疲劳的天门冬氨酸之外，也有增强脑部活力的谷氨酸以及能提升免疫功能的丙氨酸，含有许多受到关注的营养成分。

- ●消除疲劳
- ●预防与改善便祕
- ●抑制胆固醇上升
- ●预防与改善高血压

烹调与食材搭配的秘诀

作蔬菜使用的是胚乳与糖分含量较高的甜玉米（甜味品种）。玉米的蛋白质中，人体必需氨基酸的离氨酸较少，因此若与离氨酸含量较高的肉类、蛋类、乳制品、豆制品搭配，就能提升蛋白质的营养价值。很适合当作玉米浓汤及蛋包饭的食材使用。此外，与维生素E含量较高的芝麻以及南瓜一起吃，可让强烈的抗氧化作用进一步抑制老化与提升美白效果。

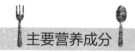

主要营养成分

下列是甜玉米（未成熟）的数值。主要成分为蛋白质与糖类，热量相对较高。膳食纤维以玉米粒的外皮含量最高。

维生素B$_1$	0.15mg（1.1mg）
维生素B$_2$	0.1mg（1.2mg）
维生素B$_6$	0.14mg（1.2mg）
钾	290mg（2,000mg）
膳食纤维	3g（18g）
糖类	13.8g

※ 上述为可食用部分每100g的营养含量。括号内的数字是成年女性一天的食用建议量或参考值，也是各年龄层食用的最大值。

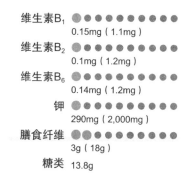

食用秘诀

余烫之后……
（每100g含量）

维生素B$_1$	0.12mg
维生素B$_2$	0.1mg
维生素B$_6$	0.12mg
钾	290mg
膳食纤维	3.1g
糖类	15.5g

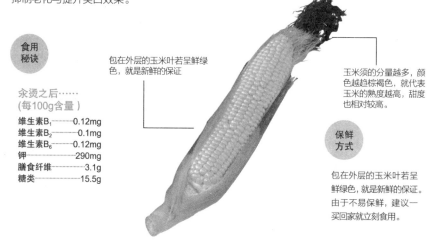

包在外层的玉米叶若呈鲜绿色，就是新鲜的保证

玉米须的分量越多，颜色越趋棕褐色，就代表玉米的熟度越高，甜度也相对较高。

保鲜方式

包在外层的玉米叶若呈鲜绿色，就是新鲜的保证。由于不易保鲜，建议一买回家就立刻食用。

富含清理肠道的膳食纤维

被归类为谷物的干燥玉米粒以及归类为类蔬菜的甜玉米（未成熟），都是可食用的食材。干燥玉米粒与白米、小麦并称三大谷物，含有大量的碳水化合物、蛋白质与脂质。

另一方面，甜玉米胚芽含有维生素B$_1$、维生素B$_2$、维生素E这类维生素，也含有钾、磷等矿物质，而组成蛋白质的氨基酸则包含以消除疲劳而闻名的天门冬氨酸、增强脑部活力的谷氨酸，以及提升免疫力的丙氨酸。

膳食纤维含量最高的部分为颗粒的外皮。由于不溶性膳食纤维占了过半的比例，因此能促进排泄，改善肠道环境，也能改善便秘及预防大肠癌。较为坚韧的玉米粒外皮不利消化，建议不要和冷饮一同食用。

番茄

主要功效

除了主要的营养成分之外，红色素的茄红素、柠檬酸、芸香苷这类营养成分的含量也非常丰富，具有众所周知的美白效果。

- ●预防癌症
- ●预防动脉硬化
- ●延缓老化
- ●预防感冒与传染病

烹调与食材搭配的秘诀

若想大量摄取不溶性膳食纤维，就要带皮直接食用。要提升茄红素的抗氧化力，可与富含维生素E的芝麻、花生、杏仁一起煮成料理。若是使用芝麻与核桃油制成的淋酱做沙拉，将可更有效地摄取脂溶性的茄红素与β-胡萝卜素。柠檬与卷叶欧芹这类蔬菜含有槲皮素，能提升维生素C于人体体内的活性。番茄与肉类、鱼肉对味，也很适合炖煮类料理。

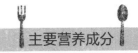

主要营养成分

外观的红色源自色素成分的茄红素，β-胡萝卜素则转化成胡萝卜般的橘色。矿物质的钾含量非常丰富。

维生素A ●●●●●●●●●●
45μg（700μg）

维生素C ●●●●●●●●●●
15mg（100mg）

维生素E ●●●●●●●●●●
0.9mg（6.0mg）

叶酸 ●●●●●●●●●●
22μg（240μg）

钾 ●●●●●●●●●●
210mg（2,000mg）

糖类 3.7g

※ 上述为可食用部分每100g的营养含量。括号内的数字是成年女性一天的食用建议量或参考值，也是各年龄层的食用最大值。维生素A是胡萝卜素的视网醇当量，维生素E是α-生育醇的含量。

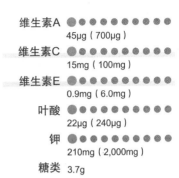

食用秘诀

罐头番茄(整个)*……
（每100g含量）

维生素A	47μg
维生素C	10mg
维生素E	1.2mg
叶酸	21μg
钾	240mg
糖类	3.1g

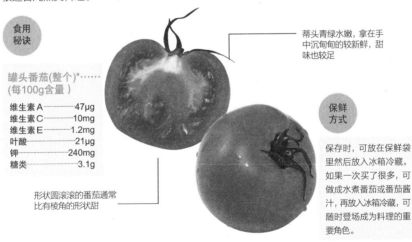

蒂头青绿水嫩，拿在手中沉甸甸的较新鲜，甜味也较足

保鲜方式

保存时，可放在保鲜袋里然后放入冰箱冷藏。如果一次买了很多，可做成水煮番茄或番茄酱汁，再放入冰箱冷藏，可随时登场成为料理的重要角色。

形状圆滚滚的番茄通常比有棱角的形状甜

让医生无用武之地的黄绿色蔬菜女王

正如"番茄红了，医生的脸就绿了"这句西方俗谚，番茄是具有多种健康效果的黄绿色蔬菜。沐浴在阳光下，以露天方式栽植的番茄拥有较多的维生素C，也含有β-胡萝卜素、维生素B群、维生素E这类抗氧化维生素。

红色色素成分的茄红素是胡萝卜素的一种，虽然没有维生素A的功能，却拥有比β-胡萝卜素更强的抗氧化力，近年来也有研究报告指出，这种茄红素能高度预防癌症与动脉硬化。

除了上述的营养成分，还具有能抑制血糖上升的柠檬酸、增强脑部活力的谷氨酸，以及清血效果的吡嗪，可说是具有许多药效。从预防医学和美容健康的角度来看，是备受关注的热门健康蔬菜。

茄子

主要功效

紫色外皮所含的茄甙属于多酚的一种，能有效抑制活性氧化物，也能防治癌症或心脏病等生活习惯病。

- 预防癌症
- 预防动脉硬化
- 预防与改善高血压
- 抑制胆固醇上升

烹调与食材搭配的秘诀

茄甙藏于外皮，因此食用时最好连外皮一起吃。茄子与油的适配性极佳，或炸或炒都能增强风味，也有助于强化暑热时节的耐力，但由于吸油力也很强，正在减重的人最好采用其他的烹调方式。油炸时，不要切块太小，炸好之后，淋上热水脱油，就能沥掉多余的油脂。茄子与味噌很对味，做成田乐（外层抹味噌再烤的料理）或味噌汤的汤料都很美味，做成芝麻味噌凉拌茄子也很可口。秋茄的涩味较强，记得先杀青再使用。

食用秘诀

余烫之后……
（每100g含量）

维生素K	10µg
叶酸	22µg
钾	180mg
膳食纤维	2.1g
糖类	2.4g

挑选紫色均匀、鲜艳且富有弹性的为佳

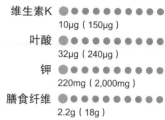

主要营养成分

营养成分虽然不多，却有大量花青素与色素成分的茄甙，也含有许多功能性色素成分及涩味成分。

维生素K ●●●●●●●●●●
10µg（150µg）

叶酸 ●●●●●●●●●●
32µg（240µg）

钾 ●●●●●●●●●●
220mg（2,000mg）

膳食纤维 ●●●●●●●●●●
2.2g（18g）

糖类 2.9g

※ 上述为可食用部分每100g的营养含量。括号内的数字是成年女性一天的食用建议量或参考值，也是各年龄层食用的最大值。

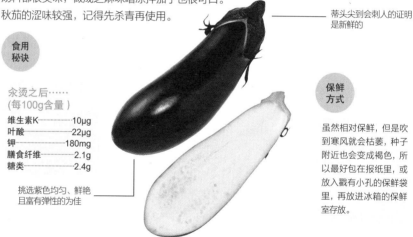

蒂头尖到会刺人的证明是新鲜的

保鲜方式

虽然相对保鲜，但是吹到寒风就会枯萎，种子附近也会变成褐色，所以最好包在报纸里，或放入戳有小孔的保鲜袋里，再放进冰箱的保鲜室存放。

抗氧化力强劲 色素与涩味成分

日本奈良时代从我国传入的茄子被中医作为使身体降温的蔬菜，也常用来镇痛消炎，并可促进血液循环与利尿，因此"秋茄不给媳妇吃"这句日本俗谚，源自担心媳妇吃了之后身体降温而不小心流产的说法。

茄子最知名的成分是蕴藏在表皮的色素成分茄甙，具有超强抗氧化作用的花青素色素，能预防胆固醇氧化，也能延缓细胞老化与癌变。与蓝莓一样能缓解眼睛疲劳，恢复视力的效果也备受关注。

涩味成分的绿原酸是抗氧化成分的多酚的一种，可抑制活性氧化物制造过氧化脂质，并全面预防与改善生活习惯病。

夏橙（夏蜜柑）

主要功效

维生素 C 有延缓细胞老化的效果。酸味来源的柠檬酸也有抗氧化作用，有助于消除疲劳。

- 延缓老化
- 预防与改善高血压
- 提升抗压力
- 消除疲劳

烹调与食材搭配的秘诀

若要有效利用营养成分带来的好处，就不要丢掉富含膳食纤维与俗称维生素 P 的橘皮苷的白纤维部分，建议连皮一起做成橘子酱。砂糖的用量以总重量的六成为基准。将皮切成细丝，放入锅中用大量的水煮 30min，接着倒入砂糖一起煮，汤汁就会因为内膜与白纤维的果胶而变得黏稠。果肉可与叶菜类蔬菜一起做成沙拉，也可像柠檬一样，将汁液淋在烤鱼上面吃。

主要营养成分

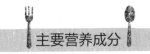

即便在柑橘类中酸味也是首屈一指，维生素 C 的含量非常丰富。白纤维与内膜部分含有橘皮苷（类维生素物质的维生素 P 的一种）这种多酚成分。

维生素C	38mg（100mg）
叶酸	25μg（240μg）
钾	190mg（2,000mg）
膳食纤维	1.2g（18g）
糖类	8.8g

※ 上述为可食用部分每100g的营养含量。括号内的数字是成年女性一天的食用建议量或参考值，也是各年龄层食用的最大值。

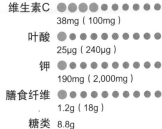

挑选留有蒂头的为佳

挑选表皮没有斑点或碰伤、重量适当的为佳

食用秘诀

做成罐头后……
（每100g含量）

维生素C	14mg
叶酸	12μg
钾	92mg
膳食纤维	0.5g
糖类	18.9g

保鲜方式

可装入保鲜袋内，再放入冰箱冷藏。皮与果肉一起做成橘子酱或糖渍柑橘时，可延长保鲜期限。若要连皮使用，记得先过一次热水，将表皮的蜡彻底洗净。

强烈的酸味即是夏季的清爽滋味

夏橙是与文旦杂交而来的品种，据说最初是于日本山口县萩市栽培。夏橙是其正式名称，过去与温州柑齐名，是颇具代表性的柑橘类水果，但后来因为酸味太过强烈导致人气下滑，从 1965 年之后就逐渐被"夏蜜柑"所取代。

酸味来源的柠檬酸能控制代谢功能与消除疲劳，也有报告指出其超强的抗氧化力能抑制体内活性氧化物增加，与夏橙的维生素 C 联手出击时，可预防癌症与高血压，更能提升肝脏功能。

此外，常被丢掉的白纤维与内膜除了具有膳食纤维，也含有抑制血压与三酸甘油脂上升的橘皮苷这种多酚成分。

山苦瓜

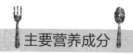

主要功效

丰富的维生素 C 与苦味成分的叠加效果能有效抗癌、延缓老化与预防动脉硬化。钾的含量也很高，能有效预防高血压。

- ●预防癌症
- ●延缓老化
- ●预防动脉硬化
- ●防止夏季倦怠

烹调与食材搭配的秘诀

害怕表皮苦味的人，可先在表面揉搓点儿盐，再放入热水汆熟，也可直接以火炙烤，会比较容易食用。维生素 C 属于水溶性维生素，所以建议在食用前再处理。油炒虽然不会使维生素大量流失，但还是建议加热的时间短一点，加热到还保有清脆口感的程度即可。与维生素 E 含量丰富的芝麻、腰果拌在一起，就是一道延缓老化、美白肌肤的配菜。

主要营养成分

维生素 C 的含量几乎与青椒等同，同时含有苦味成分的苦瓜素，也是类蛋白质的营养成分之一。

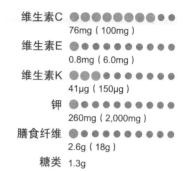

维生素C	●●●●●●●●●○
	76mg（100mg）
维生素E	●●○○○○○○○○
	0.8mg（6.0mg）
维生素K	●●●○○○○○○○
	41μg（150μg）
钾	●●○○○○○○○○
	260mg（2,000mg）
膳食纤维	●●○○○○○○○○
	2.6g（18g）
糖类	1.3g

※ 上述为可食用部分每 100g 的营养含量。括号内的数字是成年女性一天的食用建议量或参考值，也是各年龄层食用的最大值。维生素 E 是 α-生育醇的含量。

食用秘诀

油炒之后……
（每100g含量）

维生素C	75mg
维生素E	0.9mg
维生素K	45μg
钾	260mg
膳食纤维	2.8g
糖类	1.8g

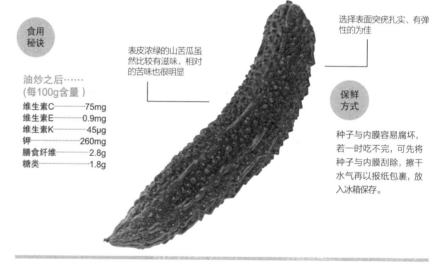

表皮浓绿的山苦瓜虽然比较有滋味，相对的苦味也很明显

选择表面突疣扎实、有弹性的为佳

保鲜方式

种子与内膜容易腐坏，若一时吃不完，可先将种子与内膜刮除，擦干水气再以报纸包裹，放入冰箱保存。

独特的淡淡苦味　可有效提振食欲

山苦瓜原产于东南亚，在冲绳俗称苦瓜。表面的疣状物与独特的明显苦味是其特征。苦味成分源自类黄酮之一的葫芦素，具有提升食欲与预防夏季倦怠的效果。此外，其强劲的抗氧化力也能有效预防癌症、动脉硬化与延缓老化。

山苦瓜富含维生素、矿物质，尤其维生素 C 的含量极高。维生素 C 是抗氧化维生素的代表之一，与苦味成分的加乘效果能提升抗癌力与延缓老化，也可有效缓解压力。促进钠排出体外的钾的含量也很高，在体内水分容易流失的夏季可说是非常珍贵的蔬菜。共存的抗氧化维生素的维生素 E 也被称为"延缓老化维生素"。

大蒜

主要功效

辣味成分的大蒜素具有强烈的杀菌力，对免疫力的提升极有贡献，也具有预防癌症、补充耐力、防止血栓形成的效果。

- ●预防癌症
- ●消除疲劳
- ●抗菌、解毒效果
- ●抑制胆固醇上升

烹调与食材搭配的秘诀

大蒜素的效果会随着大蒜被切成末或磨成泥，破坏细胞膜与增强酵素活性之后更上一层楼，因此可在切碎后静置 10min 左右，等待酵素完全活化再食用，效果与香气会再次提升。吃大蒜也能预防感冒，烤过后，味道会变得更加温醇，也更好入口。

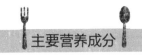

主要营养成分

除了标示的营养成分之外，也富含蔬菜少有的蛋白质。辣味成分的大蒜素与能增强脑部神经联结的维生素 B_1 都有很高的含量。

维生素B_1	●●●●●●●●●● 0.19mg（1.1mg）
维生素B_6	●●●●●●●●●● 1.53mg（1.2mg）
钾	●●●●○○○○○○ 510mg（2,000mg）
磷	●●○○○○○○○○ 160mg（800mg）
膳食纤维	●●●○○○○○○○ 6.2g（18g）
糖类	21.3g

※ 上述为可食用部分每 100g 的营养含量。括号内的数字是成年女性一天的食用建议量或参考值，也是各年龄层食用的最大值。

食用秘诀

炒过后……
（每100g含量）

维生素B_1	0.23mg
维生素B_6	1.80mg
钾	610mg
磷	200mg
膳食纤维	6.8g
糖类	23.8g

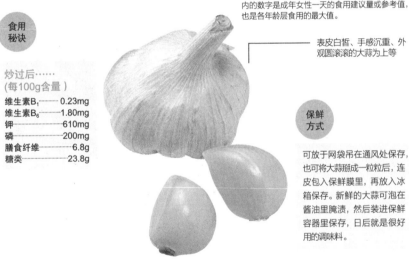

表皮白皙、手感沉重、外观圆滚滚的大蒜为上等

保鲜方式

可放于网袋吊在通风处保存，也可将大蒜掰成一粒粒后，连皮包入保鲜膜里，再放入冰箱保存。新鲜的大蒜可泡在酱油里腌渍，然后装进保鲜容器里保存，日后就是很好用的调味料。

大蒜具有抗癌、壮阳的效果

大蒜的英文是 "garlic"，因其强烈的气味，自古以来就是料理不可或缺的辛香料之一，也被当成增强耐力的药物于全世界广泛使用。

主要的药理作用源自辣味成分的大蒜素。大蒜本来就与葱类一样含有大量的硫化物，磨成泥或切碎后，硫化物之一的蒜氨酸就会因为酵素而转化成大蒜素。而大蒜素能发挥抗氧化效果，进而预防癌症。大蒜素经过加热后，会转化成具有清血效果、预防血栓形成的阿霍烯。

此外，大蒜素在体内与维生素 B_1 结合后，维生素 B_1 的吸收率也会进一步提升，让能量的代谢更加顺畅。也因为这个作用，大蒜才被当成壮阳剂使用。

凤梨

主要功效

维生素 C 与柠檬酸的加乘作用对于消除疲劳与美白都有功效，也含有能清理肠道的不溶性膳食纤维，可有效预防便祕。

- ●消除疲劳
- ●整肠作用
- ●美肤作用
- ●延缓老化

烹调与食材搭配的秘诀

从糖醋肉、烤猪肉、猪肋肉的凤梨酱汁等料理来看，可发现凤梨与猪肉十分对味。之所以在猪肉料理中加入凤梨，不只是因为能提升猪肉的味道，也因为凤梨所含的蛋白质分解酵素凤梨蛋白酶具有软化肉质的效果。能提升铁质吸收率的维生素 C 也有相当多的含量，与小松菜、菠菜一起打成综合蔬菜汁也是不错的选择。

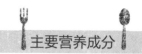

主要营养成分

作为水果之一的凤梨含有大量的维生素 B_1，也含有维生素 C、酸味成分的柠檬酸以及蛋白质分解酵素的凤梨蛋白酶。

维生素B_1	●●●●●●●●●●	0.08mg（1.1mg）
维生素B_6	●●●●●●●●●●	0.08mg（1.2mg）
维生素C	●●●●●●●●●●	27mg（100mg）
钾	●●●●●●●●●●	150mg（2,000mg）
膳食纤维	●●●●●●●●●●	1.5g（18g）
糖类	11.9g	

※ 上述为可食用部分每 100 g 的营养含量。括号内的数字是成年女性一天的食用建议量或参考值，也是各年龄层食用的最大值。

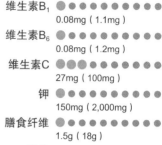

食用秘诀

打成纯果汁之后
……（每100g含量）

维生素B_1	0.04mg
维生素B_6	0.07mg
维生素C	6mg
钾	210mg
膳食纤维	0g
糖类	11.0g

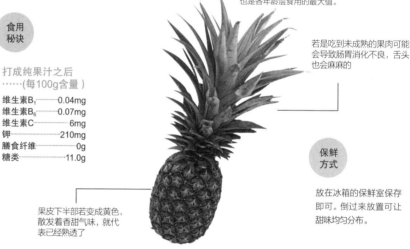

若是吃到未成熟的果肉可能会导致肠胃消化不良，舌头也会麻麻的

果皮下半部若变成黄色，散发着香甜气味，就代表已经熟透了

保鲜方式

放在冰箱的保鲜室保存即可。倒过来放置可让甜味均匀分布。

可预防胃部不适及烧心症状

凤梨可分成皇后类 (Queen)、西班牙类 (Spanish)、卡因类 (Cayenne)、阿马多类 (Amarelo) 等品种，目前流通的品种是果汁较多、甜味与酸味均衡的无刺卡因类 (Smooth Cayenne) 品种。

凤梨含有蛋白质分解酵素的凤梨蛋白酶，这种酵素可促进动物性蛋白质的消化，也能预防胃部不适与烧心的症状。此外也富含促进碳水化合物代谢的维生素 B_1，能有效消除疲劳与预防夏季倦怠症。酸味成分的柠檬酸也能让疲劳物质的乳酸难以囤积，所以维生素 B_1 与柠檬酸的加乘效果有助于打造不易疲劳的体质。

能有效预防感冒的维生素 C、增强肠道活力的膳食纤维、具有利尿效果的钾都有相当多的含量，可说是营养均衡的优良水果。

小白菜（白梗白菜）

主要功效

含有骨骼生成不可或缺的钙与维生素K，也含有多种对身体有利的营养成分。

- ●预防骨质疏松症
- ●预防与改善高血压
- ●延缓老化
- ●预防癌症

烹调与食材搭配的秘诀

含有许多像β–胡萝卜素一样与油属性相符的营养成分，尽管叶肉厚实，却很容易炒熟，建议以快炒或炒过后焖煮的方式烹调，也可与芝麻、豆腐做成凉拌菜，并很适合当成味噌汤的汤料使用。

若想利用白色与绿色的鲜艳对比，建议尽可能缩短加热时间。可试着以中式料理的手法，在炒之前先过一遍油，或在余烫的时候，在水里加入少量的油，都能让颜色变得更漂亮，口感也会更好，同时减少营养的流失。

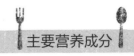

主要营养成分

富含β–胡萝卜素、维生素 B_2、维生素 B_6、维生素 C、维生素 K、叶酸等维生素，也含有钾与钙等矿物质。

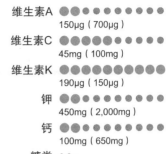

维生素A ●●●●●●●●●●
150μg（700μg）

维生素C ●●●●●●●●●●
45mg（100mg）

维生素K ●●●●●●●●●●
190μg（150μg）

钾 ●●●●●●●●●●
450mg（2,000mg）

钙 ●●●●●●●●●●
100mg（650mg）

糖类 0.9g

※ 上述为可食用部分每 100g 的营养含量。括号内的数字是成年女性一天的食用建议量或参考值，也是各年龄层食用的最大值。维生素 A 是胡萝卜素的视网醇当量。

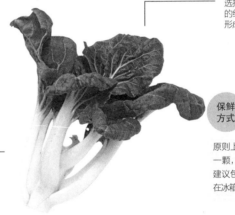

食用秘诀

选择叶子饱满，叶子的绿色与叶梗的白色形成明显对比的为佳

做成热炒或汤品
绿叶部分含有大量的β–胡萝卜素，用油快炒是相当理想的烹调方法。

不耐放，容易塌软

保鲜方式

原则上尽可能一次吃完一颗，若实在吃不完，建议包上一层保鲜膜放在冰箱里竖着保存。

我国家常菜中的常客

小白菜的白色叶梗是其特征，同种类的还有秋季蔬菜中的绿梗小白菜。茎部是纯白的，叶子则是青翠绿色。不管是哪一种，味道与香气都毫无异味，在我国常作为热炒或汤品的食材使用，应用范围非常广泛。

深绿色叶子里蕴藏着大量的 β–胡萝卜素，也含有丰富的维生素 C、维生素 K、叶酸与钾等营养成分，甚至含量比绿梗的小白菜还高。

β–胡萝卜素与维生素 C 都有抑制活性氧化物活力的效果，在加乘效果之下能有效预防生活习惯病并发挥美白功效。所富含的钾或钙等矿物质也能有效预防骨质疏松症。

罗勒

主要功效

除了 β－胡萝卜素之外，芳樟醇、樟脑、丁香酚等精油成分带来的药效也值得期待。

- ●促进消化
- ●抗菌、解毒效果
- ●预防骨质疏松症
- ●预防与改善高血压

烹调与食材搭配的秘诀

属性相符的食材有番茄与大蒜。将大蒜、辣椒、罗勒泡在橄榄油里，就能制成罗勒橄榄油，而这种油在烹调烤鱼、意大利面或制作披萨的酱料时，都是一个秘密法宝。将罗勒、大蒜、油、松子、帕马森奶酪拌在一起研磨均匀，就能制成热那亚酱汁，很适合用来为汤品、炖菜与沙拉添香。

主要营养成分

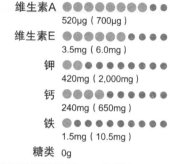

除了维生素A、维生素E、维生素K之外，也富含钾、钙、铁，可说是营养价值数一数二的蔬菜。

维生素A	●●●●●●●●●●
	520µg（700µg）
维生素E	●●●●●●●●●●
	3.5mg（6.0mg）
钾	●●●●●●●●●●
	420mg（2,000mg）
钙	●●●●●●●●●●
	240mg（650mg）
铁	●●●●●●●●●●
	1.5mg（10.5mg）
糖类	0g

※ 上述为可食用部分每100g的营养含量。括号内的数字是成年女性一天的食用建议量或参考值，也是各年龄层食用的最大值。维生素A是胡萝卜素的视网醇当量。维生素E是α－生育醇的含量。

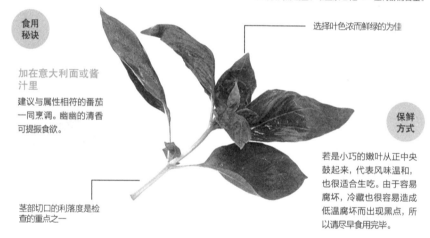

食用秘诀

加在意大利面或酱汁里

建议与属性相符的番茄一同烹调。幽幽的清香可提振食欲。

选择叶色浓而鲜绿的为佳

保鲜方式

若是小巧的嫩叶从正中央鼓起来，代表风味温和，也很适合生吃。由于容易腐坏，冷藏也很容易造成低温腐坏而出现黑点，所以请尽早食用完毕。

茎部切口的利落度是检查的重点之一

含有丰富的 β－胡萝卜素

罗勒是以亚洲热带、印度与非洲为原产地的唇形科药草，具有清爽的香甜气味与微苦的滋味，常见于意大利与泰式料理。意大利文为"Basilico"，日文则为"目箒"。

含有非常丰富的 β－胡萝卜素、钾与钙，与属性相符的番茄一同烹调，可强化番茄红素的抗氧化力，也能预防癌症、动脉硬化、抑制胆固醇上升以及改善血压，应用范围相当广泛。

独特的清凉香气源自芳樟醇或丁香酚以及其他多种精油成分。清爽的香气可提振食欲，而且抗菌与促进消化的效果也相当著名。还有使神经镇静的作用，古希腊、古罗马时代常被当成治疗抑郁症与失眠的镇静剂使用。

萝卜（二十日萝卜）

主要功效

红色素成分的矢车菊素拥有强劲的抗氧化力，能抑制癌细胞增生，也能预防动脉硬化。

- ●预防癌症
- ●抑制胆固醇上升
- ●预防动脉硬化
- ●预防与改善高血压

烹调与食材搭配的秘诀

消化酵素之一的淀粉酶不耐热与酸，所以通常会将根部切成薄片，做成沙拉食用。若要整根食用，撒点盐或柠檬汁即可。在法国料理中，会蘸点新鲜奶油当成前菜品尝。叶子含有大量的脂溶性维生素，以植物油煎熟或与培根一起蒸煮都很合适。与含有优质蛋白质的油豆皮一起做成日式炒菜，也是一道营养价值很高的下酒菜。

主要营养成分

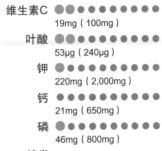

作为主要食用部分的根部虽不含有丰富的营养成分，却含有色素等具功能性的成分。叶子则蕴含了大量的胡萝卜素。

维生素C	19mg（100mg）
叶酸	53μg（240μg）
钾	220mg（2,000mg）
钙	21mg（650mg）
磷	46mg（800mg）
糖类	1.9g

※ 上述为可食用部分每100g的营养含量。括号内的数字是成年女性一天的食用建议量或参考值，也是各年龄层食用的最大值。

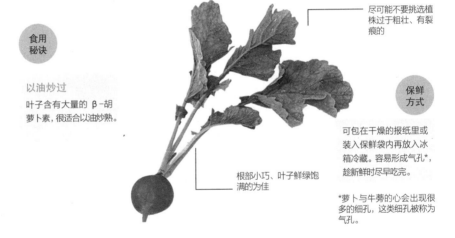

尽可能不要挑选植株过于粗壮、有裂痕的

食用秘诀

以油炒过
叶子含有大量的β-胡萝卜素，很适合以油炒熟。

保鲜方式
可包在干燥的报纸里或装入保鲜袋内再放入冰箱冷藏。容易形成气孔*，趁新鲜时尽早吃完。

根部小巧、叶子鲜绿饱满的为佳

*萝卜与牛蒡的心会出现很多的细孔，这类细孔被称为气孔。

能刺激食欲的清柔的辣味

这是一种适合生吃的迷你萝卜，而"二十日萝卜"这个名称源自播种后，20天就能收成的速度。主要食用部位的根部含有维生素C与钾这类营养成分，也含有色素成分花青素之一的矢车菊素。

矢车菊素与茄子所含的色素一样，都具有抗氧化作用，能延缓细胞的老化，也能预防细胞的癌变，同时还能抑制胆固醇上升与动脉硬化。

此外，二十日萝卜与寻常的萝卜一样，都含有消化酵素的淀粉酶(amylase)，能缓解胃部不适并提振食欲，让胃肠功能正常运作。叶子富含根部没有的β-胡萝卜素、维生素B群、钙与铁。叶子可食用的品种越来越多，料理的应用范围也越来越广泛。

百香果

主要功效

β-胡萝卜素可于体内转化成必需量的维生素A，能提升免疫力与保护皮肤、黏膜，而烟碱酸则能促进糖类、脂肪与酒精的代谢。

- ●保护皮肤与黏膜
- ●预防宿醉
- ●消除疲劳
- ●预防贫血

烹调与食材搭配的秘诀

将果实对半剖开，用汤匙挖出种子吃，就能直接品尝热带水果特有的酸甜口感。可视个人口味加入蜂蜜、柠檬或牛奶，营养也会更加均衡。由于拥有美妙的香气，在百香果汁里加入少许的砂糖、蜂蜜与水，倒入果汁机，就能打成口味清爽的果汁。也可以试着冷冻做成冰沙或利用明胶制作果冻，享受不同的风味。

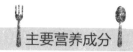

主要营养成分

下列为新鲜果汁的数值。除了含有多达1100μg的β-胡萝卜素之外，也富有维生素B$_6$、烟碱酸、叶酸这类维生素B群，同时也富含钾。

维生素A	89μg（700μg）
维生素C	16mg（100mg）
ナイアシン	1.9mg（12mg）
叶酸	86μg（240μg）
钾	280mg（2,000mg）
糖类	16.2g

※ 上述为可食用部分每100g的营养含量。括号内的数字是成年女性一天的食用建议量或参考值，也是各年龄层食用的最大值。维生素A是胡萝卜素的视网醇当量。

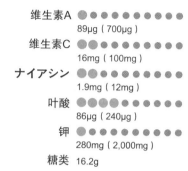

食用秘诀

直接做成甜点

香气迷人，适合做成果汁或果冻。

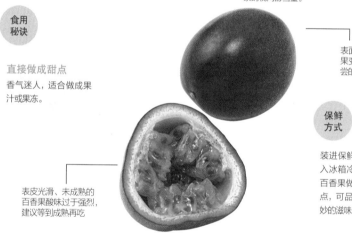

表面的皱纹正是百香果变得香甜、适合品尝的信号

保鲜方式

装进保鲜袋密封后，放入冰箱冷藏。将切片的百香果做成冰沙类的甜点，可品尝到另一种美妙的滋味。

表皮光滑、未成熟的百香果酸味过于强烈，建议等到成熟再吃

有充足维生素B群，能预防感冒与贫血

这是原产于巴西的水果，拥有黄色或紫色的果皮，含有大量种子的果冻状果肉可连同种子一起吃下。最近日本也开始以温室栽培这种水果。

所含的β-胡萝卜素会转化成维生素A，能有效预防感冒。未转化的β-胡萝卜素则具有抗氧化作用，可避免身体遭受活性氧化物的攻击。

百香果的特征在于含有大量的维生素B$_6$、烟碱酸，以及因预防失智症而著名的叶酸与维生素B群。这些营养成分都与三大营养成分的能量代谢有着密切的关系，一旦摄取不足，就容易引起皮肤发炎等肌肤问题，也容易引发贫血或神经障碍等症状。烟碱酸具有促进酒精分解的作用，被认为能有效缓解宿醉的不适感。

木瓜

主要功效

含有维生素 A、维生素 C、维生素 E、色素成分的茄红素与蛋白质分解酵素的木瓜蛋白酶，能有效消除疲劳与预防癌症。

- ●预防癌症
- ●延缓老化
- ●消除疲劳
- ●预防与改善高血压

烹调与食材搭配的秘诀

剖半切开，将黑色种子挖除，再以汤匙挖着吃是最常见的吃法。木瓜的酸味并不明显，若加点柠檬汁或莱姆汁，可让甜味更加明显，也会变得更好吃，而且维生素 C 的效果也会更加提升。若不喜欢木瓜的独特香气，建议以这种吃法试吃。由于含有促进蛋白质消化的木瓜蛋白酶，适合与对味的生火腿一同做成美味的佳肴。

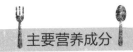

主要营养成分

以下成分为成熟木瓜的数值。富含抗氧化维生素的维生素 A、维生素 C、维生素 E，其中维生素 C 的含量更是丰富。也含有许多叶酸与泛酸。

维生素A	●●●●●●●●●●
	40μg（700μg）
维生素C	●●●●●●●●●●
	50mg（100mg）
维生素E	●●●●●●●●●●
	0.3mg（6.0mg）
钾	●●●●●●●●●●
	210mg（2,000mg）
膳食纤维	●●●●●●●●●●
	2.2g（18g）
糖类	7.3g

※ 上述为可食用部分每100g的营养含量。括号内的数字是成年女性一天的食用建议量或参考值，也是各年龄层食用的最大值。维生素 A 是胡萝卜素的视网醇当量，维生素 E 是 α-生育酚的含量。

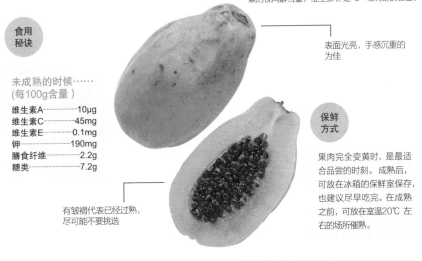

食用秘诀

未成熟的时候……
（每100g含量）

维生素A	10μg
维生素C	45mg
维生素E	0.1mg
钾	190mg
膳食纤维	2.2g
糖类	7.2g

有皱褶代表已经过熟，尽可能不要挑选

表面光亮，手感沉重的为佳

保鲜方式

果肉完全变黄时，是最适合品尝的时刻。成熟后，可放在冰箱的保鲜室保存，也建议尽早吃完。在成熟之前，可放在室温20℃左右的场所催熟。

欢迎的热带水果
味道浓郁且大受

木瓜是日本人熟悉的热带水果之一，又名"乳瓜"。果肉呈黄色或橘色的成熟木瓜可直接当作餐后甜点食用，未成熟的木瓜有时会当成蔬菜食用。冲绳或东南亚各国常把绿色的未成熟木瓜切成丝，做成沙拉或热炒料理。

含有大量维生素 C 的成熟木瓜也含有 β-胡萝卜素与维生素 E，而这三种营养成分共谱的"三重奏"能击退体内的活性氧化物。也含有超强抗氧化力的茄红素，这种色素成分能够预防癌症以及其他的生活习惯病。果汁所含的蛋白质分解酵素木瓜蛋白酶具有促进肉类消化、预防胃部不适与烧心的效果。山葵也含有的异硫氰酸烯丙酯成分能提升肝脏解毒酵素的功效，抑制致癌物质生长。

彩椒

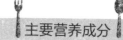

主要功效

β-胡萝卜素、维生素C、维生素E的含量非常丰富，具有有益健康与美白的效果，也能提升抗压力。

- ●预防癌症
- ●延缓老化
- ●保护皮肤与黏膜
- ●预防动脉硬化

烹调与食材搭配的秘诀

直接切片做成沙拉或以烤箱蒸烤、以油热炒都可以，应用范围相当广泛。若要提升β-胡萝卜素的吸收率，可利用橄榄油油煎，或将烤过的彩椒放入油中，做成油渍彩椒。加热会增强甜味而更美味。尤其与富含维生素E的橄榄油一同摄取，可让彩椒所含的维生素C的抗氧化作用更上一层楼，所以这两者可说是绝妙的组合。

主要营养成分

含有比青椒更多的维生素C、维生素E，而红色与橘色的彩椒则含有类胡萝卜素的色素成分，能有效预防动脉硬化与癌症。

维生素A　　　　维生素C
（β-胡萝卜素）
钾

主要使用方法

做成沙拉或以蒸烤、橄榄油油煎等方式烹调，例如先烤过再放在油里腌渍的油渍彩椒。

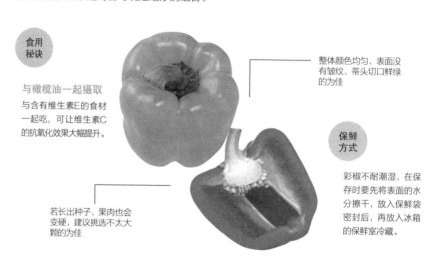

食用秘诀

与橄榄油一起摄取
与含有维生素E的食材一起吃，可让维生素C的抗氧化效果大幅提升。

整体颜色均匀、表面没有皱纹、蒂头切口鲜绿的为佳

保鲜方式

彩椒不耐潮湿，在保存时要先将表面的水分擦干，放入保鲜袋密封后，再放入冰箱的保鲜室冷藏。

若长出种子、果肉也会变硬，建议挑选不太大颗的为佳

没有青椒的青涩，只有自然的甘甜

虽然与青椒都属辣椒类的蔬菜，但果肉比青椒厚实，也没有独特的青涩味，最大的特征就是拥有红、黄、橘这些颜色。

维生素含量虽和青椒差不多，但β-胡萝卜素、维生素C、维生素E的含量较高，属于抗氧化力更强的蔬菜。

红色或橘色的彩椒都含有大量类胡萝卜素的色素成分，能有效预防癌症与动脉硬化。加上抗氧化维生素的维生素C与维生素E，能使肌肤美白及保护眼睛的黏膜。

通常维生素C一经加热就会消失，但彩椒的维生素C被厚实的果肉保护，加热也不会流失太多。

青椒

主要功效

富含维生素 C，能抑制细胞老化，香气成分的吡嗪具有清血、预防血栓形成的效果。

- 消除疲劳
- 预防与改善高血压
- 美肤作用
- 延缓老化

烹调与食材搭配的秘诀

由于富含维生素 A、维生素 E 等脂溶性维生素，与油的属性十分吻合。除了适合作为中式炒菜的食材使用，做成青椒镶肉这类料理也能品尝到独特的苦味。维生素 E 具有延缓细胞老化的效果，与用油烹调的料理一起摄取将可提升吸收率。与低热量又养生的小鱼干或油豆皮搭配，或做成沙拉生吃也很不错。先过一次热水汆烫，可让颜色变得更加鲜艳。

主要营养成分

维生素 C 的含量丰富，但经品种改良后营养价值却略微下降。在以下成分里，"青"为青椒的数值，"红"为红椒的数值，就营养成分而言，成熟的红椒含量较高。

维生素A ●●●●●●●● ● ● ●
青 33・红 88μg（700μg）

维生素C ●●●●●● ● ● ● ●
青 76・红 170mg（100mg）

维生素E ●●● ● ● ● ● ● ● ●
青 0.8・红 4.3mg（6.0mg）

钾 ●●
青 190・红 210mg
（2,000mg）

膳食纤维 ● ● ● ● ● ● ● ● ● ●
青 2.3・红 1.6g（18g）

糖类 青 2.8・红 5.6g

※ 上述为可食用部分每 100g 的营养含量。括号内的数字是成年女性一天的食用建议量或参考值，也是各年龄层食用的最大值。维生素 A 是胡萝卜素的视网醇当量，维生素 E 是 α- 生育醇的含量。

食用秘诀

油炒之后……
（每100g含量）

维生素A………青35、红92μg
维生素C………青79、红180mg
维生素E………青0.9、红4.4mg
钾………青200、红220mg
膳食纤维………青2.4、红1.6g
糖类………青3、红6g

蒂头较容易腐坏，购买时可先检查这个部位

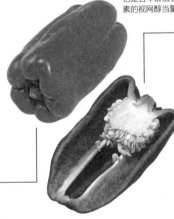

鲜艳饱满的表皮与丰厚的肉质表示品质良好

保鲜方式

基本上是放在冰箱冷藏，但因青椒不耐水气，保存前得先擦干水分，放入保鲜袋内密封后，再放入保鲜室冷藏。

香气成分可预防血栓的形成与清血

青椒属于辣味较不明显的辣椒之一，尽管部分品种不太一样，但一般常见的都是外表呈绿色的未熟青椒，成熟之后的青椒就是红椒。富含抗氧化力较强的 β- 胡萝卜素、维生素 C、维生素 E，是夏季恢复体力不可或缺的蔬菜。

维生素 C 有助于胶原蛋白的合成，与维生素 E 搭配之下，可保护微血管的健康。青涩气味来源的吡嗪可排出血液里的老旧废物，也能预防血栓的形成，同时预防动脉硬化及心肌梗塞。含有少量辣椒类蔬菜特有的辣椒素，有助于提升新陈代谢与消除夏季倦怠感。

枇杷

主要功效

除了含有能全面预防生活习惯病的 β-胡萝卜素，多酚类的绿原酸也能预防与抑制癌症。

- ●预防癌症
- ●消除疲劳
- ●美肤作用
- ●预防与改善高血压

烹调与食材搭配的秘诀

由于是酸味较不明显的水果，吃之前淋一点儿柠檬汁，新鲜的酸味就能衬托出原有的甜味。一次买太多的时候，可与蒸馏白酒、冰糖一同酿制成枇杷酒。此时若能放入去皮的柠檬，将衍生出另一番风味，也能摄取到大量的维生素C。剥皮时，建议从蒂头开始剥。

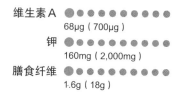

主要营养成分

β-胡萝卜素的含量之高，在众多水果之中也是首屈一指的。β-隐黄素的含量也很丰富，膳食纤维也相对较多，同时含有水溶性与不溶性膳食纤维。

维生素A ●●●●●●●●●●
68μg（700μg）

钾 ●●●●●●●●
160mg（2,000mg）

膳食纤维 ●●●●●●●
1.6g（18g）

糖类 9.0g

※ 上述为可食用部分每100g的营养含量。括号内的数字是成年女性一天的食用建议量或参考值，也是各年龄层食用的最大值。维生素A是胡萝卜素的视视醇当量。

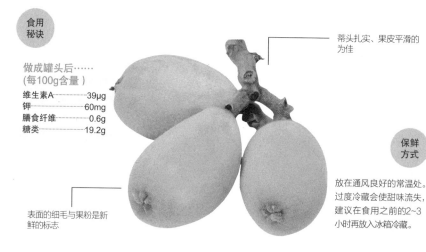

食用秘诀

做成罐头后……
（每100g含量）

维生素A……39μg
钾……60mg
膳食纤维……0.6g
糖类……19.2g

表面的细毛与果粉是新鲜的标志

蒂头扎实、果皮平滑的为佳

保鲜方式

放在通风良好的常温处。过度冷藏会使甜味流失，建议在食用之前的2~3小时再放入冰箱冷藏。

风物诗 甜味温和的初夏

原产地为我国，是一种被称为"水果子"的多汁水果，具有柔和的甜味，也是日本人偏爱的水果之一。

在众多水果中，枇杷的β-胡萝卜素的含量是数一数二的，所以能预防癌症、动脉硬化与改善高血压，具有各种令人期待的效果。β-胡萝卜素会在体内转化成维生素A，能保护眼睛的黏膜，让视力维持正常，也能延缓老化。

此外，枇杷的皮与种子附近含有多酚类的绿原酸，而单宁类的苦味成分则能抑制致癌物质的生成，还能降低这类物质的活性。枇杷叶含有柠檬酸、苹果酸与单宁酸等成分，在民俗疗法里，常以用水煎过的枇杷叶来提升免疫力。

扁豆

主要功效

富含的叶酸也被称为"造血的维生素"，具有预防贫血的效果。此外，不溶于水的膳食纤维能预防与改善便秘。

- 预防与改善便秘
- 促进消化
- 消除疲劳
- 预防与改善高血压

烹调与食材搭配的秘诀

一般都是做成凉拌菜或天妇罗，也可氽熟做成沙拉。若能保留清脆的口感，会让人吃得更加津津有味。由于豆荚有粗纤维，最好在烹调前先剥除。若想做成需加热的油炸物或炖煮类料理，可直接放进锅里煮制，但为了保留原本的口感，建议不要过度加热。若要做成沙拉或日式凉拌菜，则须事先氽熟。将扁豆放入沸腾的热水里氽烫1min后取出，泡入冰水，让扁豆停止继续变色。

主要营养成分

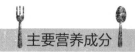

下列的成分是嫩豆时的数值。维生素 B_1、维生素 B_2、钾、膳食纤维的含量都很丰富，也含有蛋白质。

蛋白质	●●●●●●●●●●
	2.5g（50g）
维生素 B_1	●●●●●●●●●●
	0.08mg（1.1mg）
维生素 B_2	●●●●●●●●●●
	0.10mg（1.2mg）
叶酸	●●●●●●●●●●
	120μg（240μg）
膳食纤维	●●●●●●●●●●
	4.4g（18g）
糖类	3g

※ 上述为可食用部分每100g的营养含量。括号内的数字是成年女性一天的食用建议量或参考值，也是各年龄层食用的最大值。

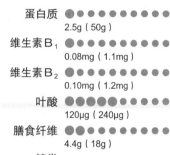

若是过度成熟就会变硬，建议选择柔嫩有弹性的扁豆

食用秘诀

干燥后的种子也是中药药材
干燥后的种子被称为扁豆，可促进消化与改善便秘，是为人所知的中药材。

保鲜方式

有豆荚的扁豆较耐干燥，可长期保存，但新鲜的扁豆容易流失风味与变硬，还是建议早点吃完。若先氽烫再放入冰箱冷冻，可延长保鲜期限。

选择豆荚表面水嫩，没有皱纹的为佳

营养价值很高，种子可做中药原料

主要的食用部分为嫩豆荚。成熟的扁豆虽然也能吃，但过度成熟会变硬，太早熟又会流失风味，收成的时间点与味道息息相关。扁豆在日本伊势地区被称为"千石豆"，石川县则称之为"蔓豆"，但在同样位于石川县的金泽又称其为"笨豆"（Daramame）。

营养价值丰富的豆类几乎都可当作中药的原料使用，扁豆当然也不例外。经过干燥的扁豆据称能缓解消化不良、呕吐与下痢的症状。

富含维生素 B_1、维生素 B_2、蛋白质、钾、胡萝卜素、膳食纤维，能有效预防与改善便秘，而钾具有降低血压的效果。

瑞士甜菜（不断草）

营养丰富却鲜为人知的黄绿色蔬菜

主要功效

β－胡萝卜素、维生素E的抗氧化力对于抑制癌症与预防高血压非常有效。铁与叶酸的含量也很高，建议容易贫血的人经常食用。

- 预防癌症
- 保护皮肤与黏膜
- 预防与改善高血压
- 预防骨质疏松症

烹调与食材搭配的秘诀

瑞士甜菜与菠菜一样具有明显的涩味，建议先快速汆烫去除涩味。可做成烫青菜、芝麻凉拌菜、汤料或热炒料理，用途非常广泛。由于富含促进三大营养成分代谢的维生素B_1、维生素B_2、维生素B_6，与蛋白质含量较高的豆腐、油豆皮等豆制品一起炒制，或使用肉或鱼烹调的炖煮与热炒料理，都是能促进热量代谢的最佳搭档。维生素B_1与大蒜素一同摄取可提升吸收率，因此也建议与少量的大蒜一同烹调。

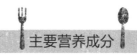

主要营养成分

β－胡萝卜素的含量高达3700μg，直逼菠菜的4200μg。维生素B_2、钾、铁的含量也超过芝麻，维生素与矿物质的丰富含量位居所有蔬菜的前列。

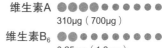

维生素A ●●●●●●●●●●
310μg（700μg）

维生素B_6 ●●●●●●●●●●
0.25mg（1.2mg）

维生素E ●●●●●●●●●●
1.7mg（6.0mg）

钾 ●●●●●●●●●●
1,200mg（2,000mg）

铁 ●●●●●●●●●●
3.6mg（10.5mg）

糖类 0.4g

※ 上述为可食用部分每100g的营养含量。括号内的数字是成年女性一天的食用建议量或参考值，也是各年龄层食用的最大值。维生素A是胡萝卜素的视网醇当量，维生素E是α－生育醇的含量。

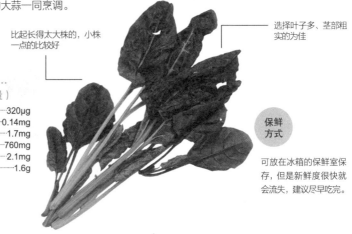

食用秘诀

比起长得太大株的，小株一点的比较好

选择叶子多、茎部粗实的为佳

汆烫之后……
（每100g含量）

维生素A	320μg
维生素B_6	0.14mg
维生素E	1.7mg
钾	760mg
铁	2.1mg
糖类	1.6g

保鲜方式

可放在冰箱的保鲜室保存，但是新鲜度很快就会流失，建议尽早吃完。

与菠菜一样是藜科蔬菜，全年皆可种植，随时都能吃得到，所以日文又被称为"普段草"（意指平常就吃得到的蔬菜），或生命力旺盛、叶子不断冒芽的"不断草"。这种蔬菜的叶子很多，最大的特征就是营养含量极为丰富。

瑞士甜菜的叶子有一定的厚度却又很柔软，叶梗大量含有β－胡萝卜素、维生素B_1、维生素B_2、维生素E、维生素K等，而这些维生素的抗氧化效果除了能预防癌症与延缓老化，同时可消除疲劳、恢复体力，甚至能减轻压力，总之有许多有益健康的功效。矿物质除了包含钾、钙、锰之外，还有预防贫血不可或缺的镁，改善便秘的膳食纤维也有相当多的含量，绝对是能让人健康，又能在夏季补给丰富营养的蔬菜。

蓝莓

主要功效

除了含有能维护视力、消除眼睛疲劳的花青素，丰富的维生素 E 与膳食纤维也能够预防癌症。

- ●保护眼睛健康
- ●延缓老化
- ●预防癌症
- ●预防与改善便秘

烹调与食材搭配的秘诀

蓝莓含有大量的维生素 E，与富含维生素 A 或维生素 C 的水果一起吃，可进一步提升抗氧化力。盛满覆盆子、草莓、奇异果的水果拼盘沙拉除了美观，更是最佳的甜点。

维生素 E 与脂质一同摄取可提升吸收率，因此可与含乳脂肪的优酿乳搭配，同时提升吸收率与风味。置于奶酪蛋糕上面还可增色添味。

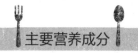

主要营养成分

富含多酚类的花青素，被视为是有益眼睛健康的水果之一，也因此备受关注。

维生素E	●●●●●●●●●●
	1.7mg（6.5mg）
钾	●●●●●●●●●●
	70mg（2,000mg）
膳食纤维	●●●●●●●●●●
	3.3g（18g）
糖类	9.6g

※ 上述为可食用部分每100g的营养含量。括号内的数字是成年女性一天的食用建议量或参考值，也是各年龄层食用的最大值。维生素 E 是 a- 生育醇的含量。

食用秘诀

果皮越接近黑色，代表越成熟。果实大而平坦的蓝莓在甜味与酸味上都比较均匀

做成果酱之后……
（每100g含量）

维生素E……1.9mg
钾……75mg
膳食纤维……4.3g
糖类……39.5g

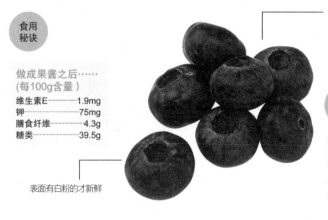

表面有白粉的才新鲜

保鲜方式

可装入密闭容器与拉链袋内密封，放入冰箱的保鲜室冷藏。若是2~3天吃不完，建议整颗冷冻会比较保鲜。

眼睛 花青素能保护

原产地为非洲，是众所周知的果酱原料。因为营养成分很高，也很容易种植，近年来，市面上常出现新鲜的蓝莓。而为新鲜蓝莓带来超高人气的就是紫色色素成分的花青素。花青素属于多酚的一种，而多酚因优异的抗氧化力备受关注。花青素具有保护视力的效果，能消除眼睛疲劳与预防视力退化。在盯着电脑荧幕不放的时间越来越长的趋势下，这类水果会得到关注也是理所当然的！

营养成分方面以维生素 E 的含量较高，而维生素 E 除了能延缓老化，也可有效预防动脉硬化，因为富含缓解便秘的膳食纤维，对女性而言是特别有价值的水果。

日本圆茄

主要功效

茄甙是花青素的一种，能抑制活性氧化物的活力，也是备受关注的成分，具有预防生活习惯病的效果。

● 预防癌症
● 预防动脉硬化
● 维护眼睛健康
● 预防与改善高血压

烹调与食材搭配的秘诀

最受欢迎的料理方式之一就是以平底锅煎熟，再抹上味噌与白芝麻的吃法，但是西式料理也常出现清淡的烹调方式。与富含维生素 C 与维生素 E 的食材搭配，可让茄甙的抗氧化力更为提升，建议与番茄、橄榄油、罗勒一起做成意式油渍料理。剖成两半后，将果肉挖出，再将切成骰子状的果肉与洋葱或鸿喜菇、培根一起填回果皮里，最后撒点奶酪做成焗烤风味，也是很不错的料理方式。

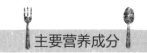

主要营养成分

营养价值虽然不高，但外皮所含的多酚类茄甙有多种药理作用。

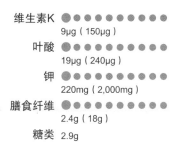

维生素K	●●●●●●●●●●
	9μg（150μg）
叶酸	●●●●●●●●●●
	19μg（240μg）
钾	●●●●●●●●●●
	220mg（2,000mg）
膳食纤维	●●●●●●●●●●
	2.4g（18g）
糖类	2.9g

※ 上述为可食用部分每100g 的营养含量。括号内的数字是成年女性一天的食用建议量或参考值，也是各年龄层食用的最大值。

食用秘诀

经过油炸之后
（每100 g含量）

维生素K	31μg
叶酸	12μg
钾	220mg
膳食纤维	1.8g
糖类	4.9g

挑选时，要选择表面平滑光亮的为佳

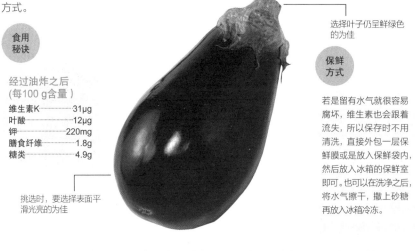

选择叶子仍呈鲜绿色的为佳

保鲜方式

若是留有水气就很容易腐坏，维生素也会跟着流失，所以保存时不用清洗，直接外包一层保鲜膜或是放入保鲜袋内，然后放入冰箱的保鲜室即可。也可以在洗净之后，将水气擦干，撒上砂糖再放入冰箱冷冻。

肉质不易煮烂，也适用于西式料理

从日本江户时代开始，就种植了不同品种的茄子，有的长成圆滚滚的球状，有的很细长，有的像鸡蛋，有的又粗又长。圆茄的形状又大又圆，属于西方茄子的一种。美国产的黑美人 (Black Beauty) 在日本改良后，被冠上"米茄子"这个名字。这种又大又圆的茄子特征在于肉质紧实、种子较少，茎部与蒂头的部分呈绿色。

果肉的膳食纤维不会对肠胃造成负担，而花青素色素的茄甙则藏在皮里。茄甙能抑制活性氧化物的活力，也能降低胆固醇，就结果而言，可预防动脉硬化与高血压，是备受关注的防癌物质。在我国被当作可冷却身体的蔬菜之一，常在镇痛消炎时使用。

丝瓜

主要功效

瓜身的营养成分虽然不多，但与油的适配性极佳，若与营养价值较高的食材搭配，就能提升健康效果。

● 预防夏季倦怠症
● 利尿作用
● 预防与改善高血压
● 预防与改善贫血

烹调与食材搭配的秘诀

丝瓜是冲绳常见的食物之一，最具代表性的冲绳家庭料理为醋味噌丝瓜。该料理除含有代谢碳水化合物所需的维生素 B 群之外，丝瓜的矿物质能迅速消除因大量流汗而累积的夏季疲倦感。丝瓜适合做成炖煮类料理、煎烤料理，也适合当成味噌汤的汤料使用，若是连皮做成盐渍或米糠渍的酱菜，还能品尝到另一种口感。此外，从丝瓜茎取得的丝瓜水也常当作化妆水使用。

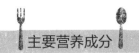

主要营养成分

作为葫芦科植物，丝瓜的成分几乎都是水，是一种适合热炒的蔬菜，也是冲绳常见的食物之一。

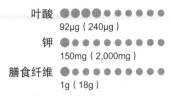

叶酸 ●●●●●●●●●●
92μg（240μg）

钾 ●●●●●●●●●●
150mg（2,000mg）

膳食纤维 ●●●●●●●●●●
1g（18g）

糖类 2.8g

※ 上述为可食用部分每100g的营养含量。括号内的数字是成年女性一天的食用建议量或参考值，也是各年龄层食用的最大值。

食用秘诀

余烫之后……
（每100g含量）

叶酸·············91μg
钾···············140mg
膳食纤维········1.5g
糖类·············2.2g

选择表皮呈鲜绿色的新鲜丝瓜

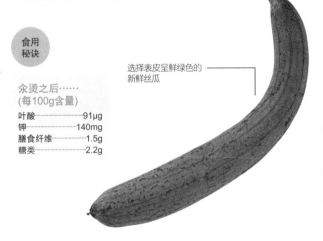

保鲜方式

以报纸包覆，放入保鲜袋再放进冰箱保存，大约可保鲜一周，但还是尽可能早点吃完。若是太用力握持或不小心碰撞到其他物品，表皮就会变得黑黑的。

炎热地区常见的夏季蔬菜

一般认为，丝瓜不是做成棕刷就是用于制作化妆水，但丝瓜在鹿儿岛被称为"系瓜"，是一种从早期传承至今的夏季蔬菜。

可食用的是纤维组织较不发达、果肉厚而柔软的品种。独特的浓稠清爽口感与水嫩的甜味可唤醒夏季沉睡的食欲。

叶酸含量颇高，能预防失智症。此外，含有适量的钾以及水分多达 95% 这两点都有利尿的效果，在民俗疗法里，也常将煮丝瓜的汤当作利尿剂使用。所含的苦味成分皂苷可抑制胆固醇与血脂上升，属于预防肥胖的食材之一。

甜瓜

主要功效

高抗氧化力的 β–胡萝卜素、维生素 C 能延缓老化，除了可于三餐食用，也可当成甜品吃，很容易摄取营养。

- 利尿作用
- 预防与改善高血压
- 延缓老化
- 预防癌症

烹调与食材搭配的秘诀

香气与甜味都不明显，比起食用加工过的甜瓜，直接吃成熟的甜瓜才吃得出风味来。此外，若加入具有甜味的香蕉做成优酪乳奶昔，香蕉与优酪乳可发挥整肠效果。若切开后发现还未成熟，也可做成酱菜备用。

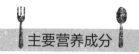

主要营养成分

成分几乎都是水分，但能摄取到钾与维生素 C，黄肉品种则含有 β–胡萝卜素。

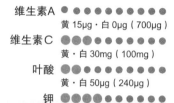

维生素A ●●●●●●●○○○
黄 15µg・白 0µg（700µg）

维生素C ●●●●●○○○○○
黄・白 30mg（100mg）

叶酸 ●●○○○○○○○○
黄・白 50µg（240µg）

钾 ●●●●○○○○○○
黄・白 280mg（650mg）

糖类 6.8g

※ 上述为可食用部分每 100g 的营养含量。括号内的数字是成年女性一天的食用建议量或参考值，也是各年龄层食用的最大值。

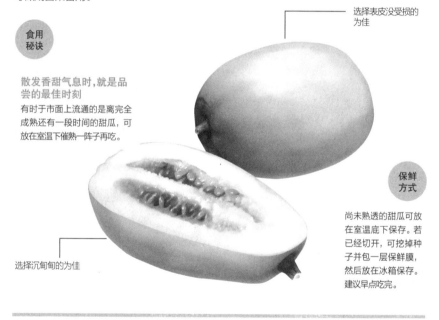

选择表皮没受损的为佳

食用秘诀

散发香甜气息时，就是品尝的最佳时刻

有时于市面上流通的是离完全成熟还有一段时间的甜瓜，可放在室温下催熟一阵子再吃。

选择沉甸甸的为佳

保鲜方式

尚未熟透的甜瓜可放在室温底下保存。若已经切开，可挖掉种子并包一层保鲜膜，然后放在冰箱保存。建议早点吃完。

可同时品尝清爽的风味与水嫩的口感

甜瓜是自古于日本国内栽植的水果，分成圆形与圆筒形两种，大颗的甜瓜大概不过 1kg 左右，在植物学上与哈密瓜同属一类。

相较于哈密瓜，甜瓜的甜味与香气都略显不足，却具有水嫩清爽的风味。此外，碳水化合物的含量不高，所以能减少热量的摄取，对于控制热量摄取的人来说，无疑是一种受欢迎的水果。

甜瓜大致可分成白肉与黄肉这两个品种，黄肉品种含有强抗氧化力的 β–胡萝卜素，而且具有同样抗氧化、能延缓老化与预防动脉硬化的维生素 C 以及一定含量的可抑制失智症与脑中风的叶酸，很适合作为高龄者的零食来食用。此外，90% 的成分是水分及含量丰富的钾，都具有利尿与将钠排出体外的效果。

芒果

主要功效

抗氧化维生素能抑制癌症与提升免疫功能，对于肌肤老化的预防以及消除疲劳也有极强功效。

- ●预防癌症
- ●延缓老化
- ●消除疲劳
- ●美肤作用

烹调与食材搭配的秘诀

由于中心有一颗巨形种子，吃的时候要仿照将鱼肉切成三片的手法水平入刀，剥下种子后，再将果肉切成格子状的花纹。此时可直接吃，或搭配葡萄糖、果糖含量丰富的葡萄与哈密瓜做成水果沙拉，可消除累积的疲劳。与鲜奶油也很对味，使用芒果做成的布丁、慕斯、蛋糕等西式甜点也很受欢迎。用水泡开干燥芒果，再放入果汁机打成果汁也是不错的选择。

主要营养成分

含有大量的 β–胡萝卜素、维生素C、维生素E 这类抗氧化维生素。叶酸与钾的含量也很丰富，营养价值极高。

维生素A	●●●●●●○○○○
	51μg（700μg）
维生素C	●●●●●●○○○○
	20mg（100mg）
维生素E	●●●○○○○○○○
	1.8mg（6.0mg）
叶酸	●●●●○○○○○○
	84μg（240μg）
钾	●●○○○○○○○○
	170mg（2,000mg）
糖类	15.6g

※ 上述为可食用部分每100g的营养含量。括号内的数字是成年女性一天的食用建议量或参考值，也是各年龄层食用的最大值。维生素A 是胡萝卜素的视网醇当量，维生素E 是 α–生育醇的含量。

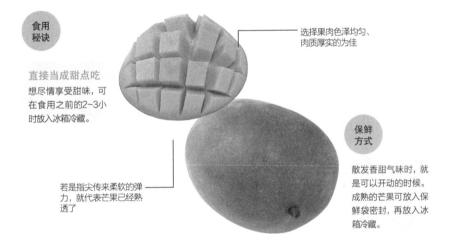

食用秘诀

选择果肉色泽均匀、肉质厚实的为佳

直接当成甜点吃
想尽情享受甜味，可在食用之前的2~3小时放入冰箱冷藏。

若是指尖传来柔软的弹力，就代表芒果已经熟透了

保鲜方式

散发香甜气味时，就是可以开动的时候。成熟的芒果可放入保鲜袋密封，再放入冰箱冷藏。

滋味醇厚、甜味香浓的南方水果

芒果与红毛榴莲、山竹齐名，是被誉为世界三大水果之一的南方水果。印度、墨西哥、菲律宾都是其产地，在日本则以温室栽培的方式种植。

具有黏腻浓厚甜味的果肉含有 β–胡萝卜素、维生素C、维生素E 以及其他的抗氧化维生素，而这些维生素能抑制活性氧化物的活力与延缓细胞老化。此外，芒果含有相当多的膳食纤维，所以能改善便秘。最近也因为被作为美容圣品，所以"人气"居高不下。

黄色果肉所含的圣草次苷是多酚的一种，而类黄酮类的色素成分可抑制过氧化脂质生成，也能有效预防癌症与糖尿病。醇厚的滋味与极高的营养价值完全符合"水果女王"的称号。

鸭儿芹（三叶芹）

主要功效

除了维生素与矿物质这些营养成分的效果之外，独特的香味成分也能提升食欲，具有提升胃肠功能的效果。

- 预防胃部不适
- 增进食欲
- 增强抗压力
- 预防与改善高血压

烹调与食材搭配的秘诀

可放在汤里或直接做成生菜沙拉与增色的配料，使用之余也可快速氽烫做成烫青菜或者鸭儿芹滑蛋，都是非常美味的菜色。水芹的根部能与叶子一起炒成金平风味或做成炸什锦，可提升脂溶性β－胡萝卜素的吸收率。不过鸭儿芹特有的香气不耐热，千万别过度加热，才能保留原本的口感。

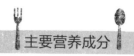

主要营养成分

以下的成分是水芹的数值。全年皆可见的水芹比水耕鸭儿芹的风味浓郁，营养价值也较高。

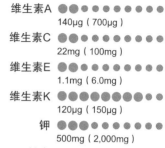

维生素A	140μg（700μg）
维生素C	22mg（100mg）
维生素E	1.1mg（6.0mg）
维生素K	120μg（150μg）
钾	500mg（2,000mg）
糖类	1.2g

※ 上述为可食用部分每100g的营养含量。括号内的数字是成年女性一天的食用建议量或参考值，也是各年龄层食用的最大值。维生素 A 是胡萝卜素的视网醇当量，维生素 E 是 α－生育醇的含量。

食用秘诀

水芹氽烫之后⋯⋯
（每100g含量）

维生素A	170μg
维生素C	12mg
维生素E	1.4mg
维生素K	150μg
钾	270mg
糖类	0.6g

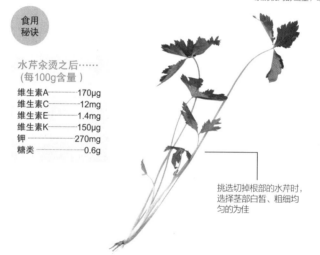

挑选切掉根部的水芹时，选择茎部白皙、粗细均匀的为佳

保鲜方式

切掉根部的水芹或水耕水芹可包一层保鲜膜或者放入保鲜袋保存。未切掉根部的水芹可用沾湿的餐巾纸包住根部，放入保鲜袋内再于保鲜室直立存放。

清爽的口感让齿颊生香

鸭儿芹是日本原产的香味蔬菜，也被称为"三叶芹"。顾名思义，鸭儿芹具有三片叶子，有独特的清爽香气与口感。鸭儿芹可分成茎部呈白色、叶子茂密且未切掉根部的种类、茎部长而嫩白且切掉根部的种类以及水耕栽培的种类。

或许是因为与胡萝卜同属伞形科的关系，含有 β－胡萝卜素、维生素 E、维生素 K 以及多种维生素。若与鱼肉、豆制品等优质蛋白质搭配，β－胡萝卜素能有效地转化成维生素 A，而维生素 A 除了能保护皮肤与黏膜，也能缓解眼睛疲劳。

水耕鸭儿芹的绿色越浓，β－胡萝卜素就越多。香气明显的是水芹，其独特香气源自鸭芹烯，鸭儿芹倍半萜烯这两种精油成分，可增进食欲与镇静神经，也能缓解胃部的不适与减轻压力。

小番茄（迷你番茄）

主要功效

β‐胡萝卜素、维生素C、维生素E的抗氧化力能抑制有害的活性氧化物，而色素成分的茄红素也有强劲的抗氧化作用。

- ●抑制血糖上升
- ●预防癌症
- ●预防动脉硬化
- ●美肤作用

烹调与食材搭配的秘诀

小番茄的种类与形状有很多，例如红色、黄色与粉红色。生鲜的小番茄可做成沙拉或配菜使用，煎过也很好吃。若要提升抗氧化力，可与富含大蒜素的大蒜、洋葱以及富含维生素C的卷叶欧芹搭配。在棍子面包上抹上蒜油，再放上几个对半剖开的迷你番茄，撒点卷叶欧芹，再放入烤箱烤，最后撒点奶酪粉，就是营养均衡的一道前菜。

主要营养成分

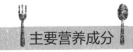

营养成分与普通的番茄相近，但β‐胡萝卜素与维生素C的含量约为普通番茄的2倍，茄红素的含量则多达2.5倍，柠檬酸的含量也相当丰富。

维生素A ●●●●●●●●●●
80μg（700μg）

维生素C ●●●●●●●○○○
32mg（100mg）

维生素E ●●○○○○○○○○
0.9mg（6.0mg）

叶酸 ●●○○○○○○○○
35μg（240μg）

钾 ●●○○○○○○○○
290mg（2,000mg）

糖类 5.8g

※上述为可食用部分每100g的营养含量。括号内的数字是成年女性一天的食用建议量或参考值，也是各年龄层的食用最大值。维生素A是胡萝卜素的视网醇当量，维生素E是α‐生育酚的含量。

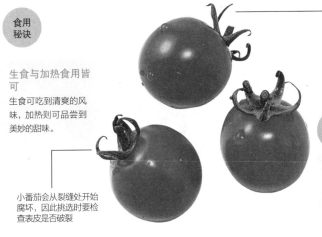

食用秘诀

生食与加热食用皆可

生食可吃到清爽的风味，加热则可品尝到美妙的甜味。

选择蒂头直挺、色泽鲜绿，表皮艳红而富有弹性的为佳

保鲜方式

若是已包装好的，可以直接保存，若是整颗的小番茄，可放入开有小孔的保鲜袋，再放入冰箱的保鲜室保存。

小番茄会从裂缝处开始腐坏，因此挑选时要检查表皮是否破裂

茄红素、维生素含量为普通番茄两倍

虽然直径仅有2~3cm，甜味却高度浓缩，钾、β‐胡萝卜素、维生素C、维生素E等营养成分的含量也比普通的番茄丰富。钾能预防高血压，β‐胡萝卜素、维生素C、维生素E这类抗氧化维生素的"三重奏"效果则能有效预防癌症与动脉硬化。甜味成分的葡萄糖、果糖能消除疲劳，也有助于缓解夏季倦怠。

除了流行的红色品种之外，近来也出现橘色、黄色这类高糖度的小番茄。不过，备受关注的色素成分茄红素以红色品种的含量最高。一般认为，茄红素的抗氧化力比β‐胡萝卜素或维生素E还要强劲。此外，小番茄与一般的番茄一样，都含有柠檬酸、苹果酸与琥珀酸，能有效缓解胃部不适与宿醉。

茗荷

主要功效

α-蒎烯具有各种药效成分，最具代表性的是促进发汗、控制体温的效果，最适合作为夏季防暑之用。

- ●增进食欲
- ●促进血液循环
- ●促进发汗
- ●预防与改善高血压

烹调与食材搭配的秘诀

α-蒎烯可提升体温，香气则能增进食欲。最适当的组合是切成薄片的茗荷与揉盐的茄子或小黄瓜搭配。此外，也能与茄子或小黄瓜一同做成米糠渍。做成米糠渍之后，茗荷就能吸收原本缺乏的维生素 B_1。

α-蒎烯属于挥发性物质，建议可直接切片或切成末吃。

主要营养成分

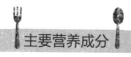

含有适量的维生素 E、钾与锰等营养成分。呛鼻的清冽香气源自精油成分的 α-蒎稀。

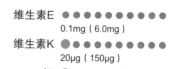

维生素E ●●●●●●●●●●
0.1mg（6.0mg）

维生素K ●●●●●●●●●●
20μg（150μg）

钾 ●●●●●●●●●●
210mg（2,000mg）

锰 ●●●●●●●●●●
1.17mg（3.5mg）

膳食纤维 ●●●●●●●●●●
2.1g（18g）

糖类 0.5g

※ 上述为可食用部分每100g的营养含量。括号内的数字是成年女性一天的食用建议量或参考值，也是各年龄层食用的最大值。维生素 E 是 α-生育醇的含量。

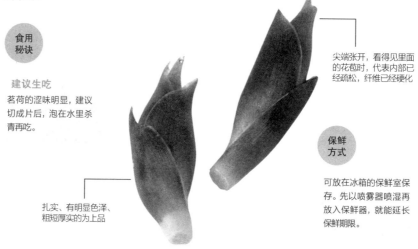

食用秘诀

建议生吃
茗荷的涩味明显，建议切成片后，泡在水里杀青再吃。

尖端张开，看得见里面的花苞时，代表内部已经疏松，纤维已经硬化

保鲜方式
可放在冰箱的保鲜室保存。先以喷雾器喷湿再放入保鲜器，就能延长保鲜期限。

扎实、有明显色泽、粗短厚实的为上品

含有预防夏季倦怠的成分

在《魏志倭人传》中也有记载的茗荷足见其历史之悠久。自古茗荷在日本就被当作食材。花苞状的茗荷被称为"花茗荷"，茎部软白的被称为"茗荷竹"。在中药里被当作消炎解毒的生药使用，主要是水煎与外敷的药物。

适用于日本料理的独特香气与清脆爽快的口感令人回味无穷。作为香气来源的精油成分 α-蒎烯具有促进胃部消化的功能。清爽的香气有助于提振因暑气而产生的食欲减退。此外，茗荷也因为与生姜是同类，所以同样能提升体温、促进血液循环与发汗，相对地也能调整体温以及抑制发热。

哈密瓜

主要功效

哈密瓜富含水分之余，也含有大量的能促进钠排出的钾。可平衡体内的水分与消除水肿。能消除水肿的钾的含量在食品标准成分表上是西瓜的3倍左右。

- ●预防与改善高血压
- ●利尿
- ●消除水肿
- ●消除疲劳

烹调与食材搭配的秘诀

哈密瓜拥有丰富的维生素C，搭配蛋白质丰富的酸奶，可摄取均匀的营养，酸奶的酸味则能衬托哈密瓜的美味。

作为意大利料理前菜之一的是生火腿与哈密瓜的组合，而这也是利用具有减盐效果的钾来排出火腿中的钠含量的最佳组合。使用未成熟的哈密瓜制作的酱菜也有美妙的风味。

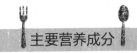

主要营养成分

以下成分是露天栽培的哈密瓜的数值。其中有88%的成分是水分，能消除疲劳的柠檬酸多含于果汁中，可说是最佳的夏季甜点。

维生素B₆ ●●●●●●●●●●
0.11mg（1.2mg）

维生素C ●●●●●●●●●●
25mg（100mg）

叶酸 ●●●●●●●●●●
24μg（240μg）

钾 ●●●●●●●●●●
350mg（2,000mg）

糖类 9.9g

※ 上述为可食用部分每100g的营养含量。括号内的数字是成年女性一天的食用建议量或参考值，也是各年龄层食用的最大值。

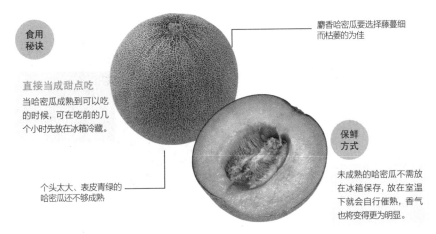

食用秘诀

麝香哈密瓜要选择藤蔓细而枯萎的为佳

直接当成甜点吃
当哈密瓜成熟到可以吃的时候，可在吃前的几个小时先放在冰箱冷藏。

个头太大、表皮青绿的哈密瓜还不够成熟

保鲜方式

未成熟的哈密瓜不需放在冰箱保存，放在室温下就会自行催熟，香气也将变得更为明显。

即效性的能量来源可立刻消除疲劳

哈密瓜的甜味是由果糖、蔗糖与葡萄糖所组成的糖分。这种糖分很快就会被身体吸收而转化成热量，因而能缓解夏季倦怠症，也含有能消除疲劳的柠檬酸。

钾与维生素C的含量都很丰富，内膜部分也含有β-胡萝卜素与膳食纤维。内膜周边含有清血的腺苷酸的功能性成分，能有效预防脑中风与心脏病。会在体内转化成维生素A的β-胡萝卜素，则常见于果肉为深橘色的品种。

钾有助于排除多余的钠，也能调整体内水分的平衡，夏季容易因为流汗而流失钾，而哈密瓜则是良好的供给来源。

桃子

主要功效

富含具有消除疲劳功能的柠檬酸与苹果酸。儿茶素的抗氧化力与维生素 C、维生素 E一样具有美白效果。

- 消除疲劳
- 增进食欲
- 美肤作用
- 预防与改善便秘

烹调与食材搭配的秘诀

桃子所含的儿茶素具有超强的抗氧化力，一旦得到维生素 C 与维生素 E 的辅助，效果就会更为提升。桃子本身也含有适量的维生素 C 与维生素 E，若与其他富含此类维生素的水果搭配，效果将更加显著。建议与维生素 C 含量较丰富的奇异果、柠檬以及草莓等水果搭配。若加在能补充钙质的优酪乳里，也是很适合作为早餐的甜点。

主要营养成分

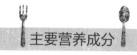

下列的成分是白肉品种的数值。钾的含量相对较高，果汁则含有苹果酸、柠檬酸以及具有超强抗氧化力的儿茶素。

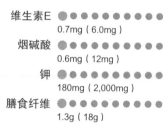

维生素E ●●●●●●●●●●
0.7mg（6.0mg）

烟碱酸 ●●●●●●●●●●
0.6mg（12mg）

钾 ●●●●●●●●●●
180mg（2,000mg）

膳食纤维 ●●●●●●●●●●
1.3g（18g）

糖类 8.9g

※ 上述为可食用部分每100g的营养含量。括号内的数字是成年女性一天的食用建议或参考值，也是各年龄层食用的最大值。维生素 E 是 α - 生育酚的含量。

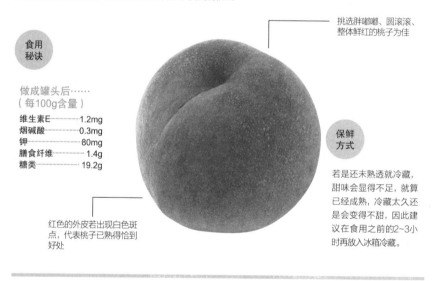

挑选胖嘟嘟、圆滚滚、整体鲜红的桃子为佳

食用秘诀

做成罐头后……
（每100g含量）

维生素E ……… 1.2mg
烟碱酸 ……… 0.3mg
钾 ……… 80mg
膳食纤维 ……… 1.4g
糖类 ……… 19.2g

红色的外皮若出现白色斑点，代表桃子已熟得恰到好处

保鲜方式

若是还未熟透就冷藏，甜味会显得不足，就算已经成熟，冷藏太久还是会变得不甜，因此建议在食用之前的2~3小时再放入冰箱冷藏。

富含能延缓老化与消除疲劳的儿茶素

桃子是非常多汁的水果，甜味成分主要来自果糖。果糖很容易被身体吸收，是很棒的热量来源，能迅速消除疲劳。能稳定血压的钾的含量也相对较多，还含有维生素 B 群之一的烟碱酸。

靠近皮的部分含有绿茶的儿茶素，这种儿茶素是一种多酚，能抑制活性氧化物的活力与修复细胞，还能预防癌症与延缓老化。

此外，在桃子所含有的大量膳食纤维中，也含有果胶，这种果胶具有整肠作用，能改善便秘进而美白肌肤。去皮后，氧化酶会使多酚氧化，颜色就会变糟，吃之前再去皮即可。

山麻

主要功效

山麻的 β－胡萝卜素含量高达 10,000μg，远远地将胡萝卜抛在后面，而 β－胡萝卜素可预防癌症与延缓老化，其所含有的钙、维生素 K 与锰则能够强化骨骼。

- ●预防癌症
- ●延缓老化
- ●预防骨质疏松症
- ●预防与改善便秘

烹调与食材搭配的秘诀

叶子与茎部通常会做成烫青菜。能帮助钙吸收的是维生素 D，而维生素 D 较常见于菇类，若在氽烫后的山麻里加入鸿喜菇或小鱼干可有效预防骨质疏松症。用菜刀拍打会分泌黏液，搭配同样黏稠的纳豆或山药，即为增强耐力的最佳搭档。也建议将山麻与鸡肉一同炖煮。山麻的草酸含量很高，大量摄取时记得先快速氽烫一下。

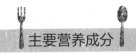

主要营养成分

除了含有维生素 A、维生素 B$_1$、维生素 B$_2$、维生素 B$_6$、维生素 C、维生素 E、维生素 K 之外，还含有钾、钙等矿物质，在蔬菜之中，营养成分的含量绝对处于前列。

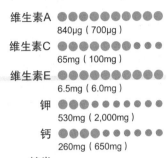

维生素A	●●●●●●●●●●
	840μg（700μg）
维生素C	●●●●●●●●●●
	65mg（100mg）
维生素E	●●●●●●●●●●
	6.5mg（6.0mg）
钾	●●●●●●●●●●
	530mg（2,000mg）
钙	●●●●●●●●●●
	260mg（650mg）
糖类	0.4g

※ 上述为可食用部分每 100g 的营养含量。括号内的数字是成年女性一天的食用建议量或参考值，也是各年龄层食用的最大值。维生素 A 是胡萝卜素的视网醇当量，维生素 E 是 α－生育醇的含量。

食用秘诀

氽烫之后……
（每100g含量）

维生素A	550μg
维生素C	11mg
维生素E	3.4mg
钾	160mg
钙	170mg
糖类	0.5g

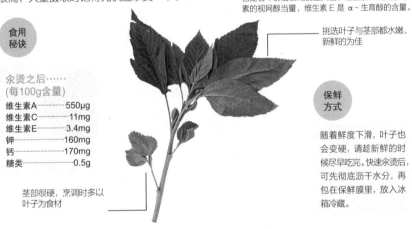

挑选叶子与茎部都水嫩、新鲜的为佳

保鲜方式

随着鲜度下滑，叶子也会变硬，请趁新鲜的时候尽早吃完。快速氽烫后，可先彻底沥干水分，再包在保鲜膜里，放入冰箱冷藏。

茎部很硬，烹调时多以叶子为食材

拥有足以炫耀的超量 β－胡萝卜素

原产于埃及的山麻在阿拉伯语中有"只属于国王的东西"的意思。顾名思义，在当地是国王生病时的一种特效药，也是相当珍贵的蔬菜，据说具有优异的美白效果，因而深受埃及艳后喜爱。

除含有 β－胡萝卜素、维生素 B 群、维生素 C、维生素 E 等抗氧化维生素之外，也含有钾、钙、铁、膳食纤维等各种营养成分，而且含量极高。尤其能抑制活性氧化物活力与延缓细胞老化的 β－胡萝卜素的含量，以及能预防骨质疏松症、缓解压力的钙的含量，在常见的黄绿色蔬菜中都处于前列。

切碎后分泌的黏液是黏液素与甘露聚糖这类多糖体。由于能抑制血糖与胆固醇上升，可有效预防糖尿病与动脉硬化。

覆盆子

有助于美白，减重
效果也十分惊人

主要功效

丰富的维生素 C、维生素 E、柠檬酸、叶黄素、鞣花酸、花青素等成分可抑制致癌物质的活性，也有美肌的效果。

- ●预防癌症
- ●美肤作用
- ●预防与改善便秘
- ●预防肥胖

烹调与食材搭配的秘诀

覆盆子特有的甜酸滋味最适合做成果酱或酱汁。不过，为了避免营养成分流失，严禁煮过头，让果实保留一定形状是制作时的秘诀。维生素 E 属于脂溶性维生素，与乳制品的属性相符，因此新鲜的覆盆子或果酱可与冰淇淋一起品尝。以果汁机打成果汁，粗筛之后，加入砂糖与利口酒稍微稀释，就能做成覆盆子酱汁。这种酱汁与猪肉料理非常对味。

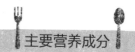

主要营养成分

小小一颗却含有维生素 C、维生素 E、膳食纤维等营养成分，在果实类蔬菜中营养价值首屈一指。营养成分之外的抗氧化成分也很丰富。

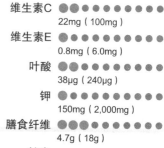

营养成分	含量
维生素C	22mg（100mg）
维生素E	0.8mg（6.0mg）
叶酸	38μg（240μg）
钾	150mg（2,000mg）
膳食纤维	4.7g（18g）
糖类	5.5g

※ 上述为可食用部分每100g的营养含量。括号内的数字是成年女性一天的食用建议量或参考值，也是各年龄层食用的最大值。维生素 E 是 a- 生育醇的含量。

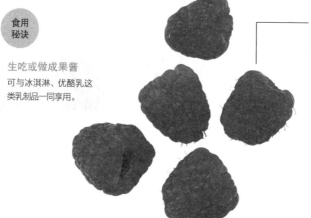

食用秘诀

生吃或做成果酱
可与冰淇淋、优酪乳这类乳制品一同享用。

选择果皮表面丰满、毫无皱褶且呈现艳红色、毫无黑斑的为佳。

保鲜方式

覆盆子不耐干燥，储存时可置于密封容器里或放入保鲜袋内，再放入冰箱的保鲜室储存。如果不打算立刻食用，可整颗放入冰箱冷冻，每次使用前可置于室温里自然解冻。

覆盆子是小颗果实丛生的西洋树莓，最为人熟知的就是 "framboise" 这个法文名称。从小巧可爱的外表完全无法联想到其含有多种维生素，包括维生素 C、维生素 E、钾、铁、钙以及具有抗氧化作用的多酚类营养成分，绝对担得起 "水果公主" 的封号。

覆盆子也包含能消除疲劳的柠檬酸、类胡萝卜素的叶黄素、抗病毒的鞣花酸、多酚类的花青素。这些成分互相作用能抑制癌症的发生，也可预防感冒、美白肌肤，能产生各种有益健康的效果。此外，作为香气成分的覆盆子酮据说比辣椒素具有更强的脂肪分解作用，因此被当成减重圣品，广受瞩目。由于覆盆子还富含膳食纤维，可有效预防便秘与高血压。

蕗荞

主要功效

即便是在蔬菜中，蕗荞的水溶性膳食纤维含量也相对较多，除了能提升肠道功能，也可有效抑制血糖与胆固醇上升。

- ●预防与缓解便秘
- ●预防大肠癌
- ●增进食欲
- ●促进血液循环

烹调与食材搭配的秘诀

能有效缓解夏季倦怠的组合之一，就是与富含维生素 B_1 的食材搭配，因为硫化物能使维生素 B_1 的效果提升。若与富含维生素 B_1 的猪肉搭配，能有效缓解肌肉疼痛与消除疲劳。破坏蕗荞的细胞，让里面的硫化物接触到空气之后，硫化物的作用就被激活，因此可将蕗乔切碎后，当成涮锅的佐料使用。

做成甜醋渍、酱油渍或蜂蜜渍皆有利于保存，建议作为咖喱饭的配菜使用。

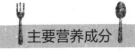

主要营养成分

膳食纤维的含量十分丰富，与大蒜、韭菜一样含有刺激成分的硫化物，也具有多种药效。

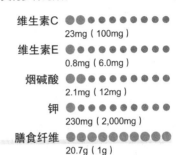

维生素C	23mg（100mg）
维生素E	0.8mg（6.0mg）
烟碱酸	2.1mg（12mg）
钾	230mg（2,000mg）
膳食纤维	20.7g（1g）
糖类	8.6g

※ 上述为可食用部分每100g的营养含量。括号内的数字是成年女性一天的食用建议量或参考值，也是各年龄层食用的最大值。维生素 E 是 α - 生育醇的含量。

食用秘诀

做成甜醋渍之后
（每100g含量）

维生素C	0mg
维生素E	0.2mg
烟碱酸	0.2mg
钾	38mg
膳食纤维	3.3g
糖类	25.7g

蕗荞很快就会发芽，建议在烹调或制作酱菜前再行购买即可

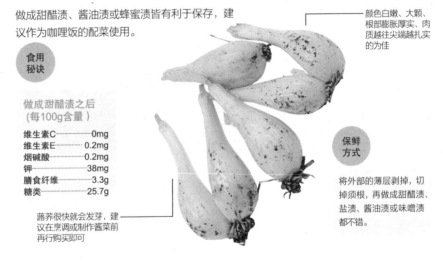

颜色白嫩、大颗、根部膨胀厚实、肉质越往尖端越扎实的为佳

保鲜方式

将外部的薄层剥掉，切掉须根，再做成甜醋渍、盐渍、酱油渍或味噌渍都不错。

硫化物能增强维生素 B_1 的功效

初夏于市面流通的蕗荞为百合科葱属的蔬菜。呛鼻的刺激气味是其最大的特征。该气味的来源是洋葱与大蒜也含有的硫化物。同属的大蒜素能促进维生素 B_1 的吸收，间接促进血液循环，也能分解乳酸，迅速消除疲劳，还能保护脑部与神经的健康。

强劲的杀菌作用除了能预防嘴唇破皮，也可缓解胃部不适与增进食欲，并能有效预防感冒，最近有研究报告指出其具有预防癌症的效果。

此外，蕗荞含有高于牛蒡 3~4 倍的膳食纤维，而且水溶性膳食纤维的比例还较高。水溶性膳食纤维能抑制血糖与胆固醇的上升，也被认为能有效预防与改善糖尿病。

嫩叶莴苣

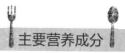

主要功效

在莴苣之中，嫩叶莴苣营养价值可说是数一数二，具有改善高血压、预防癌症以及延缓细胞老化等功效。

- 预防癌症
- 预防与改善高血压
- 延缓老化
- 预防骨质疏松症

烹调与食材搭配的秘诀

除了做成沙拉与三明治之外，柔软的叶子很适合用来包裹食物。100g 只含有 16kcal* 的低热量，很适合在减重时食用。不过一般来说，单独生吃时一次吃不了太多，可将中间较硬的部分与肉类一同快炒，或加入汤里当作汤料，即可一次大量摄取，也能毫无浪费地摄取所有营养成分。使用与散叶莴苣一样富含维生素 E 的芝麻油或蚝油做成中式热炒，也是非常棒的选择。

主要营养成分

营养成分和含量都与红叶莴苣相近，但是叶子呈绿色的部分较多，维生素的数值也略高，并富含矿物质。

维生素A	●●○○○○○○○○
	200μg（700μg）
维生素E	●●○○○○○○○○
	1.3mg（6.0mg）
维生素K	●●●●●●●●●●
	160μg（150μg）
钾	●●○○○○○○○○
	490mg（2,000mg）
钙	●●○○○○○○○○
	58mg（650mg）
糖类	1.4g

※ 上述为可食用部分每 100g 的营养含量。括号内的数字是成年女性一天的食用建议量或参考值，也是各年龄层食用的最大值。维生素 A 是胡萝卜素的视网醇当量，维生素 E 是 α－生育酚的含量。

选择叶子翠绿、膨松有分量的为佳

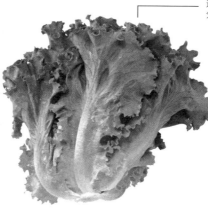

食用秘诀

生吃与加热皆可

生吃之外，加热再吃也相当美味。

保鲜方式

可放在冰箱的保鲜室保存。建议以沾湿的报纸包在外层，再放入保鲜袋内密封，置于冰箱直立保存。若要保存的是散开的叶子，则建议放在密封的袋子里，最好一天左右就用完。

适合制作沙拉、汤料或热炒料理

嫩叶莴苣的叶子为亮绿色，如波浪般弯曲而不结球。红叶莴苣与皱叶莴苣同属嫩叶莴苣。

含有 10 倍于普通莴苣的 β－胡萝卜素，维生素 C、维生素 E 这类抗氧化维生素也非常充实，同时富含钾、钙、铁等矿物质，是非常优异的黄绿色蔬菜。特别值得注意的是，在莴苣之中，含量相对丰富的维生素 E。维生素 E 本身具有抗氧化作用，能抑制活性氧化物的活力，也能预防脂质氧化，同时还能延缓老化与预防动脉硬化。

此外，维生素 C 有助于美白，维生素 A 则能让黏膜变得更健康，也能预防流行性感冒等传染疾病。强化骨骼不可或缺的维生素 K 也有相当多的含量。

※ 1kcal(千卡)=4.186kj(千焦)，16kcal约为66.97kj

大黄

主要功效

除了含有能预防高血压的钾及强化骨骼的钙，还含有抗氧化的花青素。

- ●预防与改善高血压
- ●维持牙齿与骨骼健康
- ●预防癌症
- ●预防动脉硬化

烹调与食材搭配的秘诀

花青素主要蕴藏于红皮及红皮周边。大黄去皮杀青后，可制作成沙拉或凉拌菜，但若要充分利用花青素，连皮做成果酱是最理想的方式。大黄也富含果胶，切成段之后，加入砂糖稍微腌渍一下，煮到变得黏稠为止，就能做成果酱。最后若再加入少许的柠檬汁，可让红色更显鲜艳。

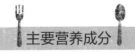

主要营养成分

钾、钙、叶酸的含量相当丰富。成熟的茎部会带有红色，其来自花青素这种色素成分。

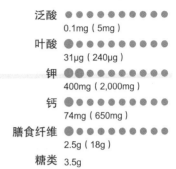

泛酸	●●●●●●●●●●
	0.1mg（5mg）
叶酸	●●●●●●●●●●
	31μg（240μg）
钾	●●●●●●●●●●
	400mg（2,000mg）
钙	●●●●●●●●●●
	74mg（650mg）
膳食纤维	●●●●●●●●●●
	2.5g（18g）
糖类	3.5g

※ 上述为可食用部分每100g的营养含量。括号内的数字是成年女性一天的食用建议量或参考值，也是各年龄层食用的最大值。

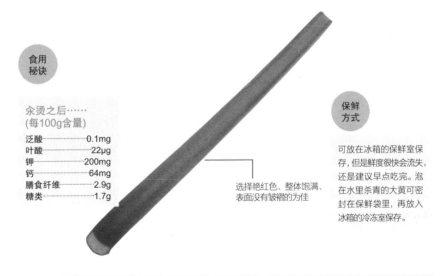

食用秘诀

余烫之后……
（每100g含量）

泛酸	0.1mg
叶酸	22μg
钾	200mg
钙	64mg
膳食纤维	2.9g
糖类	1.7g

选择艳红色、整体饱满、表面没有皱褶的为佳

保鲜方式

可放在冰箱的保鲜室保存，但是鲜度很快会流失，还是建议早点吃完。泡在水里杀青的大黄可密封在保鲜袋里，再放入冰箱的冷冻室保存。

其色素成分具有抗癌作用，可制作成果酱

外观近似蜂斗菜，但可食用的部位仅有茎部而已。大黄具有强烈的酸味与独特的气味，中医将其当作帮助消化的药草使用。

钾与钙的含量较多，除了能预防与改善高血压，也能预防因缺乏钙而引起的骨质疏松症。

大黄有红色素与绿色素。红色素源自花青素，这种色素具有抑制活性氧化物活力的抗氧化功能，可延缓细胞老化与预防癌症，还能避免血栓形成与预防动脉硬化，在多个方面都有益健康。

此外已被证实的是，大黄富含果胶这种水溶性膳食纤维，可有效抑制胆固醇的上升，也能改善糖尿病。

莴苣

主要功效

维生素 E 具有延缓老化与改善肌肤问题的效果，最早是从能改善不孕的莴苣中发现的。

- 预防与改善高血压
- 预防骨质疏松症
- 预防与改善贫血
- 改善失眠

烹调与食材搭配的秘诀

一般来说，若喜欢清淡的风味，可将莴苣与 β - 胡萝卜素、维生素 C 含量较高的黄绿色蔬菜与富含蛋白质的食材一起做成沙拉食用。以及与维生素 E 含量丰富的豆类和坚果类、维生素 B_1 丰富的猪肉、含有大量膳食纤维的香菇以及海藻搭配，能让营养价值更上一层楼。做成热炒或汤品时，甜味会增加，也因为体积会随之减小，因此可比生吃时更能大量摄取。

主要营养成分

以下为水耕栽培莴苣的营养数值。与皱叶莴苣或红叶莴苣等嫩叶莴苣相较之下，营养成分的总量较低，维生素则以叶酸的含量较高。

维生素A ●●●●●●●●●●
20μg（700μg）

维生素E ●●●●●●●●●●
0.3mg（6.0mg）

维生素K ●●●●●●●●●●
29μg（150μg）

叶酸 ●●●●●●●●●●
73μg（240μg）

钾 ●●●●●●●●●●
200mg（2,000mg）

糖类 1.7g

※ 上述为可食用部分每100g的营养含量。括号内的数字是成年女性一天的食用建议量或参考值，也是各年龄层食用的最大值。维生素 A 是胡萝卜素的视网醇当量，维生素 E 是 α - 生育醇的含量。

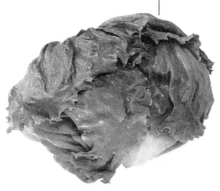

食用秘诀

做成热炒或汤品
加热后，甜味会更加明显，但不要过度加热。

选择外侧的叶子膨松柔软、手感沉重的为佳

保鲜方式

莴苣不耐干燥，放在冰箱保存时，可将沾湿的餐巾纸盖在菜心的部位，再放入保鲜袋内密封。利用外面的叶子包住用了一半的莴苣，可延长保鲜期限。

风味清爽，是制作沙拉的必备

俗称的莴苣就是结球莴苣，又名美生菜或包心莴苣，含有适量的 β - 胡萝卜素、维生素 C、维生素 E、钾、钙、铁等营养成分，是极常见于沙拉中的蔬菜。

在蔬菜之中，莴苣的维生素 E 的含量相对较高，其抗氧化作用可延缓细胞老化与预防动脉硬化，若与 β - 胡萝卜素、维生素 C 共同作用，抗氧化效果将得到提升。在美白与缓解压力方面也有功效。

维生素 E 是从能有效解决小白鼠不孕症的莴苣的未知物质 X 中发现的。由于是在维生素 D 之后发现的脂溶性维生素，因而被命名为维生素 E，也被认为是一种抗氧化维生素，除了能预防癌症、抑制胆固醇上升与调整血压，还能调整荷尔蒙分泌及维持生殖功能的健康。

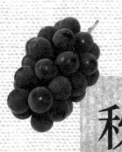

秋季蔬果

夏季结束，丰收的秋季随即来报到。
多彩的蔬果与累累的果实
告知收获的季节即将到来。

树上结满了栗子与柿子，
大地长满了芋头与地瓜，
田里也出现了随风摇曳的稻浪。

让我们一边品尝米饭与味噌汤的美味，
一边享受秋季清爽的空气
与手感沉甸甸的果实吧。

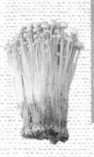

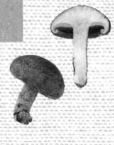

五叶木通

主要功效

能提升免疫力的维生素 C 含量相当丰富，可有效预防感冒及打造美白肌肤。与叶酸形成的加乘效果能预防及改善贫血。

- 预防感冒与传染病
- 美肤效果
- 预防与改善贫血
- 预防动脉硬化

烹调与食材搭配的秘诀

果肉可直接以汤匙挖着吃。果皮炸过或炒过可食用，但会出现些许苦味，利用味噌调味再吃会比较容易入口。不过，千万别因此摄取过多盐分。在日本有些地区是于春初摘取刚冒头的新芽，然后做成烫青菜吃。

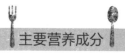

主要营养成分

以下是营养成分含量占 20% 的 100g 果肉的相关数值。果肉的维生素 C 含量丰富，叶酸也较多，但其他的维生素则略少。

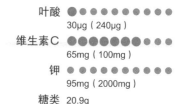

叶酸 ●●●●●●●●○○
　　 30μg（240μg）
维生素C ●●●●●●○○○○
　　 65mg（100mg）
钾 ●○○○○○○○○○
　　 95mg（2000mg）
糖类 20.9g

※ 上述为可食用部分每 100g 的营养含量。括号内的数字是成年女性一天的食用建议量或参考值，也是各年龄层食用的最大值。

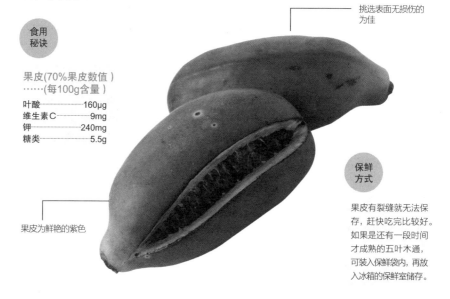

食用秘诀

挑选表面无损伤的为佳

果皮（70%果皮数值）
……（每100g含量）

叶酸………160μg
维生素C………9mg
钾………240mg
糖类………5.5g

果皮为鲜艳的紫色

保鲜方式

果皮有裂缝就无法保存，赶快吃完比较好。如果是还有一段时间才成熟的五叶木通，可装入保鲜袋内，再放入冰箱的保鲜室储存。

果肉和果皮能一并摄取

五叶木通的原产地除了日本，还有我国与朝鲜半岛，可分成五叶木通、三叶木通和其他种类，一般栽培的多是三叶木通这个品种。可食用的部位主要是果实与果皮，中医将其茎部当作利尿与抗发炎的药物使用。

果实长 5~8cm，呈椭圆形，厚实的果皮之中，藏有包着许多小种子的果冻状果肉。成熟后会转成紫色，外皮会垂直崩裂，露出里面的果肉。呈半透明的果肉十分黏稠，且具有清雅的甜味。

果肉富含维生素 C，其含量足以与草莓匹敌。不过，糖类也比草莓多，所以会摄取到更多的热量。此外，维生素 B 群之一的叶酸含量也相对较高。

果皮含有丰富的钾，建议在果皮上下点儿功夫一并食用。

无花果

主要功效

水溶性膳食纤维的果胶能调整肠道功能，预防大肠癌的发生。柠檬酸具有分解乳酸的作用，可有效消除疲劳。

- ●预防癌症
- ●整肠作用
- ●消除疲劳
- ●美肤效果

烹调与食材搭配的秘诀

无花果不仅能作为水果食用，其温和的甜味也可应用于料理。果肉含有帮助蛋白质消化的分解酵素，适合与烤牛肉搭配或做成沙拉。与压散的豆腐一起做成凉拌菜，能尝到意外的美味。加热的同时会使酵素失去作用，若想发挥酵素的功效，就不能在加热的料理中使用。不再继续成熟的无花果可加入少许砂糖与柠檬汁做成红酒炖肉。由于富含水溶性果胶，也很适合做成果酱。

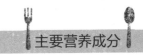

主要营养成分

除了钾之外，也富含维生素 E、叶酸等维生素。无花果干是含有更多营养价值的健康食品。

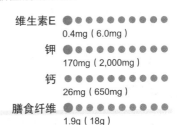

维生素E ●●●●●●●●●●
0.4mg（6.0mg）

钾 ●●●●●●●●●●
170mg（2,000mg）

钙 ●●●●●●●●●●
26mg（650mg）

膳食纤维 ●●●●●●●●●●
1.9g（18g）

糖类 12.4g

※ 上述为可食用部分每100g的营养含量。括号内的数字是成年女性一天的食用建议量或参考值，也是各年龄层食用的最大值。维生素 E 是 α - 生育醇的含量。

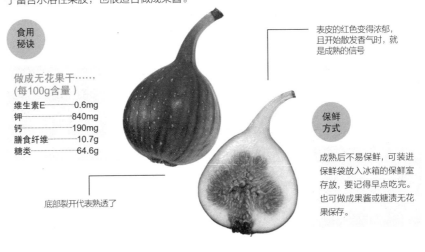

食用秘诀

做成无花果干……
（每100g含量）

维生素E	0.6mg
钾	840mg
钙	190mg
膳食纤维	10.7g
糖类	64.6g

表皮的红色变得浓郁，且开始散发香气时，就是成熟的信号

保鲜方式

成熟后不易保鲜，可装进保鲜袋放入冰箱的保鲜室存放，要记得早点吃完。也可做成果酱或糖渍无花果保存。

底部裂开代表熟透了

富含膳食纤维，最适合预防便秘

无花果常产于夏末秋初，是充满季节感的水果，但在欧美地区较常使用的是干燥的无花果。

新鲜的无花果含有维生素 E、钾、钙，也富含水溶性膳食纤维的果胶，而这也是无花果的特征之一。果胶能促进肠道蠕动、预防便秘，能有效抑制胆固醇与血糖的上升，并间接预防糖尿病与动脉硬化。此外，果汁所含的柠檬酸能阻止乳酸囤积，能消除疲劳与解决肌肤问题。

无花果的香味成分苯甲醛与花青素具有抑制癌症的效果。果实分泌的乳白液体也含有促进蛋白质消化的分解酵素。

金针菇

主要功效

所含有的维生素 B₁ 具有提升代谢速度、消除疲劳的效果。除了能促进糖类的代谢，热量也很低，适合作为预防代谢综合症的食材使用。

- ●消除疲劳
- ●预防肥胖
- ●预防与改善便秘
- ●预防与改善高血压

烹调与食材搭配的秘诀

金针菇的味道顺滑，口感诱人，做成烫青菜、汤料、火锅料或以铝箔纸包起来烤，以及以奶油炒制都很不错，应用范围可以说相当广泛。由于富含能降低胆固醇与减少肠道有害物质的膳食纤维，所以常吃肉而便秘或不常吃蔬菜的人，建议多吃些金针菇。由于能提升消除疲劳的效果，建议与维生素 B₁ 含量丰富的猪肉一起烹调。与油豆皮一起作为味噌汤的汤料使用时，不仅能消除疲劳，还能借助发酵食品的味噌增强其抗氧化效果以预防癌症。

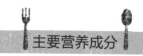

主要营养成分

即使在菇类中，维生素 B₁ 的含量也是少见的高。富含烟碱酸与泛酸等维生素也是其特征之一。

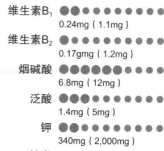

维生素B₁ ●●●●●●●●
0.24mg（1.1mg）

维生素B₂ ●●●●●●●●
0.17gmg（1.2mg）

烟碱酸 ●●●●●●●●
6.8mg（12mg）

泛酸 ●●●●●●●●
1.4mg（5mg）

钾 ●●●●●●●●
340mg（2,000mg）

糖类 3.7g

※ 上述为可食用部分每 100g 的营养含量。括号内的数字是成年女性一天的食用建议量或参考值，也是各年龄层食用的最大值。

食用秘诀

余烫之后……
（每100g含量）

维生素B₁········0.19mg
维生素B₂········0.13mg
烟碱酸··········3.7mg
泛酸············0.96mg
钾··············270mg
糖类············3.3g

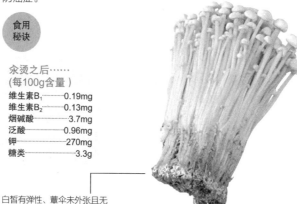

白皙有弹性、蕈伞未外张且无黏性的为佳

保鲜方式

若包在袋子里，可直接置于冰箱冷藏，但切掉根部后鲜度会急速下降，如果一次用不完，可分成若干份保存。

金针菇自生于朴树、桑树与栲树等阔叶树的枯木上，市面流通的白色金针菇是于暗室栽培的产物。与野生种交配、再晒日光上色的金针菇，则是以"味金针菇"的名称销售。

菇类之中，帮助热量代谢不可或缺的维生素 B 群含量特别高，维生素 B₁ 能促进碳水化合物的代谢，也能消灭疲劳物质，增强脑部活力。维生素 B₂ 则是蛋白质、脂质与碳水化合物代谢时的必需维生素，能促进过氧化脂质的分解并延缓细胞老化。

此外，能促进血液循环的烟碱酸也有相当多的含量，能有效改善手脚冰冷的症状。烟碱酸有助于分解喝酒后于体内产生的有害物质乙醛，可间接预防宿醉。

柿子

主要功效

β－隐黄素、维生素C的组合能发挥卓越的抗氧化力，其加乘效果能强力预防癌症。

- ●预防癌症
- ●延缓老化
- ●预防感冒与传染病
- ●预防与改善高血压

烹调与食材搭配的秘诀

若要提升含量丰富的维生素C的营养效果，可与含有维生素E的食材一同烹调，因为维生素E能强化维生素C的抗氧化力。将豆腐放入磨钵碾碎，再与芝麻糊、柿子做成日式下酒菜，可预防宿醉。搭配帮助消化的白萝卜，再以芝麻油与醋调味，做成中式生鱼片，可在季节迁之际，一扫囤积在眼部的疲劳物质。

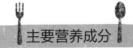

主要营养成分

以下成分为甜柿的数值。维生素C的含量非常丰富，相当于橘子的两倍。胡萝卜素的含量也几乎与豌豆或青椒相等。

维生素A ●●●●●●●●●●
35μg（700μg）

维生素C ●●●●●●●●●●
70mg（100mg）

泛酸 ●●
0.28mg（5mg）

叶酸 ●●●
18μg（240μg）

钾 ●●●●●●●●●
170mg（2,000mg）

糖类 14.3g

※ 上述为可食用部分每100g的营养含量。括号内的数字是成年女性一天的食用建议量或参考值，也是各年龄层食用的最大值。维生素A是胡萝卜素的视网醇当量。

食用秘诀

做成柿干之后……
（每100g含量）

维生素A	120μg
维生素C	2mg
泛酸	0.85mg
叶酸	35μg
钾	670mg
糖类	57.3g

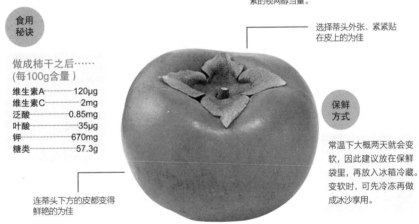

选择蒂头外张、紧紧贴在皮上的为佳

连蒂头下方的皮都变得鲜艳的为佳

保鲜方式

常温下大概两天就会变软，因此建议放在保鲜袋里，再放入冰箱冷藏。变软时，可先冷冻再做成冰沙享用。

涩味成分的单宁酸 可预防宿醉

柿子含有丰富的维生素C。维生素C具有抑制感冒病毒活性的功效，能有效预防流行性感冒等传染性疾病。柿子所含有的β－隐黄素为类胡萝卜素之一且具有强效抗癌效果，与维生素C联手出击可有效预防癌症，其也因此受到关注。

柿子能预防宿醉这点可说是众所周知。涩味成分的单宁酸具有分解酒精的效果，与具有利尿效果的钾搭配，可将造成宿醉的有害物质排出体外。除此之外，柿子的嫩叶含有具有抗过敏作用的多酚成分的黄芪甙，在花粉四处飘散前就将柿叶煎成药喝，可有效对抗花粉症。

酸橙

主要功效

所含有的维生素 C 与柠檬酸有助于消除疲劳与提升免疫力。对于预防夏季感冒或肌肤问题也有一定的帮助。

- ●延缓老化
- ●消除疲劳
- ●预防感冒与传染病
- ●美肤效果

烹调与食材搭配的秘诀

酸橙所富含的维生素 C 在与维生素 E 的共同作用之下，抗氧化力会升级，间接产生预防动脉硬化与降低胆固醇的效果。在海鲜之中，维生素 E 含量较高的有虾、螃蟹、鰤鱼，上述这些食材经过烧烤后，可在一旁附上酸橙，增添爽口的酸味。

此外，与菠菜这类铁质丰富的蔬菜搭配时，维生素 C 能促进铁质的吸收。而与能制造红血球的叶酸联手出击时，不仅可缓解疲劳，还可有效预防贫血。

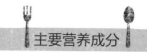

主要营养成分

以下为营养成分含量为 35% 的 100g 酸橙果汁的相关数值。酸味强烈，抗氧化力优异的维生素 C 与柠檬汁含量丰富是其特征。

维生素C ●●●●● ○○○○○
42mg（100mg）

泛酸 ●●●●●●●●● ○
0.15mg（5mg）

叶酸 ●●●● ○○○○○○
13μg（240μg）

钾 ●● ○○○○○○○○
140mg（2,000mg）

糖类 8.4g

※ 上述为可食用部每 100g 的营养含量。括号内的数字是成年女性一天的食用建议量或参考值，也是各年龄层食用的最大值。

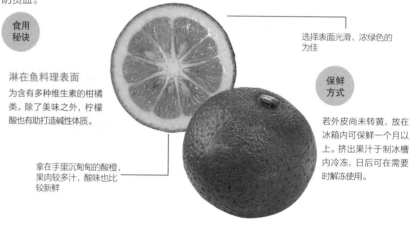

食用秘诀

选择表面光滑、浓绿色的为佳

淋在鱼料理表面
为含有多种维生素的柑橘类。除了美味之外，柠檬酸也有助打造碱性体质。

拿在手里沉甸甸的酸橙，果肉较多汁，酸味也比较新鲜

保鲜方式

若外皮尚未转黄，放在冰箱内可保鲜一个月以上。挤出果汁于制冰槽内冷冻，日后可在需要时解冻使用。

窜鼻的清新酸味

酸橙为日本九州大分县的特产之一，也是火锅佐料不可或缺的柑橘类水果。除了浓绿色的果皮、清爽的香气、爽口的酸味外，含有维生素 C 及叶酸、泛酸等多种维生素是其特征。

维生素 C 能防止细胞氧化、延缓老化与预防动脉硬化，也有助于胶原蛋白的合成，可间接维持血管与皮肤的健康，还有美白效果。此外，与维生素 E 搭配还能预防心脏病、脑中风等疾病。

作为酸味主要成分的柠檬酸是抗氧化作用的辅助剂，可清血及预防血栓形成，也因能抑制乳酸这类疲劳物质的囤积，而能有效消除疲劳。

一次若买太多，不妨将挤出来的果汁冷冻备用。

菊花

主要功效

所含有的维持骨骼健康必不可少的维生素 K、抗氧化的维生素 E，都有让身体保持青春的效果。

- ●维持牙齿与骨骼的健康
- ●预防癌症
- ●延缓老化
- ●美肤效果

烹调与食材搭配的秘诀

从花萼中将花瓣取下后，以热水快速氽烫，再放入冰水降温。若要保留清脆的口感，氽烫的时间不能太久。暗红色的菊花若以醋腌渍，颜色会变得更为鲜艳，也能激发食欲。维生素 K 属于脂溶性维生素，与核桃或芝麻做成凉拌菜，可更有效地吸收营养。

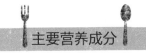

主要营养成分

含有多种维生素与矿物质。其中维生素 E 的含量较高。

维生素K	●●●●●●●○○○
	11μg（150μg）
维生素E	●●●●●●●●○○
	4.6mg（6.0mg）
叶酸	●●●○○○○○○○
	73μg（240μg）
钾	●○○○○○○○○○
	280mg（2000mg）
锰	●○○○○○○○○○
	0.36mg（3.5mg）
糖类	3.1g

※ 上述为可食用部分每100g的营养含量。括号内的数字是成年女性一天的食用建议量或参考值，也是各年龄层食用的最大值。维生素 E 是 a- 生育醇的含量。

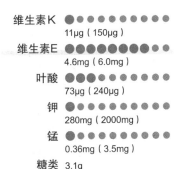

食用秘诀

氽烫之后……
（每100g含量）

维生素K	10μg
维生素E	4.1mg
叶酸	40μg
钾	140mg
锰	0.24mg
糖类	2.8g

选择花瓣仍有弹性、尚未变色的为佳

选择花瓣还没凋落的

保鲜方式

放在冰箱的冷藏室保存，请尽早食用完毕。或是于氽烫后冷冻保存。

口感 良好的风味与

可食用菊花分为大朵黄色与中朵暗红色两种。也可将菊花蒸熟、做成薄片状的菊海苔。可食用菊花具有清脆的口感与独特的香气。

含有维生素 A、维生素 C、维生素 K、维生素 B 群、烟碱酸、叶酸等，是一种能均匀摄取各种维生素的蔬菜。也含有蔬菜中少见的维生素 E。此外还含有钾、钙、镁、铁、铜、锰等矿物质。

菊花含有作为多酚之一的绿原酸，据称其能促进脂肪燃烧，也因含有抗氧化的异绿原酸而备受关注。

木耳

主要功效

钾、钙、磷、铁等矿物质的含量非常均衡，具有保护骨骼、血液健康及其他广泛的效果。维生素D能促进钙的吸收。

- ●预防与改善便秘
- ●预防大肠癌
- ●预防与改善高血压
- ●预防骨质疏松症

烹调与食材搭配的秘诀

干燥木耳通常要先在水里泡发。泡发的时间尽可能控制在15min左右。生木耳可品尝到不同的风味。去掉蕈托，再以热水搓揉，然后用水清洗干净。

丰富的口感是木耳最明显的特征。与韭菜、洋葱、鸡蛋这类柔软的食材搭配，口感将更加明显，也会变得更加美味。若与缺乏膳食纤维的肉类主菜搭配，则能预防与改善便秘，也有美白效果。

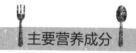

主要营养成分

下列成分为干燥木耳的数值。纤维含量特别丰富，各种矿物质的含量也很丰富。维生素D与维生素B群的含量异常多，但以水泡发后，营养成分就会随之减少。

维生素D ●●●●●●●●●●
85.4μg（5.5μg）

钾 ●●●●●●●●●○
1,000mg（2,000mg）

钙 ●●●●●●●●●○
310mg（650mg）

铁 ●●●●●●●●●●
35.2mg（10.5mg）

膳食纤维 ●●●●●●●●●●
57.4g（18g）

糖类 13.7g

※ 上述为可食用部每100g的营养含量。括号内的数字是成年女性一天的食用建议量或参考值。也是各年龄层食用的最大值。

食用秘诀

汆烫之后……
（每100g含量）

维生素D——8.8μg
钾——37mg
钙——25mg
铁——0.7mg
膳食纤维——5.2g
糖类——0g

黑木耳含有丰富的矿物质，能有效抑制胆固醇的上升与延缓老化

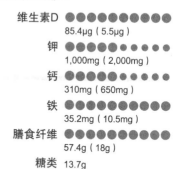

分成白木耳与黑木耳两种

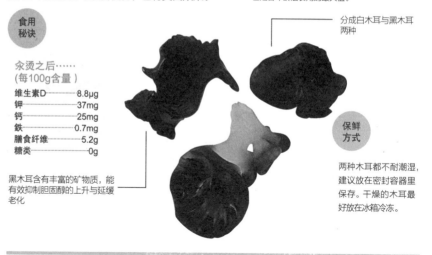

保鲜方式

两种木耳都不耐潮湿，建议放在密封容器里保存。干燥的木耳最好放在冰箱冷冻。

膳食纤维的含量在菇类中出类拔萃

为中式料理常见的菇类之一，风味淡雅、口感清脆为其特征。市面常见的是干燥木耳，但夏季到秋季这段时间里，也能够看到新鲜的木耳。

与其他菇类一样，木耳所含的膳食纤维几乎都是不溶性膳食纤维。不溶性膳食纤维可促进肠道蠕动，使人排便顺畅。此外，上述的营养成分虽是干燥木耳的数值，但即便泡发后会减少营养成分的摄取，却仍是膳食纤维的供给来源。

除了维生素B群之外，维生素D的含量特别高，可促进骨骼与牙齿必需成分的钙与磷的吸收，让这些成分渗入骨骼调整体内的钙浓度。另一方面，烟碱酸有助于碳水化合物与脂质转化成热量，还能促进酒精的分解，因此可缓解宿醉的不适。

银杏

主要功效

维生素 C 与维生素 E 能抗氧化与预防癌症，也能有效预防初秋的感冒。含有大量可稳定血压的钾。

- ●预防癌症
- ●延缓老化
- ●预防感冒与传染病
- ●预防与改善高血压

烹调与食材搭配的秘诀

想吃到美味的银杏，就要选购于 10 至 11 月份出现在市面的翡翠色银杏。与含有维生素 E 的食材搭配时，银杏所含的维生素 C 与维生素 E 的抗氧化力会得到提升。将银杏从壳中取出，连皮放入维生素 E 含量特别高的棉籽油中炸熟，就是一道绝佳的啤酒下酒菜。蛋黄也含有大量的维生素 E，就营养层面而言，茶碗蒸也是一道营养均衡的佳肴。

主要营养成分

树木的果实通常含有较多的维生素 C 与钙，维生素 B_1、维生素 E、泛酸这类维生素的含量也相当均衡。

维生素B_1 ●●●●○○○○○○
0.28mg（1.1mg）

维生素C ●●●○○○○○○○
23mg（100mg）

维生素E ●●●●○○○○○○
2.5mg（6.0mg）

泛酸 ●●●●○○○○○○
1.27mg（5mg）

钾 ●●●●○○○○○○
710mg（2,000mg）

糖类 33.2g

※ 上述为可食用部分每100g的营养含量。括号内的数字是成年女性一天的食用建议量或参考值，也是各年龄层食用的最大值。维生素 E 是 α-生育醇的含量。

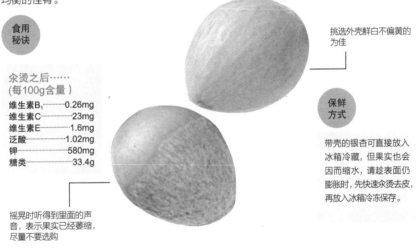

食用秘诀

挑选外壳鲜白不偏黄的为佳

汆烫之后……
（每100g含量）

维生素B_1	0.26mg
维生素C	23mg
维生素E	1.6mg
泛酸	1.02mg
钾	580mg
糖类	33.4g

摇晃时听得到里面的声音，表示果实已经萎缩，尽量不要选购

保鲜方式

带壳的银杏可直接放入冰箱冷藏，但果实也会因而缩水，请趁表面仍膨胀时，先快速汆烫去皮，再放入冰箱冷冻保存。

丰富的钾可预防高血压

银杏的种子被誉为"活化石"。将成熟落果的果实剔除果肉，将种子洗净晒干后，就是带壳的银杏。银杏含有丰富的钾，优质蛋白质与脂质也含量均衡，营养价值很高。钾可将多余的钠排出体外，可有效预防高血压与动脉硬化。

所含的维生素 B_1 能消除疲劳与缓解压力，其抗氧化作用还能延缓老化，维生素 E 则能预防癌症。中医常将银杏当作止咳的药物使用。据说银杏还能强化膀胱的括约肌，因此被当成改善夜尿症的处方之一。

另一方面，银杏含有银杏毒素，过度摄取会出现下痢、流鼻血、痉挛等中毒症状。建议吃煮熟的银杏，也不要一次食用过多。

栗子

主要功效

含有优质蛋白质，以及能促进热量代谢的维生素B群，能让慢性疲劳一扫而空。所含有的维生素C的抗氧化力也能预防癌症。

- 消除疲劳
- 预防与改善高血压
- 抑制胆固醇上升
- 延缓老化

烹调与食材搭配的秘诀

恰到好处的甜味与口感，不仅适合焖蒸与汆烫，作为料理或甜点的食材都很美味。若是利用味醂的甜味煮成涩皮煮，或利用蚝油炒成味道浓郁的中式热炒，就能不受涩味影响，有效地摄取单宁酸与膳食纤维。与鳗鱼、鸡肉、地瓜等食材搭配，则能消除慢性疲劳、增强耐力、提高记忆力与抗氧化效果。

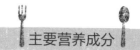

主要营养成分

以下成分是日本栗子的数值。有助于碳水化合物、蛋白质代谢的维生素 B_1、维生素 B_6 的含量都很丰富，也能补充热量。维生素 C 与钾的含量也很高。

维生素 B_1 ●●●●●●●●●●
0.21mg（1.1mg）

维生素 B_6 ●●●●●●●●●●
0.27mg（1.2mg）

维生素C ●●●●●●●●●●
33mg（100mg）

钾 ●●●●●●●●●●
420mg（2,000mg）

膳食纤维 ●●●●●●●●●●
4.2g（18g）

糖类 32.7g

※ 上述为可食用部每100g的营养含量。括号内的数字是成年女性一天的食用建议量或参考值，也是各年龄层食用的最大值。

食用秘诀

汆烫之后……
（每100g含量）

维生素 B_1 ………… 0.17mg
维生素 B_6 ………… 0.26mg
维生素C ………… 26mg
钾 ………… 460mg
膳食纤维 ………… 6.6g
糖类 ………… 30.1g

选择表面鲜艳、形状完整的为佳

一旦放太久，表面会失去光泽，也会出现凹陷或皱纹

保鲜方式

在低温环境下能保持鲜度，因此可与木屑一同放入保鲜袋内，再放入冰箱冷藏。盐水浸泡外皮后，再放入冰箱冷藏也是保存的方法之一。

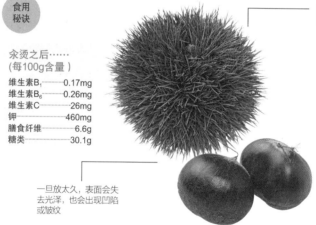

富含淀粉，滋养效果非常卓越

为具有代表性的可食用树木果实之一，自古以来，就在日本、世界各地广为栽培。主要成分为碳水化合物，其中淀粉的含量特别高。除蛋白质与脂质的含量也很高之外，维生素 B_1、维生素 B_6、维生素 C、钾等营养成分也相对充实。

正如"栗之能，补肾养气、强壮肠胃腰脚"这句俗谚，其营养效果可见一斑。

栗子所含的维生素 C 被淀粉保护，加热也不会过度流失。维生素 C 与胶原蛋白的合成有关，能延缓细胞老化，增加肌肤的弹性与光泽。

涩皮含有多酚类的单宁酸，而单宁酸具有强效的抗氧化作用，能预防癌症与动脉硬化。涩皮也含有大量的膳食纤维，建议可连皮一起制作食物。

山慈姑

主要功效

钾、铜、磷这类矿物质能有效稳定血压与改善贫血。维生素 E 能让细胞回春，也有很明显的美白效果。

- ●延缓老化
- ●消除疲劳
- ●预防与改善高血压
- ●预防与改善贫血

烹调与食材搭配的秘诀

建议与含有维生素 B₁ 这种能促进碳水化合物转化成热量的食材一同制作食物。维生素 B₁ 含量丰富且与山慈姑对味的食材包括猪肉、鳗鱼、坚果类等。其中猪腿肉每 100 g 就含有接近每日必需摄取量的维生素 B₁，所以建议与猪肉一同制作食物。与整块猪肉一起卤煮，或是和莲藕、胡萝卜等根茎类蔬菜一起以奶油炖煮，都是很不错的选择。

主要营养成分

蛋白质与糖类的含量都很高，维生素与矿物质也很丰富。虽是日常少见的蔬菜，但其营养价值却卓而不凡。

维生素B₁　●●●●●●●●●●
0.12mg（1.1mg）

维生素B₆　●●●●●●●●●●
0.34mg（1.2mg）

维生素E　●●●●●●●●●●
3mg（6.0mg）

烟碱酸　●●●●●●●●●●
1.9mg（12mg）

钾　●●●●●●●●●●
600mg（2,000mg）

糖类　24.2g

※ 上述为可食用部分每100g的营养含量。括号内的数字是成年女性一天的食用建议量或参考值，也是各年龄层食用的最大值。维生素 E 是 a- 生育醇的含量。

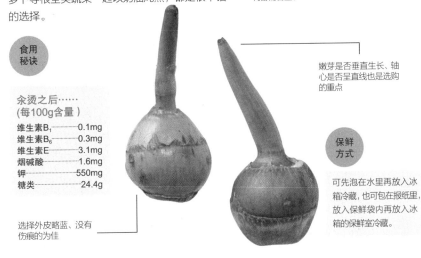

嫩芽是否垂直生长、轴心是否呈直线也是选购的重点

食用秘诀

汆烫之后……
（每100g含量）

维生素B₁	0.1mg
维生素B₆	0.3mg
维生素E	3.1mg
烟碱酸	1.6mg
钾	550mg
糖类	24.4g

选择外皮略蓝、没有伤痕的为佳

保鲜方式

可先泡在水里再放入冰箱冷藏，也可包在报纸里，放入保鲜袋内再放入冰箱的保鲜室冷藏。

年菜不可或缺的吉祥料理

嫩芽的形状类似铁锹，故又称"锹芋"，萎缩后则称为"慈姑"。耸立而生的芽有"发芽"的吉祥之意，所以在新年的年菜中人们也将其视为吉祥物。

主要成分为碳水化合物，也含有优质蛋白质。矿物质中钾的含量较高，可促进多余的钠排出体外，间接稳定血压与利尿，同时能预防肾脏病。

碳水化合物的含量较高意味着热量也高，但是代谢碳水化合物的维生素 B₁ 的含量也相对较高。维生素 B₁ 是让脑部与神经发挥正常功能所不可或缺的维生素，一旦摄取不足就会容易疲劳，也会造成注意力不集中与心情烦躁，更可能导致食欲不振，可说是非常重要的营养成分。

杂粮

主要功效

膳食纤维能调整肠道环境，而拜维生素 E 与矿物质所赐，杂粮也具有预防生活习惯病的效果。

- 整肠作用
- 抑制胆固醇上升
- 预防生活习惯病
- 促进血液循环

烹调与食材搭配的秘诀

一般而言，都会适量加在精制白米里一起炊煮。杂粮的比例越高，越能摄取较多的矿物质，但若吃不习惯，会觉得味道不佳，可慢慢摸索出适当的比例。将煮熟的杂粮掺入汉堡排或肉丸子也是不错的选择。如果只想炊煮少量的杂粮，可使用砂锅炊煮。第一步先将杂粮洗干净，接着泡在水里静置一会儿，再加入杂粮重量的 1.3 倍的水炊煮。沸腾后转成小火，此时记得边搅拌边炊煮，以免杂粮煮焦。捞除水面的浮沫后，就能吃到美味的杂粮了。

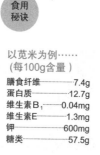

食用秘诀

以苋米为例……
（每100g含量）

膳食纤维	7.4g
蛋白质	12.7g
维生素B$_1$	0.04mg
维生素E	1.3mg
钾	600mg
糖类	57.5g

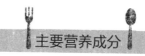

主要营养成分

富含精制白米缺乏的膳食纤维与蛋白质，也含有维生素 B$_1$ 与维生素 E，同时均匀含有多种矿物质。

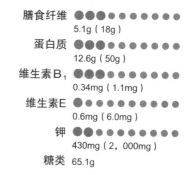

膳食纤维 ●●●○○
5.1g（18g）

蛋白质 ●●●●●
12.6g（50g）

维生素B$_1$ ●●●○○
0.34mg（1.1mg）

维生素E ●○○○○
0.6mg（6.0mg）

钾 ●●○○○
430mg（2,000mg）

糖类 65.1g

※ 上述为可食用部分每100g的营养含量。括号内的数字是成年女性一天的食用建议量或参考值，也是各年龄层食用的最大值。维生素 E 是 α - 生育醇的含量。

保鲜方式

就风味而言，比白米更不容易变质。放入密封容器，再于阴凉处或冰箱内保存即可。

与精制白米混合 可提升营养价值

在此介绍的杂粮是指《日本食品标准成分表—2015 年版》（第七次修订）中收录的米、大麦、粟、稗、黍这五种谷类。

大麦在经过精制、加热压平的步骤被制成燕麦后，常与白米一同炊煮。而粟与黍则于欧亚大陆广为栽植。作为原产地为中亚的谷类，稗则是在日本自行栽培种植的杂谷。这五种谷类都富含钾、磷、铜，而粟则含有较多的铁，同时均匀含有多种矿物质。

杂粮的脂质含量较高，很容易填饱肚子，也因口感充实，能提醒我们多加咀嚼。此外，膳食纤维含量约是精制白米的两倍，蛋白质则高达 5 倍左右，而且还含有精制白米缺乏的维生素 B$_1$ 与维生素 E。

地瓜（萨摩芋）

有助于美容与健康的维生素宝库

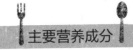

主要功效

含量丰富的维生素 C 与维生素 E 可一起发挥预防生活习惯病的抗氧化力，富含的膳食纤维也有助于预防便秘。

- ●预防癌症
- ●延缓老化
- ●预防与改善便秘
- ●预防糖尿病

烹调与食材搭配的秘诀

地瓜富含的维生素 C 与钾都是水溶性维生素，在烹调其他蔬菜时，这两种维生素都很容易流失，但是根茎类蔬菜流失的较少。若要直接吃，建议先烤熟或蒸熟，油炸虽能减少营养流失，但会大幅增加热量，若在减重时，建议不要油炸食用。在预防感冒时可与 β - 胡萝卜素、维生素 B₂ 的含量都很丰富的西蓝花一起食用。

主要营养成分

以下成分是去皮之后的数值。碳水化合物为主要成分，作为主食也能提供充足的热量。由于富含维生素 C、维生素 E、膳食纤维，也是有益美容的食物。促进蛋白质代谢的维生素 B_6 含量也很高。

营养成分	含量
维生素B_1	0.11mg（1.1mg）
维生素C	29mg（100mg）
维生素E	1.5mg（6.0mg）
钾	480mg（2,000mg）
膳食纤维	2.2（18g）
糖类	29.7g

※ 上述为可食用部分每 100g 的营养含量。括号内的数字是成年女性一天的食用建议量或参考值，也是各年龄层食用的最大值。维生素 E 是 α - 生育醇的含量。

食用秘诀

蒸熟之后……
（每100g含量）

营养成分	含量
维生素B_1	0.11mg
维生素C	29mg
维生素E	1.5mg
钾	480mg
膳食纤维	2.3g
糖类	29.6g

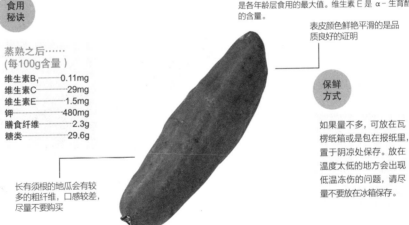

长有须根的地瓜会有较多的粗纤维，口感较差，尽量不要购买

表皮颜色鲜艳平滑的是品质良好的证明

保鲜方式

如果量不多，可放在瓦楞纸箱或是包在报纸里，置于阴凉处保存。放在温度太低的地方会出现低温冻伤的问题，请尽量不要放在冰箱保存。

日本江户时代从萨摩国开始广为栽植的地瓜具有松软的甜味，受欢迎的品种非常多，例如紫皮黄肉的"鸣门金时"或是白肉品种的"黄金千贯"，紫色品种的紫色源自花青素，而花青素为多酚的一种，具有抗氧化作用与预防癌症的效果。

地瓜的主要成分为碳水化合物，作为热量来源的成分为淀粉，但也含有甜味成分的蔗糖。能让皮肤变得紧实光亮及阻止黑色素沉淀的维生素 C，以及延缓细胞老化的维生素 E 的含量都很高，能为女性带来美白的效果。可有效预防高血压的钾也有一定的含量。膳食纤维则以在肠道吸水膨胀的水溶性膳食纤维居多，可让人快速饱足，很适合作为减重时的零食食用。

芋芳

主要功效

芋芳的黏液成分半乳聚糖具有提升免疫力的效果，也能保护胃黏膜与预防胃炎。

- ●预防与改善便秘
- ●预防糖尿病
- ●预防与改善高血压
- ●预防胃溃疡

烹调与食材搭配的秘诀

芋芳的黏液很多，放在水里煮的时候，汤汁会变得浑浊黏稠，是一种很难煮入味的蔬菜。因此在煮制之前先稍微在表面搓些盐，再放入水中煮掉黏液。不过若是煮太久，把所有黏液都煮干，会让营养成分一起流失。建议缩短氽煮时间，并用水清洗分泌的黏液。芋芳与同样富含膳食纤维的牛蒡或蒟蒻一起煮，会变得更加美味，预防高血压与癌症的效果也能跟着提升。

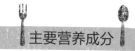

主要营养成分

就营养成分而言，钾与膳食纤维的含量较高，水溶性膳食纤维则含有半乳聚糖与黏液素。

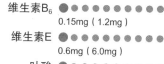

维生素B$_6$
0.15mg（1.2mg）

维生素E
0.6mg（6.0mg）

叶酸
30μg（240μg）

钾
640mg（2,000mg）

膳食纤维
2.3g（18g）

糖类　10.8g

※ 上述为可食用部分每100g的营养含量。括号内的数字是成年女性一天的食用建议量或参考值，也是各年龄层食用的最大值。维生素E是α-生育醇的含量。

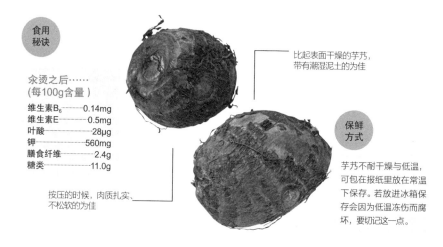

食用秘诀

氽烫之后……
（每100g含量）

维生素B$_6$	0.14mg
维生素E	0.5mg
叶酸	28μg
钾	560mg
膳食纤维	2.4g
糖类	11.0g

按压的时候，肉质扎实、不松软的为佳

比起表面干燥的芋芳，带有潮湿泥土的为佳

保鲜方式

芋芳不耐干燥与低温，可包在报纸里放在常温下保存。若放进冰箱保存会因为低温冻伤而腐坏，要切记这一点。

黏液成分具备多种药效

芋芳的水分很多，在芋薯类中算是低热量的品种。另一方面也富含蛋白质、钾等营养成分及膳食纤维。

芋芳具有独特的由蛋白质与碳水化合物结合所产生的黏液素与半乳聚糖，但一般认为其会如此黏稠全是源自半乳聚糖。两者都属于水溶性膳食纤维，黏液素能保护胃部黏膜，提升肠胃功能，还能抑制血脂上升，降低患癌风险及增强脑细胞活力。此外，水溶性膳食纤维也含有甘露聚糖这种成分。维生素E具有抗氧化效果，能延缓老化与改善血液循环。在芋薯类中含量特别丰富的钾能促进多余的钠排出体外，有助于改善高血压。

香菇

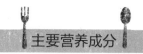

主要功效

维生素 D 可提升钙质的吸收率,有助于强化骨骼。香菇的热量低、营养丰富,而且膳食纤维含量又多,很适合作为减重食材使用。

- ●预防骨质疏松症
- ●抑制胆固醇上升
- ●预防癌症
- ●预防肥胖

烹调与食材搭配的秘诀

要让生香菇含有的麦角固醇转化成维生素 D,晒太阳是必要条件,制作食物前晒干可使营养效果瞬间提升。若加入富含钙的小鱼干、奶酪、豆腐、虾米,可进一步提升钙的吸收率。也很建议搭配胡萝卜、花椰菜这类富含 β - 胡萝卜素的蔬菜。之所以烧烤、凉拌或用奶油煎过会变得更香,是因为具有香味成分的香菇香精。

主要营养成分

以下成分是菌床栽培品种的数值。维生素 B₁、维生素 B₂ 以及促进体内钙质代谢的维生素 D 都有相当多的含量,也含有鲜味成分的鸟苷酸。

维生素B₁ ●●●●●●●●●●
0.13mg (1.1mg)

维生素B₂ ●●●●●●●●●●
0.20mg (1.2mg)

维生素D ●●●●●●●●●●
0.4μg (5.5μg)

烟碱酸 ●●●●●●●●●●
3.1mg (12mg)

膳食纤维 ●●●●●●●●●●
4.2g (18g)

糖类 1.5g

※ 上述为可食用部分每100g的营养含量。括号内的数字是成年女性一天的食用建议量或参考值,也是各年龄层食用的最大值。

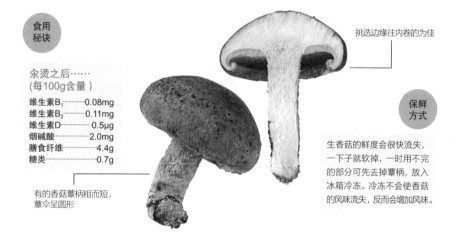

食用秘诀

汆烫之后……
(每100g含量)

维生素B₁————0.08mg
维生素B₂————0.11mg
维生素D————0.5μg
烟碱酸————2.0mg
膳食纤维————4.4g
糖类————0.7g

有的香菇蕈柄粗而短,蕈伞呈圆形

挑选边缘往内卷的为佳

保鲜方式

生香菇的鲜度会很快流失,一下子就软掉,一时用不完的部分可先去掉蕈柄,放入冰箱冷冻。冷冻不会使香菇的风味流失,反而会增加风味。

利用维生素 D 可有效吸收钙质

香菇与洋菇、草菇合称世界三大栽培菇类,近四百年前,日本开发了相关栽培法,最近则被当成健康食材之一,拥有不可动摇的人气。

维生素除了含有维生素 B₁、维生素 B₂ 之外,还含有晒日光会转化成维生素 D 的麦角固醇,这也是香菇的特征之一。维生素 D 与骨骼、牙齿有密切的关系,可提升钙质的吸收,让钙质渗入骨骼里。

此外,香菇也含有制作抗癌药所需的香菇多糖、抗病毒的葡聚多糖体、可抑制老化的鲜味成分的鸟苷酸以及谷氨酸,同时含有其他多种功能性成分。营养效果虽然如此之高,但100g的热量只有18kcal,作为减重食材也非常适合。

姬菇

主要功效

在菇类之中，维生素 D 的含量特别丰富。维生素 D 可提升钙与磷的吸收率，调整体内的钙浓度。

- ●预防癌症
- ●预防骨质疏松症
- ●整肠作用
- ●预防与改善高血压

烹调与食材搭配的秘诀

若要有效利用维生素 D 的效果，最好能与富含钙质的食材搭配。说到富含钙质的食材，就属牛奶或奶酪这类乳制品。奶香浓郁的锅烤料理或炖饭能与鸿喜菇的鲜味融为一体。由于富含提升脂质与蛋白质代谢速度的维生素 B 群，因此与肉类的属性也很相符。以鸡肉、豆腐、蒟蒻、根茎类蔬菜为汤料，并以高汤与味噌调味的日式蔬菜汤，即是一道能均衡补充营养的汤品。

主要营养成分

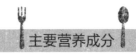

以下成分是姬菇的数值。与常见于市面且受欢迎的栽培菇类鸿喜菇为不同品种。

维生素B₂ ●●●●●●●●●●
0.28mg（1.2mg）

维生素B₆ ●●●●●●●●●●
0.19mg（1.2mg）

维生素D ●●●●●●●●●●
0.6μg（5.5μg）

钾 ●●●●●●●●●●
310mg（2,000mg）

膳食纤维 ●●●●●●●●●●
1.9（18g）

糖类 0.9g

※ 上述为可食用部分每 100g 的营养含量。括号内的数字是成年女性一天的食用建议量或参考值，也是各年龄层食用的最大值。

食用秘诀

非常适用于肉类料理

可用于炖煮类、汤品、热炒料理，应用范围相当广泛。

选择蕈柄扎实、不塌软的为佳

选择蕈伞不外张、小巧内缩的为佳

保鲜方式

若是包装还完整，可直接放入冰箱冷藏，但风味容易流失，建议早点吃完。也可以在加盐的热水中快速余烫后再放入冰箱冷冻。

天然香菇 富有野趣滋味的

姬菇原是于阔叶林或红松的混交林自生的野生品种，外观近似市售主流的鸿喜菇，却是不同的品种。在超市以鸿喜菇之名销售的几乎都是鲍鱼菇的一种，也就是猴头菇的栽培种。天然的姬菇产量逐年减少，越来越难一尝这充满野趣的美妙滋味。

营养层面的优异之处在于富含促进钙质吸收、有助于强化牙齿与骨骼的维生素 D。钙的吸收率原本就不高，为了补充钙质，更要注意维生素 D 的摄取。

钙质是日本人常摄取不足的营养成分，而能提升钙质吸收的是维生素 D 与优质蛋白质，姬菇同样也是膳食纤维的供给来源。

酢橘

主要功效

酢橘比酸橘小一号，酸味适中，适合用于日式料理。含有能提升免疫力的维生素 C 以及柠檬酸，具有多种功效。

- 消除疲劳
- 延缓老化
- 增强抗压力
- 预防与改善高血压

烹调与食材搭配的秘诀

柠檬酸若与热量代谢不可或缺的维生素 B 群一同摄取，消除疲劳与预防感冒的效果会更上一层楼。尤其与维生素 B_1 含量丰富的猪肉、维生素 B_2 含量丰富的沙丁鱼或秋刀鱼这类青背鱼属性相符。

维生素 C 与维生素 E 的组合可让抗氧化力大为提升。在维生素 E 含量丰富的牡蛎、柳叶鱼等海鲜上淋上大量的酢橘汁也是很棒的食用方式。

主要营养成分

以下为营养成分含量为 25% 的 100g 酢橘果汁的相关数值。富含维生素 C、钙与烟碱酸。

维生素C ●●●●●●●●●●
40mg（100mg）

维生素E ●●●●●●●●●●
0.3mg（6.0mg）

烟碱酸 ●●●●●●●●●●
0.2mg（12mg）

钾 ●●●●●●●●●●
140mg（2,000mg）

钙 ●●●●●●●●●●
16mg（650mg）

糖类 6.5g

※ 上述为可食用部分每100g的营养含量。括号内的数字是成年女性一天的食用建议量或参考值，也是各年龄层食用的最大值。维生素 E 是 α - 生育醇的含量。

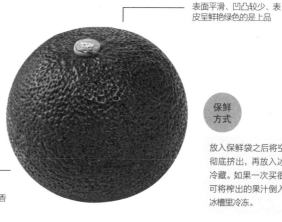

表面平滑、凹凸较少、表皮呈鲜艳绿色的是上品

食用秘诀

将酢橘汁淋在料理上

含有消除疲劳的柠檬酸，具有美白效果的维生素 C 含量也很多，建议在料理表面迅速淋一遍酢橘汁。

保鲜方式

放入保鲜袋之后将空气彻底挤出，再放入冰箱冷藏。如果一次买很多，可将榨出的果汁倒入制冰槽里冷冻。

成熟后会略带黄色，香气也会稍微变弱

酸味清爽的果汁与绿色的果皮

酢橘是日本德岛县特产，通常会趁未成熟、表皮还是绿色的时候收成，然后再出货。在柑橘类中以香气著称，常置于火锅、烤鱼等料理旁，要用的时候再将汁液挤在料理表面，绿色的皮也能磨成粉当成装饰使用，是日本料理中常见的食材。

酸味适中、风味清爽温和是其特征，也含有能消除疲劳的柠檬酸。柠檬酸可增进食欲，促进消化酵素分泌，抑制乳酸囤积。

此外，在柑橘类中，酢橘的维生素 C 含量仅次于柚子，与柠檬酸的加乘效果能让肌肤变得更为细嫩，也能让黑斑变淡，并能抚平皱纹。香气成分的柠檬油精具有镇静神经的效果，也能缓解压力，有助于改善情绪。

海老芋

主要功效

黏液成分的半乳聚糖与黏液素具有提升免疫力的作用。黏液素本身也有保护胃黏膜的效果。钾促进钠排出的效果也绝不容忽视。

- ●预防与改善便秘
- ●预防糖尿病
- ●预防与改善高血压
- ●预防胃溃疡

烹调与食材搭配的秘诀

黏液比芋艿少，较容易烹调。芋类所含的淀粉会在加热后融化，变得更容易消化。海老芋的肉质扎实，不易煮烂，很适合作为炖煮类料理的食材使用。此外，烤熟或炸熟都能尝到松软的口感，切成薄片放在平底锅上油煎，或是清炸、做成天妇罗都很适合。除了日式菜色之外，也能应用于煸烤类的菜色。

主要营养成分

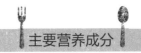

比芋艿含有更多的碳水化合物与脂质，甜味也较为明显，但其他成分的含量几乎与芋艿无异。

碳水化合物 23.5g

脂质 0.4g

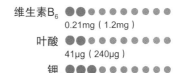

维生素B₆
0.21mg（1.2mg）

叶酸
41μg（240μg）

钾
520mg（2,000mg）

糖类 20.7g

※ 上述为可食用部分每100g的营养含量。括号内的数字是成年女性一天的食用建议量或参考值，也是各年龄层食用的最大值。

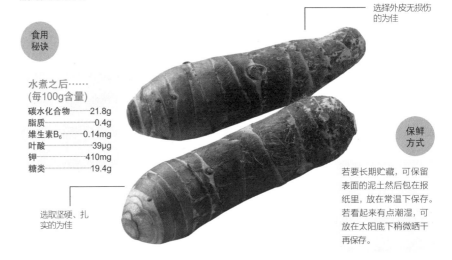

食用秘诀

选择外皮无损伤的为佳

水煮之后……
（每100g含量）
碳水化合物……21.8g
脂质……0.4g
维生素B₆……0.14mg
叶酸……39μg
钾……410mg
糖类……19.4g

选取坚硬、扎实的为佳

保鲜方式

若要长期贮藏，可保留表面的泥土然后包在报纸里，放在常温下保存。若看起来有点潮湿，可放在太阳底下稍微晒干再保存。

烹调　黏液较少，方便

海老芋又称京芋，属芋头的一种，两端呈圆形，中间呈圆柱状。芋艿的亲株周围会长出许多子株与孙株，但是海老芋不会长出子株，属于亲株不断肥大的品种，而亲株就是可食用的部分。

主成分为淀粉，含有蛋白质、维生素B群、维生素C，膳食纤维也很丰富。与其他芋类一样含有丰富的钾，可将体内多余的钠排出。此外，钾有助于肌肉正常收缩与放松，是一种非常重要的营养成分。

芋类的黏液成分多为半乳聚糖与黏液素。半乳醣能预防动脉硬化、增强脑细胞活性与降低血压。黏液素有益于肝脏与肾脏功能，也能增强肠胃功能。

地肤子

主要功效

由于含有丰富的铁质，能有效预防贫血。膳食纤维的含量也很高，除了整肠作用之外，也对大肠癌的预防很有帮助。

- ●预防与改善高血压
- ●预防与改善贫血
- ●促进血液循环
- ●预防与改善便秘

烹调与食材搭配的秘诀

在特产地的秋田，与山药、纳豆、萝卜泥拌成下酒菜是最流行的吃法。山药与萝卜含有淀粉酶这种淀粉分解酵素，有益于肠胃消化功能。可在饮酒时适量食用。与精制白米饭也很对味，建议当成补充营养的食材使用。中医也常将其当成药材使用，据称其具有治疗泌尿器官与预防胃炎的效果。

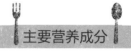

主要营养成分

下列成分是地肤子经过水煮、去皮之后的数值。含有大量的钾、铁、磷这类矿物质，维生素 B 群、维生素 E、维生素 K 的含量也相当丰富。

维生素E	●●●●●●●○○○
	4.6mg（6.0mg）
维生素K	●●●●●●●●○○
	120μg（150μg）
钾	●○○○○○○○○○
	190mg（2,000mg）
铁	●●●○○○○○○○
	2.8mg（10.5mg）
膳食纤维	●●●●○○○○○○
	7.1g（18g）
糖类	5.8g

※ 上述为可食用部分每 100 g 的营养含量。括号内的数字是成年女性一天的食用建议量或参考值，也是各年龄层食用的最大值。维生素 E 是 α- 生育醇的含量。

若是选购真空包装或罐头装的地肤子，在开封前可放在常温下保存

食用秘诀

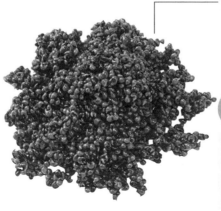

作为下酒菜风味绝佳

很适合与山药、萝卜拌成下酒菜。

保鲜方式

装于保鲜袋或密封容器里，就能放在冰箱冷冻保存。冷冻保存的地肤子可置于室温自然解冻再使用。

滋养效果满分的『田里的鱼子酱』

以秋田县北部特产闻名的地肤子又被称为"扫帚草"，是藜科野草的种子经过干燥、加热，剥除果皮后的产物。一颗颗地放在嘴里，其有弹性的口感让人联想到鱼子酱，又被称为"田里的鱼子酱"。

除了能稳定血压的钾有相当多的含量之外，搬运血液中氧气的铁以及帮助骨骼形成的维生素 K 也有丰富的含量，能预防贫血与骨质疏松症。抗氧化的维生素 E 含量较高为其特征，也含有丰富的膳食纤维，能增强肠道功能，使排便更顺畅。

此外，地肤子所含的皂苷有抑制血糖上升的效果，能有效预防高血压，也能抑制酒精的吸收，还有预防宿醉的功效。

长山药

主要功效

淀粉消化酵素有助于强化胃肠功能，能促进消化与增进食欲，黏液成分则因为能全面预防生活习惯病而备受关注。

- ●预防糖尿病
- ●消除疲劳
- ●抑制胆固醇上升
- ●促进消化

烹调与食材搭配的秘诀

芋薯类食材的主要成分通常是淀粉，生吃有可能会引起下痢，味道也不佳，不过长山药与山药则因含有糖化酵素这类淀粉酶，因此生吃也无妨。长山药较常生吃，但加热可增加甜味，美味程度与生吃时完全不同。若与鲔鱼瘦肉、鲣鱼、鸡柳、豆腐这类食材搭配成一道简单的小菜，能让滋养的效果升级。

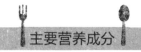

主要营养成分

水溶性膳食纤维中含有黏液成分的黏液素与半乳聚糖。也含有许多淀粉酶类淀粉消化酵素与过氧化氢酶类氧化还原酵素。

维生素B$_1$ ●●●●●●●●●●
0.1mg（1.1mg）

泛酸 ●●●●●●●●
0.61mg（5mg）

钾 ●●●●●
430mg（2,000mg）

膳食纤维 ●●●
1g（18g）

糖类 12.9g

※ 上述为可食用部分每100g的营养含量。括号内的数字是成年女性一天的食用建议量或参考值，也是各年龄层食用的最大值。

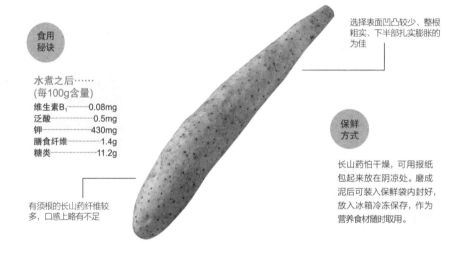

食用秘诀

水煮之后……
（每100g含量）

维生素B$_1$	0.08mg
泛酸	0.5mg
钾	430mg
膳食纤维	1.4g
糖类	11.2g

有须根的长山药纤维较多，口感上略有不足

选择表面凹凸较少、整根粗实、下半部扎实膨胀的为佳

保鲜方式

长山药怕干燥，可用报纸包起来放在阴凉处。磨成泥后可装入保鲜袋内封好，放入冰箱冷冻保存，作为营养食材随时取用。

黏液中富含有助消化的成分

属于具有独特黏液的山药之一。长山药的外观与球棒相似，水分含量很高，因此生吃时，不仅可磨成泥，也能切成碎块或剁成泥状作为沙拉与凉拌菜的食材使用，可应用的料理非常多元。

由于含有相当程度的钾，可调整体内的水分平衡与利尿，并调整血液里的胆固醇的含量。消化酵素的淀粉酶（淀粉分解酵素的糖化酵素）也有相当多的含量，能促进米饭这类富含淀粉的食材消化，也不会造成胃部不适。

此外，黏液本身所含的黏液素具有滋养的效果，而另一种黏液成分则具有降低血糖的功能。

梨子

主要功效

含量接近 90% 的水分与钾能有效预防纳的囤积，间接预防高血压。大量的柠檬酸则有助于消除疲劳。

- ●预防与改善高血压
- ●消除疲劳
- ●整肠作用
- ●促进消化

烹调与食材搭配的秘诀

梨子含有分解蛋白质的蛋白酶，有助于肉类的消化。在韩国料理中，会在肉类的腌渍料里加入磨成泥的梨子，或是在韩式生牛肉里加入梨子，这种料理方式可说是善用了梨子优异的消化蛋白质的作用。

此外，若搭配含有淀粉分解酵素的萝卜泥，不仅可促进消化，还能预防与改善便秘，也具有整肠效果。

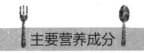

主要营养成分

以下成分为日本梨的数值，含有维持体力所需的苹果酸与柠檬酸，也含有蛋白质分解酵素的蛋白酶成分。

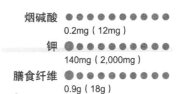

烟碱酸	●●●●●●●●●●
	0.2mg（12mg）
钾	●●●●●●●●●●
	140mg（2,000mg）
膳食纤维	●●●●●●●●●●
	0.9g（18g）
糖类	10.4g

※ 上述为可食用部每100g 的营养含量。括号内的数字是成年女性一天的食用建议量或参考值，也是各年龄层食用的最大值。

食用秘诀

做成罐头后……
（每100g含量）

烟碱酸	0.1mg
钾	75mg
膳食纤维	0.7g
糖类	18.4g

像"二十世纪"这种青梨子的挑选重点在于外皮是否具有透明感

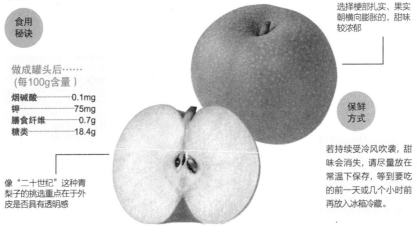

选择梗部扎实、果实朝横向膨胀的，甜味较浓郁

保鲜方式

若持续受冷风吹袭，甜味会消失，请尽量放在常温下保存，等到要吃的前一天或几个小时前再放入冰箱冷藏。

多汁的甜味能为疲劳的身体注入活力

清脆的口感与多汁的甜味让梨子成为最具魅力的秋季水果之一 。红梨子类的"长十郎"、青梨子类的"二十世纪"都是日本梨子的代表品种之一。日本目前的品种非常多元，如幸水、丰水、新高、新水都是知名的品种。

虽然维生素与矿物质的总含量不高，但含有天门冬氨酸、柠檬酸、苹果酸，自古以来，梨子为人所知的就是能消除疲劳。清爽的甜味含有防止脂质氧化的山梨糖醇，在缓解便秘与改善肠道环境等方面都很有效果。

除此之外，梨子的清脆口感源自称为石细胞的木质素以及戊聚糖这两种成分。这些是成块的膳食纤维，与山梨糖醇一样可改善便秘症状。

滑菇

主要功效

黏液素与果胶这类水溶性膳食纤维能预防糖尿病与降低胆固醇。泛酸具有舒缓压力的效果。

- ●预防糖尿病
- ●预防与改善高血压
- ●美肤效果
- ●增强抗压力

烹调与食材搭配的秘诀

黏液含有许多有效成分，烹调时建议不要清洗，以免洗掉黏液。若不喜欢滑菇的特殊香气，可简单氽烫一下就好。

与蛋白质丰富的豆腐一起做成味噌汤，或与同属黏稠类的山药或纳豆做成凉拌菜，或者与含淀粉分解酵素的萝卜做成萝卜泥滑菇凉拌菜，都可促进米饭的消化。咸粥、荞麦面、火锅等炖煮类料理常会使用菇类这种食材。

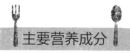

主要营养成分

除了适量的维生素与矿物质，也含有膳食纤维的黏液素与天然糖类的海藻糖等有效成分。

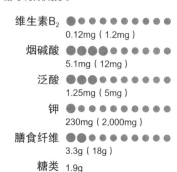

维生素B$_2$　●●●●●●●●●●
0.12mg（1.2mg）

烟碱酸　●●●●●●○○○○
5.1mg（12mg）

泛酸　●●●○○○○○○○
1.25mg（5mg）

钾　●●●●●●●●●●
230mg（2,000mg）

膳食纤维　●●●○○○○○○○
3.3g（18g）

糖类　1.9g

※ 上述为可食用部分每100g的营养含量。括号内的数字是成年女性一天的食用建议量或参考值，也是各年龄层食用的最大值。

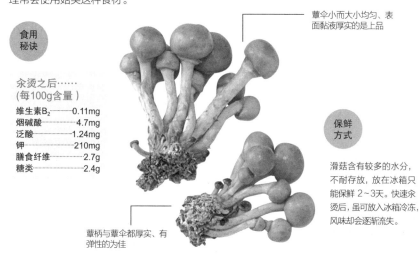

食用秘诀

葷伞小而大小均匀、表面黏液厚实的是上品

氽烫之后……
（每100g含量）
维生素B$_2$ ············0.11mg
烟碱酸 ············4.7mg
泛酸 ············1.24mg
钾 ············210mg
膳食纤维 ············2.7g
糖类 ············2.4g

保鲜方式

滑菇含有较多的水分，不耐存放，放在冰箱只能保鲜2~3天。快速氽烫后，虽可放入冰箱冷冻，风味却会逐渐流失。

葷柄与葷伞都厚实、有弹性的为佳

独特的黏液能有效预防宿醉

滑菇是日本特产的菇类，市售品多是以木屑种植的品种。

独特的黏液源自膳食纤维的果胶、山药类或秋葵所含的糖蛋白质的黏液素。黏液素是膳食纤维的一种，能预防高血压、糖尿病这类生活习惯病，也能缓解便秘症状与宿醉，具有多种有益健康的功效。

在菇类当中，泛酸与烟碱酸的含量较高是滑菇的特征之一。泛酸与烟碱酸在蛋白质、碳水化合物与脂质这三大营养成分转化成热量时，会扮演辅酵素的角色，能发挥增强抗压力与美白的效果。烟碱酸则有促进酒精分解的作用，与黏液素联手出击时能有效预防宿醉。

甜菜

主要功效

富含能将多余的钠排出体外的钾，可间接抑制血压上升并让肌肉正常收缩与放松。

- 预防与改善高血压
- 预防与改善便秘
- 让肌肉正常收缩与放松
- 消除疲劳

烹调与食材搭配的秘诀

除了做成新鲜的沙拉，也可先氽烫至竹签能顺利刺穿的程度。切开后，剖面会流出汁液。请在保留些许茎部的情况下，整颗放入热水氽烫。氽烫时，可在热水中加入一些盐或醋，以保留甜菜原有的鲜艳。

将水煮的甜菜切片做成罐头的市售品，可直接当成炖煮类料理或马铃薯沙拉的食材使用。

主要营养成分

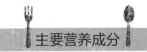

维生素的含量不多，其中花青素具有抗氧化效果，也富含增强肠道功能的膳食纤维。

维生素C ●●●●●●●●●●
5mg（100mg）

泛酸 ●●●●●●●●●●
0.31mg（5mg）

叶酸 ●●●●●●●●●●
110μg（240μg）

钾 ●●●●●●●●●●
460mg（2,000mg）

膳食纤维 ●●●●●●●●●●
2.7g（18g）

糖类 6.6g

※ 上述为可食用部分每100g的营养含量。括号内的数字是成年女性一天的食用建议量或参考值，也是各年龄层食用的最大值。

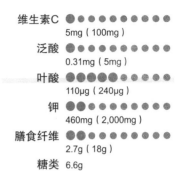

食用秘诀

氽烫之后……
（每100g含量）

维生素C	3mg
泛酸	0.31mg
叶酸	110μg
钾	420mg
膳食纤维	2.9g
糖类	7.3g

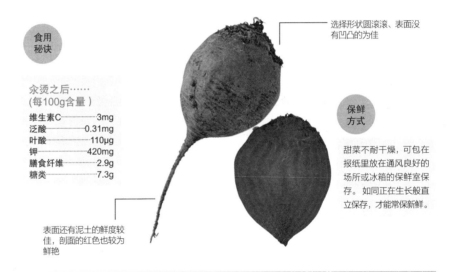

选择形状圆滚滚、表面没有凹凸的为佳

保鲜方式

甜菜不耐干燥，可包在报纸里放在通风良好的场所或冰箱的保鲜室保存。如同正在生长般直立保存，才能常保新鲜。

表面还有泥土的鲜度较佳，剖面的红色也较为鲜艳

甜菜又被称为甜菜根，是日本人不太熟悉的蔬菜，但在美国或欧洲却是日常常见的蔬菜之一，也是罗宋汤所必备的蔬菜。

鲜艳的红色与略带土味的甜味是其特征，但甜味主要来自蔗糖，可于体内分解成葡萄糖，作为脑部的热量补给来源。

有助于红血球形成的维生素B群之一的叶酸也有相当多的含量。叶酸是造血与新细胞生长所需的营养成分，尤其在怀孕初期，对于胎儿的健全发育更是不可或缺的营养成分。此外也能有效预防失智症。

独特的红色素源自花青素。花青素具有抗氧化效果，也能预防生活习惯病。

秀珍菇

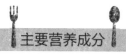

主要功效

富含与热量代谢有关的烟碱酸，以及促进三大营养成分代谢的泛酸，是预防肥胖最有效的食材之一。

● 消除疲劳
● 预防癌症
● 预防与改善便秘
● 预防肥胖

烹调与食材搭配的秘诀

秀珍菇所含的维生素 B_1 若与硫化物一同摄取，能提升吸收率。硫化物丰富的大蒜、韭菜与风味清淡的秀珍菇也很对味。不过要注意的是，加热后营养效果会大打折扣。

维生素 D 可提升钙的吸收率，调整体内钙质浓度，很适合与奶酪或鲜奶油制作的料理搭配。

主要营养成分

维生素 B_1、维生素 B_2、维生素 B 群之一的烟碱酸都有相当多的含量。秀珍菇属于富含蛋白质与钾的菇类之一。

维生素B_1 ●●●●●●●
0.4mg（1.1mg）

维生素B_2 ●●●●●●●
0.4mg（1.2mg）

维生素D ●●
0.3μg（5.5μg）

烟碱酸 ●●●●●●●●●
10.7mg（12mg）

钾 ●●●●●
340mg（2,000mg）

糖类 3.6g

※ 上述为可食用部分每100g的营养含量。括号内的数字是成年女性一天的食用建议量或参考值，也是各年龄层食用的最大值。

食用
秘诀

余烫之后……
（每100g含量）

维生素B_1————0.3mg
维生素B_2————0.27mg
维生素D————0.5μg
烟碱酸————7mg
钾————260mg
糖类————2.9g

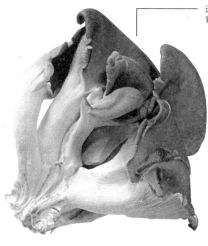

选择蕈伞亮丽有弹性、蕈柄粗细均匀的为佳

保鲜
方式

若一时用不完，可先用橄榄油炒过，放凉后置于保鲜容器内，再倒入没过秀珍菇的橄榄油密封保存。

清淡的风味与任何食材都能搭配

秀珍菇是一种蕈伞扁平、蕈柄白皙、风味清淡的菇类。于阔叶树截断后留下的树根处自生的天然秀珍菇，被誉为有鲍鱼的独特风味，但市售品大部分是以木屑或米糠栽植的品种。近年来，瓶栽方式的秀珍菇也以"真鸿喜菇"之名于市面流通。

秀珍菇维生素 B 群的含量特别丰富，能促进热量代谢的维生素 B_1、维生素 B_2、烟碱酸、泛酸的含量在菇类中也是数一数二。缺乏上述任何一种维生素都有可能变得容易疲劳与引发食欲不振，因此大量摄取低热量的秀珍菇是很聪明的饮食方式。含有提升钙的吸收率的维生素 D，作为肉类或鱼类料理的配菜非常适合。促进肠道蠕动的膳食纤维也有丰富含量，对于改善只吃肉的偏食状况是非常重要的法宝。

葡萄

主要功效

表皮与种子所含的多酚以及花青素所含的抗氧化效果，除了具有预防癌症的效果，还有美白等多种功效。

- 消除疲劳
- 预防癌症
- 美肤效果
- 预防与改善贫血

烹调与食材搭配的秘诀

葡萄具有代表性的有效成分之一就是多酚，主要蕴藏于表皮与种子中。不过，颗粒较大的葡萄表皮与种子不建议生吃，因为不容易消化。若想充分利用表皮与种子，建议倒入果汁机或食物料理机打成果汁再饮用，或是把剥下来的葡萄皮放在冰箱冷冻，等到有一定的硬度后，再打成糊，倒入淋酱里。适当的涩味能为料理的味道带来画龙点睛的效果。

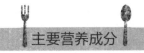

主要营养成分

在糖类之中，最容易被身体吸收的葡萄糖是主要成分。由于葡萄糖能迅速在体内转化成热量，因此葡萄被视为最适合消除疲劳的水果之一。

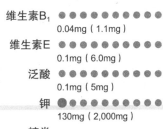

维生素B$_1$ ● ● ● ● ● ● ● ● ● ●
0.04mg（1.1mg）

维生素E ● ● ● ● ● ● ● ● ● ●
0.1mg（6.0mg）

泛酸 ● ● ● ● ● ● ● ● ● ●
0.1mg（5mg）

钾 ● ● ● ● ● ● ● ● ● ●
130mg（2,000mg）

糖类 15.2g

※ 上述为可食用部分每100g的营养含量。括号内的数字是成年女性一天的食用建议量或参考值，也是各年龄层食用的最大值。维生素E 是 a- 生育酚的含量。

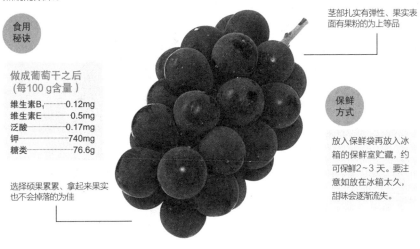

食用秘诀

做成葡萄干之后
（每100 g含量）

维生素B$_1$———0.12mg
维生素E———0.5mg
泛酸———0.17mg
钾———740mg
糖类———76.6g

选择硕果累累、拿起来果实也不会掉落的为佳

茎部扎实有弹性、果实表面有果粉的为上等品

保鲜方式

放入保鲜袋再放入冰箱的保鲜室贮藏，约可保鲜2~3 天。要注意如放在冰箱太久，甜味会逐渐流失。

果汁般的甜味将疲劳一扫而空

葡萄具有如果汁般馥郁的甜味，其主要成分来自作为脑部热量来源的葡萄糖及果糖这类糖分。人体可迅速吸收这类糖分，并立刻代谢成热量，因此可立即消除疲劳。

另一方面，正如红酒的人气居高不下，葡萄的表皮与种子所含的多酚具有强劲的抗氧化效果，也因此备受关注。多酚具有抑制活性氧化物的功效，能有效预防生活习惯病。日本人常吃的玫瑰露葡萄也有相同的成分。作为花青素之一的白藜芦醇是蕴藏于表皮与种子的多酚。

做成常于甜点制作使用的葡萄干后，所含的成分会瞬间浓缩，钾、钙、铁这类矿物质会激增，可有效预防贫血与骨质疏松症。

鸿喜菇

主要功效

除了含有能帮助热量与钙质代谢的维生素 D 与烟碱酸外，还含有必需氨基酸的离氨酸、凝集素等营养成分。

● 预防癌症
● 预防肥胖
● 整肠作用
● 预防与改善高血压

烹调与食材搭配的秘诀

与姬菇、香菇一样富含提升钙质吸收的维生素 D，因此记得与含有许多小骨头的小鱼、奶油等乳制品，以及芝麻、海藻这类含有丰富钙质的食材搭配制作料理。大豆、鹿尾草和蒟蒻都属于钙质含量较多的食材，和鸿喜菇搭配可说是绝妙的养生组合。由于含有的膳食纤维也很丰富，可促进肠道蠕动，让肠内环境变佳，改善便秘。也很适合于什锦饭、汤品或凉拌菜中使用。

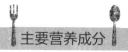

主要营养成分

以鸿喜菇名称常见于市面的菇类通常就是指这个品种。其实与外观近似的天然姬菇相较之下，营养效果并无太明显的差异。

维生素D	●●●●●●●●●●
	0.6μg（5.5μg）
烟碱酸	●●●●●●●●●●
	6.6mg（12mg）
钾	●●●●●●●●●●
	380mg（2,000mg）
磷	●●●●●●●●●●
	100mg（800mg）
膳食纤维	●●●●●●●●●●
	3.7g（18g）
糖类	1.3g

※ 上述为可食用部分每 100g 的营养含量。括号内的数字是成年女性一天的食用建议量或参考值，也是各年龄层食用的最大值。

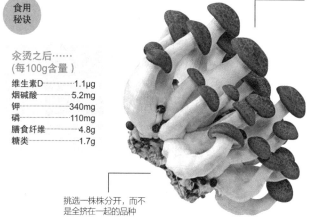

食用秘诀

余烫之后……
（每100g含量）

维生素D	1.1μg
烟碱酸	5.2mg
钾	340mg
磷	110mg
膳食纤维	4.8g
糖类	1.7g

蕈伞小巧不外张、颜色浓郁的才新鲜

保鲜方式

还带有包装的话，可直接放进冰箱冷藏。鸿喜菇接触到水容易腐坏。可以冷冻保存，但风味容易消失，请以一个月为保存上限。

挑选一株株分开，而不是全挤在一起的品种

鲜味满分、营养价值也高

鸿喜菇原本于榆木及山毛榉的倒树处自生，但现在几乎以栽培品种为主流，而鸿喜菇是这类香菇的代表。

菇类通常富含维生素 B_1、维生素 B_2、烟碱酸、泛酸这类维生素 B 群。维生素 B 群有助于三大营养成分的代谢，能让身体与神经发挥正常功能，也有助于消除疲劳。

鸿喜菇含有的钾可使多余的钠排出体外，也能预防高血压。于体内转化成维生素 D 的麦角固醇也很丰富。维生素 D 具有提升钙质吸收的功能，因此与高钙的食品一同摄取，能让骨骼与牙齿常保强健。

鸿喜菇还含有多种功效，例如阻止黑色素增生的酪氨酸酶（具美白效果）就是其中一种。

舞菇（灰树花）

主要功效

被誉为消除疲劳维生素的维生素 B_1、美白维生素的维生素 B_2 含量都很丰富，膳食纤维也很多，减重与美白的效果都很卓越。

- 消除疲劳
- 保护皮肤与黏膜
- 预防与改善便秘
- 预防癌症

烹调与食材搭配的秘诀

舞菇本身具有丰富的风味与爽脆的口感。一旦过度加热，就有损难得的香气与口感，所以快速完成烹调是用舞菇制作食物的重点。与富含 β-胡萝卜素的黄绿色蔬菜、富含维生素 E 的芝麻及植物油搭配，可增强抗氧化力，抗癌效果也会得到提升。葡聚糖为水溶性的营养成分，适合在不会出水的热炒料理或天妇罗中使用。

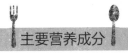

主要营养成分

维生素 B_1、维生素 B_2、维生素 B 群之一的烟碱酸都有丰富含量。膳食纤维中含有葡聚糖这种有效成分。

维生素B_1	0.09mg（1.1mg）
维生素B_2	0.19mg（1.2mg）
维生素D	4.9μg（5.5μg）
烟碱酸	5.0mg（12mg）
钾	230mg（2,000mg）
糖类	0.9g

※ 上述为可食用部分每100g的营养含量。括号内的数字是成年女性一天的食用建议量或参考值，也是各年龄层食用的最大值。

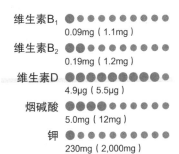

食用秘诀

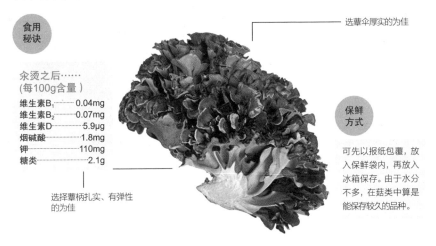

选蕈伞厚实的为佳

汆烫之后……
（每100g含量）

维生素B_1	0.04mg
维生素B_2	0.07mg
维生素D	5.9μg
烟碱酸	1.8mg
钾	110mg
糖类	2.1g

选择蕈柄扎实、有弹性的为佳

保鲜方式

可先以报纸包覆，放入保鲜袋内，再放入冰箱保存。由于水分不多，在菇类中算是能保存较久的品种。

维生素 B_2 的含量是众菇之冠

在为数众多的菇类之中，鲜味成分含量之多，与鸿喜菇可说是并驾齐驱。蛋白质、脂质与碳水化合物这三大营养成分代谢所不可或缺的维生素 B_1、维生素 B_2 的含量，在菇类中也是首屈一指。

维生素 B_1 是维持神经功能正常而不可缺少的营养成分，维生素 B_2 则可维持皮肤与黏膜的健康，也能有效预防嘴唇破皮。除了维生素 B_1、维生素 B_2 之外的维生素 B 群，还含有能促进碳水化合物与脂质代谢的烟碱酸，而烟碱酸有分解酒精的效果，因而舞菇被认为能预防宿醉。

富含多糖体的葡聚糖也是舞菇的一大特征。葡聚糖是膳食纤维的一种，能有效防癌与治癌。除了让免疫功能保持正常，还能促进肠道的蠕动，也能清理肠道，不仅能预防大肠癌，还有预防脂质异常症（高血脂症）的效果。

松茸

主要功效

除了右列成分之外，钾的含量也很丰富，能有效预防高血压。香气成分的松茸醇与肉桂酸甲脂，除了有预防癌症的效果也能增进食欲。

- ●预防与改善高血压
- ●预防癌症
- ●抑制胆固醇上升
- ●增进食欲

烹调与食材搭配的秘诀

香气是松茸的生命，所以严禁过度加热，即便是做松茸饭，也是先将高汤与调味料倒入白米里，等到饭快煮熟了才加入松茸。富含的不溶性膳食纤维能预防便秘，但比起所含的营养价值，更该将重点放在享受松茸的香气上。以奶油简单地煎过，再淋点醋橘汁增加酸味，就是一道能充分享受香气与口感的佳肴。经典做法的土瓶蒸也是香气四溢的一道美食。

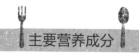

主要营养成分

除了作为菇类特征的维生素 B 群与烟碱酸有丰富的含量之外，铁与膳食纤维的含量也很充沛，香气成分也备受关注。

维生素B₁ ●●●●●●●●●●
0.1mg（1.1mg）

维生素B₂ ●●●●●●●●●●
0.1mg（1.2mg）

烟碱酸 ●●●●●●●●●●
8mg（12mg）

膳食纤维 ●●●●●●●●●●
4.7g（18g）

糖类 ●●●●●●●●●●
3.5g

※ 上述为可食用部分每 100g 的营养含量。括号内的数字是成年女性一天的食用建议量或参考值，也是各年龄层食用的最大值。

食用
秘诀

视具体状况做出不同料理

蕈伞未外张的松茸适合做成土瓶蒸，若是外张的可做成烤松茸。

选择蕈伞、蕈柄没有斑点，蕈伞也没有外张的为佳

保鲜
方式

保存时先将水气擦干，包一层报纸，再装到保鲜袋内，放入冰箱的保鲜室。风味容易流失，请尽早食用完毕。

蕈柄粗细一致、弹性十足的为上品

香气、口感、营养都高的菇类之王

正如"要享受香气就吃松茸，要尝味道就吃鸿喜菇"这句日本俗谚，芳醇的香气是松茸最美妙的魅力。这股香气的主要成分为松茸醇与肉桂酸甲脂。独特的香气能刺激食欲与促进消化酵素分泌，也能有效预防癌症。

促进热量代谢的维生素 B₁、维生素 B₂、烟碱酸、泛酸等维生素的含量都相当充实，完全不逊色于其他菇类。钾与钙能预防高血压，而能提升钾与钙的吸收率的维生素 D 的先驱物麦角固醇也有相当多的含量，由此可知，松茸是兼具香气与营养成分的实力派菇类。

100g 食用部分就有含量高达 4.7g 的膳食纤维，除了能促进肠道蠕动，还可有效预防便秘与清理肠道环境。

山药豆

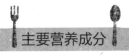

主要功效

富含的钾可调整体内水分平衡。泛酸能促进三大营养成分的代谢，并于皮质类固醇的合成中扮演着重要角色。

- 预防与改善高血压
- 增强抗压力
- 预防与改善便秘
- 消除疲劳

烹调与食材搭配的秘诀

除了氽煮、蒸煮与热炒之外，直接切成小块也能吃到爽脆的口感。最常见的吃法就是先氽煮或蒸煮再蘸盐吃，但是血压较高的人应该控制盐分的摄取。若要提升预防便秘的效果，建议与秋季应季的菇类、牛蒡或秋葵一起吃。

与胡萝卜、香菇、银杏一起煮成山药豆饭，是最能体现秋季风情的一道料理。做这道料理时，请先将山药豆洗干净，去皮后再放入白饭里。

主要营养成分

主要成分为糖类，维生素则以维生素 B_1、泛酸的含量居多，矿物质中钾的含量特别高，膳食纤维也很丰富。

维生素B_1	●●●●●●●●●●
	0.11mg（1.1mg）
泛酸	●●●●●●●●●●
	0.6mg（5mg）
钾	●●●●●●●●●●
	570mg（2,000mg）
磷	●●●●●●●●●●
	64mg（800mg）
膳食纤维	●●●●●●●●●●
	4.2g（18g）
糖类	16.4g

※ 上述为可食用部分每100g的营养含量。括号内的数字是成年女性一天的食用建议量或参考值，也是各年龄层食用的最大值。

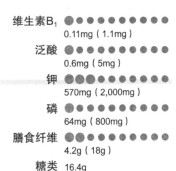

秋季上市的山药豆几乎都是从栽培品种的长山药上长出来的品种

食用秘诀

加热之后再吃
氽煮或以微波炉加热，若仅清炸再撒点盐也很不错。

市面上少见的天然山药豆的皮很薄，若整颗一起吃，风味将截然不同

保鲜方式

由于水分不多，所以比较耐放，放在冰箱的保鲜室可保持数周不坏。

秋天的味道，常现身于怀石料理

山药豆外观看似圆滚滚，却属于山药的一种，其真面目就是长在长山药或野生山药叶子根部，长为 5~10mm 的小小球芽。虽然属于山药类的植物，但黏性与水分都较少，口感也较接近芋艿。通常是以盐水氽烫或直接蒸熟，也常作为什锦饭的食材使用。

与其他的山药一样含有大量的淀粉，吃进嘴里会有黏滑的甜味。富含稳定血压的钾，膳食纤维也有一定的含量。此外含有较多的水溶性膳食纤维，可抑制血糖及胆固醇的上升。

除了上述的营养成分，促进碳水化合物代谢的维生素 B_1 以及代谢三大营养成分所必需的、能增强抗压力的泛酸也有相当多的含量，可说是齐备各种有益身心健康的功效。

紫芋

主要功效

富含的花青素可全面预防生活习惯病，维生素C、维生素E也能发挥抗氧化效果，并能预防便秘。

- ●预防与治疗生活习惯病
- ●预防癌症
- ●延缓老化
- ●预防与改善便秘

烹调与食材搭配的秘诀

芋薯类所含的维生素C具有加热也不易流失的特征。地瓜所含的淀粉分解酵素的淀粉酶在慢慢加热的过程中会逐渐被激活，若放在烤箱里慢慢烤，甜味会更明显，也会变得更好吃。紫芋的紫色常于制作甜点的时候使用，但要注意紫芋所含的糖类与脂质较多，若正在减重，可能会不小心摄取太多热量。此外连皮切成丝，做成金平芋头或大学芋风味的料理，也能美味地享用紫芋。

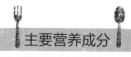

主要营养成分

与地瓜一样以碳水化合物为主要成分，作为补充热量的主食也很合适。维生素B$_1$、维生素C、维生素E、膳食纤维的含量都很丰富。

维生素B$_1$ ●●●●●●●●●●
0.12mg（1.1mg）

维生素C ●●●●●●○○○○
29mg（100mg）

维生素E ●●○○○○○○○○
1.3mg（60mg）

钾 ●●○○○○○○○○
370mg（2000mg）

膳食纤维 ●○○○○○○○○○
2.5g（18g）

糖类 29.2g

※ 上述为可食用部分每100g的营养含量。括号内的数字是成年女性一天的食用建议量或参考值，也是各年龄层食用的最大值。维生素E是α-在育醇的含量。

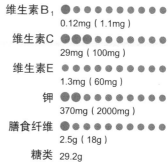

食用秘诀

蒸熟之后
（每100g含量）

维生素B$_1$	0.13mg
维生素C	24mg
维生素E	1.9mg
钾	420mg
膳食纤维	3.0g
糖类	28.4g

选择须根的孔较浅的为佳

选择外皮光亮平滑、没有伤痕的为佳

保鲜方式

紫芋不耐干燥与低温，可包在报纸里放在阴凉处保存。用不完的紫芋可用保鲜膜包住切口，再放入冰箱的保鲜室保存，不过仍建议尽早食用完毕。

所含的花青素有多种健康效果

紫芋是指连肉都是紫色的地瓜。于冲绳栽植的紫色芋头也称为紫芋，但这里介绍的紫芋是别称为大薯、红薯的山药类芋头，与冲绳的紫色芋头为不同品种。

作为特征之一的紫色所含的花青素为多酚的一种，具有优异的抗氧化效果，能抑制活性氧化物的活力，也能抑制坏胆固醇的氧化，可有效预防生活习惯病。此外也有助于视力的恢复与肝脏功能的改善。

另一方面，能避免乳酸这类疲劳物质囤积的维生素B$_1$，以及能预防高血压的钾也有相当多的含量。紫芋具有强劲的抗氧化力，同时含有预防黑色素沉淀的维生素C与让细胞回春的维生素E，也有美白效果。

糯米

主要功效

作为主要成分的淀粉会在体内分解成葡萄糖，成为优质的热量来源。此外，充实的口感也能预防过度食用。

● 消除疲劳
● 预防肥胖
● 补充身体热量
● 预防与改善体力不足

烹调与食材搭配的秘诀

糯米比粳米的糊化温度低，因此会较快糊化。炊煮时为了保留黏稠度，不可放水过多。不过若是掺杂些许粳米一起煮，除了能吃到软软弹弹的口感，也可增添风味。

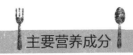

主要营养成分

主要成分为碳水化合物的淀粉。维生素 B_1 的含量比粳米高，其他的营养成分则与粳米一样少。

碳水化合物　77.2g

蛋白质　●●●●●●●●●●●●●
6.4g（50g）

维生素 B_1　●●●●●●●●●●●
0.12mg（1.1mg）

糖类　76.7g

※ 上述为可食用部分每100g的营养含量。括号内的数字是成年女性一天的食用建议量或参考值，也是各年龄层食用的最大值。

食用秘诀

炊煮之后……
（每100g含量）

碳水化合物……43.9g
蛋白质……3.5g
维生素 B_1……0.03mg
糖类……43.5g

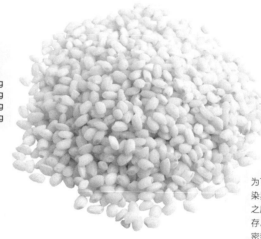

保鲜方式

为了避免受潮或沾染异味，可在密封之后放在阴凉处保存。少量的话，先密封再放至冰箱保存也是可行的。

与精制白米混拌，每天都能轻松食用

糯米是比粳米更黏的米，主要因为糯米的淀粉几乎都是支链淀粉，而粳米的淀粉则含有 20%~30% 的直链淀粉。

糯米的主要成分是淀粉，是一种能充分提供热量的主食。多糖类的淀粉在体内经过消化后，会分解成单糖类的葡萄糖，通过血液运送到全身的细胞，作为热量使用。不管是活动身体还是维持生理功能，热量都是必要的元素。

与粳米相同的是，精制的糯米在维生素与矿物质方面的含量较少，但是维生素 B_1 的含量却多于粳米。煮成饭或做成麻团，都比粳米含有更高比例的碳水化合物，也是十分优质的热量来源。

大和长山药

主要功效

丰富的蛋白质与辅酵素具有滋养身体与消除疲劳的效果。水溶性膳食纤维所含的黏液成分可抑制胆固醇上升。

- ●消除疲劳
- ●预防糖尿病
- ●预防与改善高血压
- ●促进消化

烹调与食材搭配的秘诀

黏稠的山药泥之所以可生吃，是因为淀粉酶分解了局部的淀粉，因此生吃也不会拉肚子。酵素会因高温而失效，在制作山药泥汤、以高汤稀释山药泥时，建议高汤的温度不要超过40℃。若加入口感同样黏稠的山麻、滑菇、秋葵、纳豆一起烹调，可有效抑制胆固醇上升与降低血糖，并促进消化与增强体力。

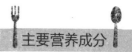

主要营养成分

以下成分是伊势芋、丹波芋的数值。蛋白质与糖类的含量丰富，黏液成分可提升蛋白质的吸收率。

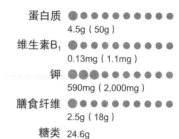

蛋白质	●●●●●●●●●○	4.5g（50g）
维生素B$_1$	●●●●●●●●●○	0.13mg（1.1mg）
钾	●●●●●●●○○○	590mg（2,000mg）
膳食纤维	●●●●○○○○○○	2.5g（18g）
糖类	24.6g	

※ 上述为可食用部分每100g的营养含量。括号内的数字是成年女性一天的食用建议量或参考值，也是各年龄层食用的最大值。

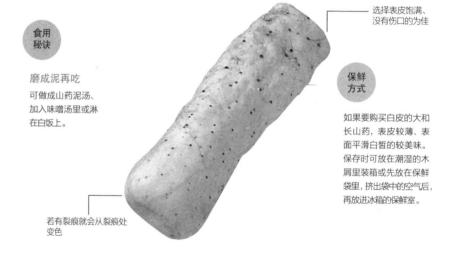

食用秘诀

磨成泥再吃

可做成山药泥汤、加入味噌汤里或淋在白饭上。

选择表皮饱满、没有伤口的为佳

保鲜方式

如果要购买白皮的大和长山药，表皮较薄、表面平滑白皙的较美味。保存时可放在潮湿的木屑里装箱或先放在保鲜袋里，挤出袋中的空气后，再放进冰箱的保鲜室。

若有裂痕就会从裂痕处变色

恢复体力、增强耐力不可或缺的蔬菜

大和长山药分成黑皮与白皮两种，前者以日本大分县的丰后芋或兵库县的丹波芋闻名，后者则以三重县的伊势芋较有名。黏性强，是最适合制作山药泥的高级品种，但在关东，不管是扇形的银杏芋或长山药之外的山药，都统称为大和长山药。

由于含有许多能消除疲劳的成分，早期就被当成滋养身体的蔬菜食用。所含的淀粉酶可分解淀粉与帮助消化。此外，黏液成分的黏液素与甘露聚糖这类水溶性膳食纤维能保护胃黏膜，预防胃溃疡与胃炎，还能预防糖尿病与高血压，并有助于抑制胆固醇上升。同时含有可促进新陈代谢的胆碱及净化血液的皂苷，是非常有益健康的蔬菜。

日
本
柚
子
（
香
橙
）

主要功效

维生素 C 的含量较多，有助于预防感冒，同时预防肌肤问题。清爽的香气也能增进食欲。

- **消除疲劳**
- **增进食欲**
- **预防与改善高血压**
- **美肤效果**

烹调与食材搭配的秘诀

由于酸味强烈，不适合生吃，但作为佐味料或增香的食材最为适合。与维生素 E 搭配可强化抗氧化力，所以要预防癌症这类生活习惯病，建议与富含维生素 E 的食材多多搭配。鮟鱇鱼肝蘸柚子汁制成的酸橘醋，或是将奶油煎南瓜的料理附上柚子制成的佐味料，都是不错的选择。在菠菜日式沙拉、酒蒸蛤蜊、煎猪肝上浇淋佐味的柚子汁，可增进铁质的吸收率，也能预防贫血。

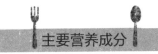

主要营养成分

以下为营养成分含量为 25% 的日本柚子果汁的相关数值。用于料理的柚子皮含有更加丰富的 β－胡萝卜素、维生素 C 与膳食纤维。

维生素B₁	0.05mg（1.1mg）
维生素C	40mg（100mg）
泛酸	0.29mg（5mg）
钾	210mg（2,000mg）
钙	20mg（650mg）
糖类	6.6g

※ 上述为可食用部分每100g的营养含量。括号内的数字是成年女性一天的食用建议量或参考值，也是各年龄层食用的最大值。

食用秘诀

当作佐味料或增添风味的食材
柠檬酸与维生素 C 的加乘效果值得期待。

黄皮柚子在削皮后，可放入冰箱冷冻或是干燥后保存

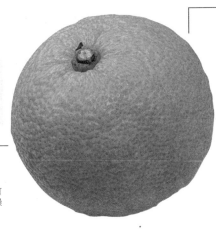

选择果实饱满的为佳

保鲜方式

表皮还带有七分青涩时，是最多汁、香气最明显的时候。将榨出来的果汁放入冰箱冷冻，或是整颗放在保鲜袋内冷冻，风味可维持1~2个月。

果
汁
和
果
皮
皆
可
用
做
佐
味
料

成熟的黄柚子于秋季上市，未成熟的青柚子在夏季上市。柚子汁的酸味强烈，常作为酸橘醋的食材使用，但是制作料理时反而较常使用切细的果皮，或是挖空果肉，将果皮当成容器使用，借此玩味柚子的香气。

营养成分以维生素 C 含量居多，有助于胶原蛋白合成及美白肌肤，还可抑制活性氧化物的活力，另外还有强劲的抗氧化力与增强抗压力的效果。就连难以吸收的铁质，维生素 C 也能帮助吸收。

此外，柚子汁富含能提升抗氧化力的柠檬酸，能与维生素 C 形成加乘效果。当成增香食材使用时，适合与多种食材搭配。若与其他食材一并摄取，可产生许多令人期待的功效。

莱姆

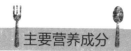

主要功效

维生素 C 能降低活性氧化物对身体的伤害，精油成分的香气具有缓解压力的效果，让心情焕然一新。

- ●促进血液循环
- ●消除疲劳
- ●增强抗压力
- ●强化免疫力

烹调与食材搭配的秘诀

相较于柠檬，莱姆的酸味更加直接，香气也更清新。莱姆的风味除了可用于调酒，也很适合用于其他料理。油渍沙丁鱼与意式生鲔鱼、扇贝这类以生鲜海鲜为主角的冷盘很适合淋上几滴莱姆增香。柠檬酸具有强劲的杀菌效果，也能促进新陈代谢。此外，青背鱼与贝类通常含有较多铁质，因此能提升铁质吸收率的维生素 C 可在此发挥特性。

主要营养成分

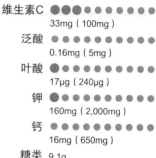

以下为营养成分含量占 35% 的 100g 莱姆果汁的相关数值。含有丰富的维生素 C。除了营养成分之外，还含有养生成分之一的柠檬油精与柠檬酸这类有机酸。

维生素C ●●●●●●●●●●
33mg（100mg）

泛酸 ●●●●●●●●●●
0.16mg（5mg）

叶酸 ●●●●●●●●●●
17μg（240μg）

钾 ●●●●●●●●●●
160mg（2,000mg）

钙 ●●●●●●●●●●
16mg（650mg）

糖类 9.1g

※ 上述为可食用部分每 100g 的营养含量。括号内的数字是成年女性一天的食用建议量或参考值，也是各年龄层食用的最大值。

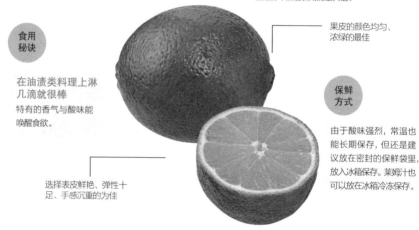

食用秘诀

在油渍类料理上淋几滴就很棒
特有的香气与酸味能唤醒食欲。

果皮的颜色均匀、浓绿的最佳

保鲜方式

由于酸味强烈，常温也能长期保存，但还是建议放在密封的保鲜袋里，放入冰箱保存。莱姆汁也可以放在冰箱冷冻保存。

选择表皮鲜艳、弹性十足、手感沉重的为佳

酸味与香气适合调酒或制作冷盘

圆滚滚的形状与绿色的果皮是其特征。具有独特的香味与酸味，是调酒时不可或缺的存在。日本进口的多是墨西哥莱姆，体形较柠檬小一号，但也有体形大上两倍的大溪地莱姆与酸味较不明显的甜莱姆。

酸味的主要成分为柠檬酸，具有促进新陈代谢、净化血液的抗氧化效果。柠檬与莱姆的果皮所富含的圣草次苷也是因超强抗氧化力而备受关注的类黄酮之一。精油成分之一的柠檬油精所具有的清爽香气具有镇静神经、缓解压力的效果。

100g 之中含量高达 33mg 的维生素 C 可与上述成分形成加乘效果，间接提升身体的免疫力与消除疲劳。

花生

主要功效

脂质含有有益健康的油酸，能抑制坏胆固醇上升及预防生活习惯病。

- ●抑制坏胆固醇上升
- ●预防动脉硬化
- ●预防与改善高血压
- ●整肠作用

烹调与食材搭配的秘诀

维生素E的抗氧化力若与β-胡萝卜素、维生素C搭配，效果更加显著。因此，与富含这两种营养成分的明日叶、小松菜与油菜花这类蔬菜搭配，可延缓脑部老化、美白及提升生活习惯病的预防效果。若以果汁机打碎，就能轻松地加入沙拉或当成凉拌菜的裹料使用。此外，直接当成下酒菜吃，也有助于酒精的代谢。

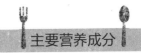

主要营养成分

下列成分是干燥花生（小颗粒品种）的数值。炒过的花生的营养价值有全面提升的倾向。

蛋白质 ●●●●●●●○○○○
25.4g（50g）

维生素B₁ ●●●●●●●●●○
0.85mg（1.1mg）

维生素E ●●●●●●●●●●
10.1mg（6.0mg）

钾 ●●●●○○○○○○
740mg（2,000mg）

镁 ●●●●●○○○○○
170mg（290mg）

糖类 11.4g

※ 上述为可食用部分每100g的营养含量。括号内的数字是成年女性一天的食用建议量或参考值，也是各年龄层食用的最大值。维生素E是α-生育醇的含量。

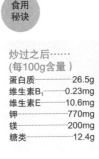

食用秘诀

炒过之后……
（每100g含量）

蛋白质……………26.5g
维生素B₁…………0.23mg
维生素E……………10.6mg
钾……………………770mg
镁……………………200mg
糖类………………12.4g

挑选生花生时，最好选外壳未变黑、膨胀程度均匀的为佳

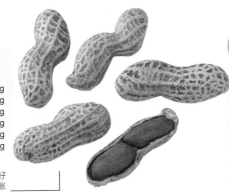

保鲜方式

花生不耐高温与潮湿，放置不管，脂肪与蛋白质会氧化，不仅风味跟着流失，也有可能会因此发霉。若一次买很多，可利用与海水浓度相当的盐水连壳余煮将近一小时，放凉后再分成小份冷冻。

含有不饱和脂肪酸，可预防生活习惯病

蛋白质、脂质、碳水化合物含量非常丰富，而脂质富含抑制胆固醇生成的油酸。维生素中则以维生素B₁、维生素B₆、叶酸、烟碱酸、泛酸这类维生素B群与维生素E的含量较为丰富。

维生素B₁能促进碳水化合物代谢，也能抑制疲劳物质的产生，对于消除疲劳有优异的效果。维生素B₆则和蛋白质代谢息息相关，并能有效调整荷尔蒙。烟碱酸不仅有助于热量代谢，还可促进酒精代谢，因此把花生当成下酒菜可说是十分有助于健康的组合。

此外，也含有能有效延缓脑部老化的胆碱、卵磷脂及抗氧化物质的皂苷，可说是一种富含预防生活习惯病营养成分的坚果。

韭葱

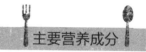

主要功效

维生素 C 与硫化物的抗氧化效果，可抑制活性氧化物的活力与改善血液循环，也能有效抑制癌细胞与延缓老化。

- ●预防癌症
- ●消除疲劳
- ●预防与改善高血压
- ●预防与改善便秘

烹调与食材搭配的秘诀

白色的茎部是主要的食用部位。加热后，独特的甜味会增加，也不容易煮烂，适合先氽烫再作为沙拉或油渍食材使用。维生素 C 有助于铁质吸收，与猪肝、鲜奶油放在食物料理机里一起搅打，就能做成口感绵滑的慕斯。维生素 E 含量丰富的橄榄油能提升维生素 C 与硫化物的抗氧化效果。将烤过的韭葱泡在橄榄油里做成油渍韭葱，预防感冒的效果更是奇佳。

主要营养成分

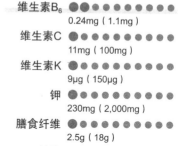

除了适量的维生素与矿物质，还含有葱类特有的辣味成分与硫化物。不过，加热之后有效成分的效果会略为下滑。

营养成分	含量
维生素B$_6$	0.24mg（1.1mg）
维生素C	11mg（100mg）
维生素K	9µg（150µg）
钾	230mg（2,000mg）
膳食纤维	2.5g（18g）
糖类	4.4g

※ 上述为可食用部分每100g的营养含量。括号内的数字是成年女性一天的食用建议量或参考值，也是各年龄层食用的最大值。

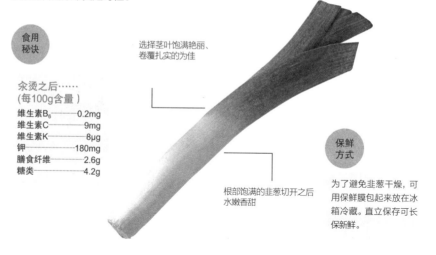

食用秘诀

氽烫之后……
（每100g含量）

维生素B$_6$……0.2mg
维生素C……9mg
维生素K……8µg
钾……180mg
膳食纤维……2.6g
糖类……4.2g

选择茎叶饱满艳丽、卷覆扎实的为佳

根部饱满的韭葱切开之后水嫩香甜

保鲜方式

为了避免韭葱干燥，可用保鲜膜包起来放在冰箱冷藏。直立保存可长保新鲜。

极高的西洋葱 法式料理中人气

韭葱是比长葱的茎还粗短的西洋葱，又称葱蒜、韭蒜，法文名称"poireau"是在日本流行的叫法。软白栽植的白茎部分常于汤品或锅烤类料理中使用。氽煮变软后，淋上酒醋做成简单的热沙拉，就是一道能品尝到独特甜味的可口料理。

含有葱类共有的香味成分硫化物，而这个成分的抗氧化作用能有效预防癌症与改善胆固醇值。此外，硫化物之一的大蒜素能提升维生素 B$_1$ 的吸收率，让碳水化合物的代谢更顺畅，对于消除疲劳很有帮助。

独特的香气可促进胃液分泌，提升消化吸收功能。也含有促进肠道蠕动的膳食纤维，对于容易便秘的人是最棒的蔬菜。

苹果

主要功效

果肉与果皮都含有的多酚成分除了能预防生活习惯病，也能缓解疲劳与改善肌肤问题。

- ●延缓老化
- ●预防与改善便秘
- ●抑制胆固醇上升
- ●预防癌症

烹调与食材搭配的秘诀

果皮的红色素为多酚之一的花青素，有很棒的抗氧化效果。连皮一起吃可抑制活性氧化物的活力，还能有效延缓老化与预防癌症。加热后，独特的甜味会增加，在某些烹调方式中可连同含有果胶与多酚的果皮一起吃，例如挖掉果核后直接放入烤箱做成烤苹果，或是用果汁机连同果肉一起打碎，倒入苹果果酱。

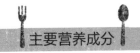

主要营养成分

下列成分是未削去外皮的数值。富含水溶性膳食纤维之一的果胶，也含有满满的能预防生活习惯病的苹果酸、柠檬酸及多酚成分。

维生素C ● ● ● ● ● ● ● ● ● ●
6mg（100mg）

维生素E ● ● ● ● ● ● ● ● ● ●
0.4mg（6.0mg）

烟碱酸 ● ● ● ● ● ● ● ● ● ●
0.1mg（12mg）

钾 ● ● ● ● ● ● ● ● ● ●
120mg（2,000mg）

膳食纤维 ● ● ● ● ● ● ● ● ● ●
1.9g（18g）

糖类 14.3g

※ 上述为可食用部分每100g的营养含量。括号内的数字是成年女性一天的食用建议量或参考值，也是各年龄层食用的最大值。维生素E是α-生育醇的含量。

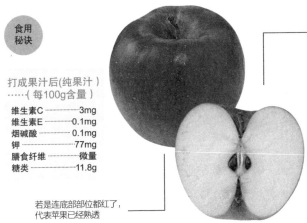

食用秘诀

打成果汁后(纯果汁)
……（每100g含量）

维生素C ———— 3mg
维生素E ———— 0.1mg
烟碱酸 ———— 0.1mg
钾 ———— 77mg
膳食纤维 ———— 微量
糖类 ———— 11.8g

选择果皮饱满红艳、果肉扎实的为佳

保鲜方式

苹果不耐气温变化，可放在保鲜袋内置于冰箱冷藏。由于会产生乙烯，与其他水果一起装袋时，容易导致其他水果腐烂，请务必注意。

若是连底部部位都红了，代表苹果已经熟透

多种有机酸，可打造健康白皙的肌肤

苹果的甜味成分来自果糖与葡萄糖这类糖分，两者都是能容易吸收、快速代谢成热量的成分。营养成分以能排出体内多余含钠量的钾居多。尽管苹果的产地多位于寒带，却有资料证实这些地区的人较少罹患高血压，或许这与苹果所含的钾有关。

酸味成分的柠檬酸、苹果酸与酒石酸这类有机酸都能消灭活性氧化物，也能预防疲劳物质囤积，并提升消除疲劳的效果。

水溶性膳食纤维之一的果胶也有相当多的含量，果胶具有预防血糖与血脂上升、间接预防糖尿病、改善便秘以及促进老旧废物排出等多种功效。

柠檬

主要功效

维生素 C 与柠檬酸可消除疲劳物质同时缓解压力。表皮含有大量膳食纤维与维生素 E，让健康效果大幅升级。

- ●消除疲劳
- ●增强免疫力
- ●增强抗压力
- ●预防与改善高血压

烹调与食材搭配的秘诀

维生素 C 能在体内发挥超强的抗氧化力。青背鱼所含的 DHA、EPA 这类不饱和脂肪酸可预防动脉硬化与失智症，而维生素 C 可进一步提升这类效果。

除此之外还能提升铁质的吸收率，因此与蛤蜊、生牡蛎等富含铁质的贝类非常对味。

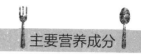

主要营养成分

以下为营养成分占 30% 的 100 克柠檬果汁的相关数值。富含强效抗氧化力的维生素 C 与柠檬酸。

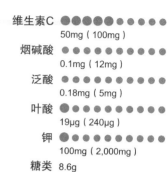

维生素C ●●●●●●●
50mg（100mg）

烟碱酸 ●
0.1mg（12mg）

泛酸 ●●●●●●●●●
0.18mg（5mg）

叶酸 ●●●
19μg（240μg）

钾 ●●●●●●●●●●
100mg（2,000mg）

糖类 8.6g

※ 上述为可食用部分每 100g 的营养含量。括号内的数字是成年女性一天的食用建议量或参考值，也是各年龄层食用的最大值。

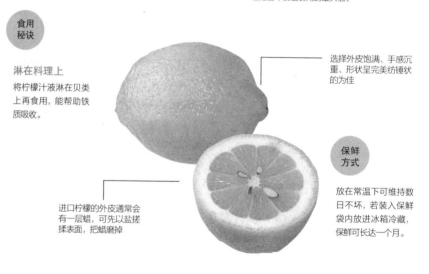

食用秘诀

淋在料理上

将柠檬汁液淋在贝类上再食用，能帮助铁质吸收。

选择外皮饱满、手感沉重、形状呈完美纺锤状的为佳

保鲜方式

放在常温下可维持数日不坏，若装入保鲜袋内放进冰箱冷藏，保鲜可长达一个月。

进口柠檬的外皮通常会有一层蜡，可先以盐搓揉表面，把蜡磨掉

预防疾病、美容肌肤必需的维生素 C

柠檬可说是富含抗氧化维生素与有机酸，有助于美容肌肤的代表性水果。其中又以维生素 C 的含量领先于众多柑橘类水果。能促进细胞的胶原蛋白合成的维生素 C 有抗氧化效果，能强化血管、预防动脉硬化与高血压等症状，还可打造白皙水嫩的肌肤。苦味成分来自橙皮苷（维生素 P）。这种成分能维护微血管健康及抑制体内出血。

柠檬汁具有杀菌与抗氧化效果俱佳的柠檬酸，果皮则含有多酚，都能帮助维生素 C 发挥效果。柠檬酸能分解体内囤积的疲劳物质，而特殊的香味成分则可缓解身心压力。柠檬可说是能让我们常葆青春的水果之一。

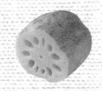

冬季蔬果

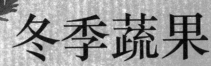

为了躲避冷到冻僵的气候，
蓄积大量糖分的蔬果们
变得格外美味。

在地面下贮存营养的萝卜、莲藕、牛蒡等
根茎类蔬菜越长越硕大。
冬季也是白菜、小松菜、寒缔菠菜
等叶菜类蔬菜味道转浓的季节。

越是寒冷的冬季，
越能吃到美味的蔬果。

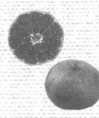

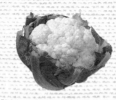

明日叶

主要功效

被视为能预防癌症的维生素 A、维生素 C、维生素 E 都有相当多的含量，此类维生素的功效也备受养生人士的关注。

- ●预防癌症
- ●消除疲劳
- ●保护皮肤与黏膜
- ●促进血液循环

烹调与食材搭配的秘诀

氽烫、凉拌、热炒都合宜，是用途十分广泛的蔬菜，但如果想完整摄取丰富的营养成分，最建议做成天妇罗，因为明日叶富含的 β-胡萝卜素溶在油里之后，吸收率会大幅提升。此外，明日叶虽有独特的涩味与异味，做成油炸料理后涩味反倒会消失，因此可令人吃得津津有味。

另一方面，由于维生素 C 为水溶性维生素，容易溶于水里，建议采用短时间加热，连汤汁都可喝的料理方式较为理想。

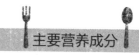

主要营养成分

β-胡萝卜素、维生素 B 群、维生素 C、维生素 E 的含量都相当丰富，钾、钙、铁等矿物质与膳食纤维也有相当多的含量，就营养均衡层面而言，是相当出类拔萃的蔬菜。

维生素A　●●●●●●○○○○
440μg（700μg）

维生素B₂　●●●●●●●●○○
0.24mg（1.2mg）

维生素C　●●●●●○○○○○
41mg（100mg）

维生素E　●●●●●○○○○○
2.6mg（6.0mg）

钾　●●●●○○○○○○
540mg（2,000mg）

糖类　1.1g

※ 上述为可食用部分每 100g 的营养含量。括号内的数字是成年女性一天的食用建议量或参考值，也是各年龄层食用的最大值。维生素 A 是胡萝卜素的视网醇当量，维生素 E 是 α-生育醇的含量。

食用秘诀

氽烫之后……
（每100g含量）

维生素A	440μg
维生素B₂	0.16mg
维生素C	23mg
维生素E	2.7mg
钾	390mg
糖类	1.3g

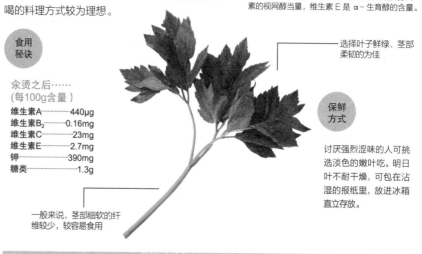

选择叶子鲜绿、茎部柔韧的为佳

保鲜方式

讨厌强烈涩味的人可挑选淡色的嫩叶吃。明日叶不耐干燥，可包在沾湿的报纸里，放进冰箱直立存放。

一般来说，茎部细软的纤维较少，较容易食用

叶子可快速再生，拥有超强生命力

"明日叶"这个名字来自摘了叶子、第二天立刻长出新叶的超强生命力。主要产地为日本八丈岛，自古以来就被视为能预防高血压的山菜食用。

最近在大都市也被看作健康蔬菜而大受欢迎，主要原因是在众多黄绿色蔬菜中，明日叶的维生素与矿物质的含量数一数二。富含能有效防治因细胞氧化而引起各种疾病的 β-胡萝卜素、维生素 C、维生素 E，以及掌握热量代谢关键的维生素 B 群。也富含可将多余的钠排出体外的钾，因此可有效预防高血压。铁与维生素 K 的含量也很多，对于贫血的人可说是一剂强心针。此外，明日叶特有的色素成分查耳酮也因具有强劲的抗菌与防癌效果而备受关注。

苦苣

主要功效

钙、锰、维生素 K 这类与强化骨骼有关的营养成分的含量非常充足，维生素 A、维生素 E 可延缓身体内外的老化。

- ●预防骨质疏松症
- ●预防与改善高血压
- ●预防癌症
- ●延缓老化

烹调与食材搭配的秘诀

β－胡萝卜素与油脂一同摄取能提升吸收率。除了做成以油调拌的嫩叶沙拉之外，也很适合与芝麻菜或红菊苣一起做成肉类料理的配菜。苦苣特有的淡淡苦味与肉类油脂的鲜味非常对味。由于是鲜度容易流失的蔬菜，可加点奶油，做成汤品或蒸煮类料理，再连同汤汁一并摄取，即可吃到完整的营养，又能品尝到与生吃不同的甜味。

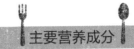

主要营养成分

含有多种维生素，其中 β－胡萝卜素的含量约为菠菜的一半 (1700 μg)。钙与钾等矿物质的含量也很丰富。

维生素A	●●●●●●●●○○
	140μg（700μg）
维生素E	●●●●●●●○○○
	0.8mg（6.0mg）
维生素K	●●●●●●●●○○
	120μg（150μg）
钾	●●●●●○○○○○
	270mg（2,000mg）
膳食纤维	●●●●●●●○○○
	2.2g（18g）
糖类	0.7g

※ 上述为可食用部分每 100g 的营养含量。括号内的数字是成年女性一天的食用建议量或参考值，也是各年龄层食用的最大值。维生素 A 是胡萝卜素的视网醇当量，维生素 E 是 α－生育酚的含量。

食用
秘诀

选择大颗、叶子茂密卷实的为佳

做成沙拉或肉类的配菜
做成沙拉时，建议搭配油调制的淋酱食用。

保鲜
方式

可放在冰箱的保鲜室保存。用沾湿的报纸包裹后，装入保鲜袋内，再以茎部朝下的方式直立保存可长期保鲜。

茎部切口仍保持水嫩的为佳

淡淡苦味与沙拉或肉类料理很合拍

苦苣在欧洲是非常流行的沙拉蔬菜，也是日本市面常见的蔬菜之一。蜷缩的叶子具有清脆的口感，也带有特殊淡淡的苦味与香气。

叶子所含的 β－胡萝卜素具有抗氧化效果，能预防癌症、延缓细胞老化及预防动脉硬化，在体内转化成维生素 A 之后，还能保护皮肤与黏膜。与抗氧化力优异的维生素 E 搭配，能缓解老化造成的肌肤问题，还有助于美白。矿物质中能调整体内水分的钾的含量较为丰富。钾有利尿效果，能将多余的钠一同排出体外，有效稳定血压。同时也富含强化骨骼必需的钙质。

芜菁

白色根部（果实）所含的淀粉酶与萝卜相同，促进消化及改善胃部功能。

- ●预防高血压
- ●预防与改善便秘
- ●延缓老化
- ●促进消化

烹调与食材搭配的秘诀

若直接将根部切片做成沙拉，即可激活淀粉酶的效果。此外，虽然会稍微有损淀粉酶的功效，不过以芜菁泥包住白肉鱼或虾子后蒸熟，做成芜菁蒸饼也是一道有益胃功能的佳肴。叶子属于黄绿色蔬菜，含有丰富的β-胡萝卜素。做成与胡萝卜素属性相符的油炒料理或金平芜菁，都能完整吸收所含的β-胡萝卜素。

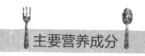

主要营养成分

上述为可食用部分每 100 g 的营养含量。

维生素C ●●●●●○○○○○
19mg（100mg）

泛酸 ●●●●●●○○○○
0.25mg（5mg）

叶酸 ●●●●○○○○○○
48µg（240µg）

钾 ●●●○○○○○○○
280mg（2,000mg）

膳食纤维 ●●●○○○○○○○
1.5g（18g）

糖类 3.1g

※ 上述为可食用部分每 100g 的营养含量。括号内的数字是成年女性一天的食用建议量或参考值，也是各年龄层食用的最大值。

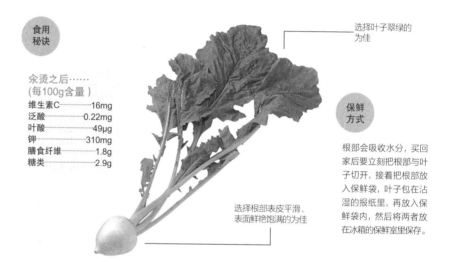

食用秘诀

选择叶子翠绿的为佳

汆烫之后……
（每100g含量）

维生素C	16mg
泛酸	0.22mg
叶酸	49µg
钾	310mg
膳食纤维	1.8g
糖类	2.9g

保鲜方式

根部会吸收水分，买回家后要立刻把根部与叶子切开，接着把根部放入保鲜袋，叶子包在沾湿的报纸里，再放入保鲜袋内，然后将两者放在冰箱的保鲜室里保存。

选择根部表皮平滑、表面鲜艳饱满的为佳

可食用 叶子与茎部都

白色的根部或绿色的叶子都有不同的营养效果，尤其甜味会在冬天增加，因此被认为是在冬天务必大量食用的蔬菜。

根部与萝卜的营养成分类似，除了含有钾、维生素 C 与膳食纤维，也含有淀粉分解酵素的淀粉酶。淀粉酶能帮助消化，缓解胃部不适及预防烧心，但是不耐加热这点实在让人很伤脑筋。芜菁很少像萝卜直接磨成泥吃，所以也较难享受到淀粉酶带来的好处。

此外，叶子的β-胡萝卜素含量与小松菜相近，其他如维生素 C、维生素 E、钾、钙、铁、膳食纤维的含量都很丰富，给身体带来各种益处，例如预防癌症这类生活习惯病与骨质疏松症，或是改善贫血与便秘，都是很受关注的功效。

白花椰菜

主要功效

含量相当于蜜柑两倍的维生素C能发挥超强的抗氧化力，可间接缓解压力，并带来美白的效果。

- ●预防癌症
- ●延缓老化
- ●预防感冒与传染病
- ●预防与改善高血压

烹调与食材搭配的秘诀

比起花蕾（白色的中心部分），茎部含有更多的甜味成分，料理上可灵活运用。不过甜味成分属于水溶性，经过加热、氽烫很容易流入水里，建议利用微波炉或蒸笼加热。花蕾富含的维生素C与维生素E搭配后，可提升抗氧化效果，间接预防生活习惯病。烹调白花椰菜时不妨做些小小的改变，例如做成沙拉后，加入一些碎坚果或与花枝一同做成炖煮类料理，都能促进血液循环与预防高血压。

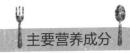

主要营养成分

维生素C的含量很丰富。最近新增的橙色与紫色等有色品种则含有胡萝卜素与其他有效的色素成分。

维生素B₂	0.11mg（1.2mg）
维生素C	81mg（100mg）
维生素K	17μg（150μg）
泛酸	1.3mg（5mg）
钾	410mg（2,000mg）
糖类	2.3g

维生素B₂：B_2

※ 上述为可食用部分每100g的营养含量。括号内的数字是成年女性一天的食用建议量或参考值，也是各年龄层食用的最大值。

纯白无斑点的为佳

食用秘诀

氽烫之后……
（每100g含量）

维生素B₂	0.05mg
维生素C	53mg
维生素K	31μg
泛酸	0.84mg
钾	220mg
糖类	1.9g

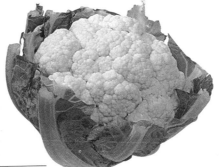

挑选花苞质地细致扎实的为佳

保鲜方式

放入保鲜袋内再放进冰箱冷藏是保存的方法之一，但是白花椰菜很容易腐坏，所以建议先简单氽烫后再放入冰箱冷冻。若想在解冻后保留原有的口感，请先彻底沥干水分再冷冻。

超过两颗蜜柑 维生素C的含量

白花椰菜是地中海东部野生卷心菜的改良品种，属于十字花科蔬菜，形状虽然类似西蓝花，所含的营养成分却较接近卷心菜。最具代表性的营养成分为维生素C，其含量居然是卷心菜的两倍左右。维生素C能抑制感冒病毒活力，是冬季最受欢迎的抗感冒蔬菜。维生素C可促进胶原蛋白的合成，预防黑色素沉淀，也有助于保养肌肤。

此外能预防高血压的钾、清理肠道的膳食纤维的含量，也都比卷心菜多。除了上述的营养成分之外，也含有能抑制致癌物质活性的硫化物异硫氰酸烯丙酯，与含量丰富的维生素C搭配时，防癌效果更是令人无法忽视。

寒缔菠菜

又甜又好吃，富含维生素与矿物质

主要功效

钾除了能抑制血压上升，还有助于维持肌肉的正常功能。维生素A、维生素C对于预防癌症、延缓老化与美白也都有一定的功效。

- ●预防与改善贫血
- ●预防癌症
- ●延缓老化
- ●预防与改善高血压

烹调与食材搭配的秘诀

叶子为了不被冬季寒风吹得冻伤而减少了水分的分泌，同时蓄积了较多的糖分，以致甜味较为明显。叶子呈凹凸的蜷缩状，叶片虽厚，却容易煮熟，以热水氽烫10s就已足够。热炒或当成汤料时，不需氽烫，可直接用手撕成小片使用，但还是要先泡入盛满水的大碗里，将藏在叶子凹凸脉络及茎部间的泥土洗干净。

主要营养成分

在寒冷气候下的菠菜比夏季的菠菜含有数倍以上的维生素C，可说是维生素与矿物质的宝库，糖含量约为夏季菠菜的9倍。

维生素A　　维生素B$_2$
钾　　维生素C
铁

主要使用方法

氽烫、凉拌芝麻、凉拌豆腐、煎奶油、汤料、热炒。

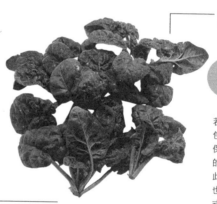

食用秘诀

叶梢挺立、鲜艳的品质较佳

热炒或当成汤料使用

β-胡萝卜素与糖类一同摄取时，β-胡萝卜素的吸收率会大幅上升，所以建议先以油炒过，或与培根一同当成汤料使用。

保鲜方式

若要连根一并保存，可包在沾湿的报纸里放入保鲜袋内，再放入冰箱的保鲜室直立保存，如此一来可延长保鲜期限。也可仿照菠菜的保存方式，先简单氽烫，沥干水分再冷冻保存。

尽量挑选根部水嫩的

寒缔菠菜大约从12月中旬开始收成，气候越冷，甜味越明显，有时甜度甚至可与番茄相提并论。

所谓"寒缔"指的是在收成前，暴露在低温中的处理方式。为了长到可以收成的大小，会打开温室的两侧与出入口，让寒冷的空气不分日夜地于寒缔菠菜间流窜。菠菜会在5℃之下停止成长，甜度也会因为低温带来的压力而上升，维生素C、维生素E与β-胡萝卜素的浓度也会连带增加。为了对抗寒冷，叶子与茎部会像蒲公英一般横向伸长，乍看之下外观有些不太像菠菜。也因为这副长相，又被称为"蜷缩的菠菜"。

由于很少有被虫咬的问题，因此不需喷洒农药就能长成。

奇异果

主要功效

维生素C、维生素E的抗氧化力可延缓老化与预防癌症。能消除疲劳的柠檬酸与钾、维生素E都对高血压的预防有所贡献。

- ●延缓老化
- ●美肤效果
- ●预防与改善高血压
- ●消除疲劳

烹调与食材搭配的秘诀

除了直接当成甜点食用，也可做成沙拉的淋酱。与小黄瓜或秋葵这类具利尿效果的食材搭配，能有效排出体内的老旧废物，也能明显改善水肿。奇异果含有蛋白质分解酵素的奇异果酵素。直接与火腿一起食用，有助于蛋白质的分解，很适合作为肉类料理的甜点。

若是加在优酪乳里，会因为胜肽（苦味成分）而转苦，要立刻食用。

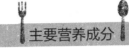

主要营养成分

以下为绿肉品种的数值。被誉为抗氧化维生素的维生素C、维生素E都有相当多的含量。膳食纤维的含量也恰到好处，是钾含量特别高的水果。维生素B_6则有助于蛋白质的代谢。

维生素B_6	●●●●●○○○○○
	0.12mg（1.1mg）
维生素C	●●●●●●●○○○
	69mg（100mg）
维生素E	●●○○○○○○○○
	1.3mg（6.0mg）
钾	●○○○○○○○○○
	290mg（2,000mg）
膳食纤维	●○○○○○○○○○
	2.5g（17g）
糖类	11.0g

※ 上述为可食用部分每100g的营养含量。括号内的数字是成年女性一天的食用建议量或参考值，也是各年龄层食用的最大值。维生素E是a-生育醇的含量。

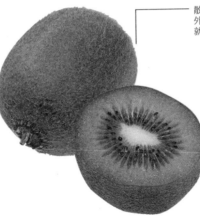

食用秘诀

很适合做成沙拉的淋酱
经过粗筛的果肉泥可与红酒醋搭配。

散发成熟的香甜气味，外皮摸起来有弹性时，就是最美味的时候

保鲜方式

还有点硬的奇异果放入保鲜袋后，放在冰箱可延长保鲜期限。若与苹果或香蕉放在同一个袋子里，就会被催熟，也会变得更好吃。

具有消除疲劳及美白的功效

酸甜均衡的多汁口感加上清爽的绿色，切口的花纹又美得令人目不转睛，就是常见的奇异果。最近黄色果肉、甜味明显的金黄色奇异果也很受欢迎。

富含相当高含量的维生素C，100g中高达69mg的含量比草莓还高出许多。与维生素C同样拥有超强抗氧化力的维生素E也有相当多的含量，能有效预防癌症、传染性疾病，也能美白肌肤。此外，富含能于体内迅速代谢为热量的葡萄糖，可抑制疲劳物质乳酸生成的柠檬酸与苹果酸也有相当多的含量。这些营养成分的加乘作用在消除疲劳上都有不凡的效果。

在膳食纤维方面，则含有能抑制血糖上升、有效预防糖尿病的水溶性膳食纤维果胶。

菊芋

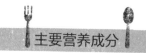

主要功效

菊苣纤维具有整肠与预防便秘的效果，与钾搭配，能有效抑制血压上升。

- ●整肠作用
- ●预防与改善高血压
- ●预防与改善便秘
- ●预防糖尿病

烹调与食材搭配的秘诀

淀粉不多，没有异味，生吃也没问题。若要一尝爽脆的口感，可切成丝之后做成沙拉或凉拌菜，也可以炒熟或煮熟再吃。与胡萝卜一同做成配菜，食欲能因鲜艳的颜色而大增，同时摄取到菊芋几乎没有的 β-胡萝卜素。

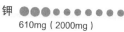

主要营养成分

碳水化合物的成分不高，钾与其他矿物质的含量均衡，也含有泛酸这类维生素。

碳水化合物　14.7g

钾　●●●●○○○○○○
610mg（2000mg）

磷　●●○○○○○○○○
66mg（800mg）

泛酸　●●●○○○○○○○
0.37mg（5mg）

糖类　12.8g

※ 上述为可食用部分每100g的营养含量。括号内的数字是成年女性一天的食用建议量或参考值，也是各年龄层食用的最大值。

食用秘诀

水煮之后……
（每100g含量）

碳水化合物┈┈11.3g
钾┈┈┈┈┈470mg
磷┈┈┈┈┈56mg
泛酸┈┈┈┈0.29mg
糖类┈┈┈┈9.2g

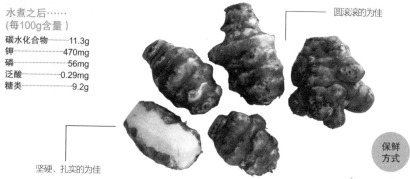

圆滚滚的为佳

坚硬、扎实的为佳

保鲜方式

在表面带有泥土的情况下包在报纸里，放在阴凉处或冰箱保鲜室保存。

清理肠道环境的成分不容忽视

菊芋是菊科向日葵属的多年生草根茎植物。地面绽放的花朵类似菊花，因而得名。外观长得像姜，但因富含菊苣纤维，成为备受关注的食材。

菊苣纤维在肠内经过分解后，会转化成果寡糖，扮演增加肠内有益菌的角色。此外，若在肠内吸收水分将成为凝胶状，可抑制糖的吸收与血糖上升。若是与钠结合，则可抑制钠的吸收。

菊苣纤维本身无法被消化与吸收，所以才能调整肠道环境与排出肠内有害物质。

相较于地瓜，糖类含量较低、淀粉含量较少，也是可以生吃的芋头。

金桔

主要功效

维生素 C、维生素 E 与过去被称为维生素 P 的橙皮苷都有抗氧化效果，能有效预防生活习惯病，也能美白肌肤与消除疲劳。

- ●预防动脉硬化
- ●预防与改善高血压
- ●预防骨质疏松症
- ●整肠作用

烹调与食材搭配的秘诀

金桔的果皮甜而柔软，营养满分的果皮能与果肉一起吃这点，为其最大的魅力。直接生吃，或是以砂糖或蜂蜜做成糖渍金桔，也可制作果酱与橘子酱，就能不分季节当成面包的抹酱吃，是料理的重要法宝之一。

加在鸡肉或猪肉的炖煮类料理里，可让肉质变软，还能增加果香与酸甜的滋味，使料理风味更上一层楼。

主要营养成分

含有维生素 C，外皮与内膜都含有促进维生素 C 吸收的橙皮苷。在众多柑橘类水果之中，钙质的含量之高也属少见。

营养成分		含量
维生素C	●●●●●●●●●●	49mg（100mg）
维生素E	●●●●●●●●●●	2.6mg（6.0mg）
钾	●●●●●●●●●●	180mg（2,000mg）
钙	●●●●●●●●●●	80mg（650mg）
膳食纤维	●●●●●●●●●●	4.6g（18g）
糖类		12.9g

※ 上述为可食用部分每 100g 的营养含量。括号内的数字是成年女性一天的食用建议量或参考值，也是各年龄层食用的最大值。维生素 E 是 α－生育醇的含量。

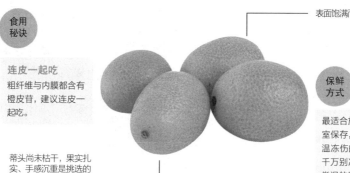

食用秘诀

连皮一起吃
粗纤维与内膜都含有橙皮苷，建议连皮一起吃。

蒂头尚未枯干，果实扎实、手感沉重是挑选的重点

表面饱满而鲜艳的为佳

保鲜方式

最适合放在冰箱的保鲜室保存，但可能会有低温冻伤的问题，所以千万别冰过头。若放在常温的阴凉处保存，可维持一周不腐坏。

一个头娇小却浓缩了满满的营养成分

金桔是属于我国原产的柑橘类水果，平滑的薄皮具有甜味，可连果皮一起吃为其最大的特征。

果皮是蕴藏大部分营养成分的部位，不仅含有足以与柠檬匹敌的维生素 C，维生素 B$_1$、维生素 E、β－胡萝卜素等维生素含量也很充足。粗纤维与内膜富含别称为维生素 P 的橙皮苷，而这种橙皮苷则是类黄酮的一种。

橙皮苷能预防动脉硬化与心肌梗塞，维生素 C 能预防黑色素沉淀，让肌肤变得白皙，身体内外都能变得更美丽。

民俗疗法之中，金桔一直被认为具有抑制黏膜发炎的效果，自古以来就被视为预防感冒的良药。

大头菜（球茎甘蓝）

主要功效

维生素C可促进体内胶原蛋白合成及预防身体氧化。维生素U能抑制胃酸分泌，让受伤的胃黏膜得以复原。

- 预防溃疡
- 预防感冒与传染病
- 预防癌症
- 预防与改善便秘

烹调与食材搭配的秘诀

没有怪味，可以生吃。把叶子与叶柄剥下来后，可剥去外皮，但如果外皮变软，直接吃也行。维生素C属于水溶性维生素，直接生吃较能完整摄取。食用表皮为深紫色的大头菜可摄取花青素。泡在醋里可让颜色更鲜艳。加热烹调时，不妨做成像法式牛肉蔬菜锅这种连汤汁都能喝的料理。

主要营养成分

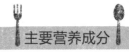

除了含有维生素C、维生素K与叶酸外，还含有氨基酸之一的维生素U。

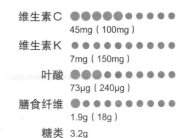

维生素C	●●●●●●●●●●●●
	45mg（100mg）
维生素K	●●●●●●
	7mg（150mg）
叶酸	●●●●●●●●●
	73µg（240µg）
膳食纤维	●●
	1.9g（18g）
糖类	3.2g

※ 上述为可食用部分每100g的营养含量。括号内的数字是成年女性一天的食用建议量或参考值，也是各年龄层食用的最大值。

食用秘诀

挑选表面没有细微裂痕的

汆烫之后……
（每100g含量）
维生素C………37mg
维生素K………8mg
叶酸…………71µg
膳食纤维………2.3g
糖类…………2.9g

选择手感沉甸甸的为佳

保鲜方式

若是带有叶子，可先把叶子切下来，包在报纸里，再放入冰箱的保鲜室保存。若是冬天保存，可放在没有暖气的场所。

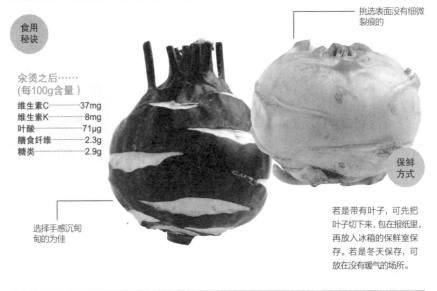

有芜菁的外形及卷心菜的营养

大头菜又称球茎甘蓝、芜菁甘蓝，是卷心菜的变种之一。甘蓝就是卷心菜的别名。

像芜菁般肥大的茎根部为可食用部位。甜味清淡，口感类似西蓝花的茎部。外皮分成淡绿或暗紫色两种，不过有颜色的只有表皮，两者的内层都是白色。

营养成分与卷心菜类似，同样含有大量的维生素C，维生素C具有强劲的抗氧化力，能抑制活性氧化物，并延缓老化与预防动脉硬化。此外含有能预防胃溃疡与恢复肝脏功能的维生素U。

此外，大头菜这类十字花科蔬菜所含的硫代配糖体，在经过咀嚼后，会转化成具有防癌效果的异硫氰酸酯。

小白菜

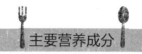

主要功效

抗氧化维生素的维生素 A、维生素 C 都有相当的含量，不仅能预防癌症，还可延缓皮肤老化，让肌肤变得光亮。

- 预防癌症
- 延缓老化
- 预防与改善高血压
- 美肤效果

烹调与食材搭配的秘诀

β - 胡萝卜素属于脂溶营养成分，烹调的秘诀在于使用油，可提升吸收率。若能快速炒熟，就能保留清脆的口感，也能抑制不耐热的维生素 C 流失。烹制日式料理的话，可与油豆皮或飞龙头一起煮成含煮*；西式料理则可利用肉汁清汤 (Bouillon) 炖煮，再倒入牛奶做成奶油炖菜，都是很美味的料理方式。加入维生素 D 丰富的香菇或木耳，则可帮助钙质吸收。

* 以大量高汤慢慢炖煮，直到入味为止的日式烹调手法。煮好后，可让汤汁静置放凉，让高汤的味道渗入菜中。

主要营养成分

维生素与矿物质都很丰富，钙质与维生素 K 这类强化骨骼不可或缺的营养成分也含量均衡。

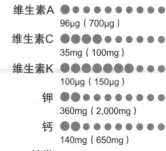

维生素A ●●●●●●●●●●
96μg（700μg）

维生素C ●●●●●
35mg（100mg）

维生素K ●●●●●●●
100μg（150μg）

钾 ●●●●
360mg（2,000mg）

钙 ●●●
140mg（650mg）

糖类 0.5g

※ 上述为可食用部分每 100g 的营养含量。括号内的数字是成年女性一天的食用建议量或参考值，也是各年龄层食用的最大值。维生素 A 是胡萝卜素的视网醇当量。

—— 挑选叶子尚未转黄、茂密膨松的

食用秘诀

汆烫之后……
（每100g含量）

维生素A	130μg
维生素C	22mg
维生素K	140μg
钾	240mg
钙	130mg
糖类	0.4g

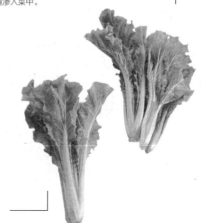

—— 植株扎实饱满的为佳

保鲜方式

小白菜不耐干燥，保存时，可利用沾湿的报纸包住植株的根部，放入保鲜袋内再放入冰箱的保鲜室存放。直立放较能延长保鲜期限。

预防骨质疏松症 钙和维生素K不可

小白菜源自我国的山东省，故日文汉字为"山东菜"，叶子的形状与味道都与白菜类似，但不结球是其特征。

由于富含抗氧化力优异的 β - 胡萝卜素，具有抑制活性氧化物的效果。此外，β - 胡萝卜素会在体内转化成必需量的维生素 A，可保护皮肤与黏膜，还能缓解眼睛疲劳。

骨骼与牙齿形成所必需的钙质也有丰富的含量，其含量每 100g 高达 110mg 之多。与骨骼强壮有关的维生素 K 也有相当多的含量，担心骨质疏松症的人可多食用小白菜。

此外，叶酸的含量也很丰富，具有造血与预防失智症的效果。怀孕时容易缺乏叶酸，建议积极食用小白菜。

野生山药

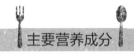

主要功效

黏液素可全面预防生活习惯病，所含的淀粉消化酵素则可促进消化与增进食欲。

- ●增进食欲
- ●消除疲劳
- ●抑制胆固醇上升
- ●预防与改善高血压

烹调与食材搭配的秘诀

生吃可保留爽脆的口感，切丝食用风味极佳。磨成泥淋在白饭或鲔鱼生鱼片上是较常见的吃法。加热后会出现松软的口感，也很适合煎烤或炖煮类料理。山药泥加热后会变得松绵，此时铺在荞麦面上或放入汤品里，都可为料理增添另一种风味。

主要营养成分

含有水溶性膳食纤维的黏液素，维生素 B 群与钾的含量也很丰富。

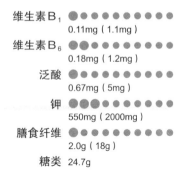

维生素B$_1$ ●●●●●●●●●●
0.11mg（1.1mg）

维生素B$_6$ ●●●●●●●●●●
0.18mg（1.2mg）

泛酸 ●●●●●●●●●●
0.67mg（5mg）

钾 ●●●●●●●●●●
550mg（2000mg）

膳食纤维 ●●●●●●●●●●
2.0g（18g）

糖类 24.7g

※ 上述为可食用部分每100g的营养含量。括号内的数字是成年女性一天的食用建议量或参考值，也是各年龄层食用的最大值。

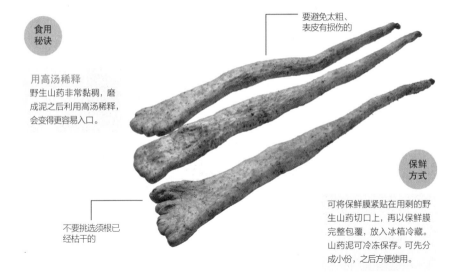

食用秘诀

用高汤稀释
野生山药非常黏稠，磨成泥之后利用高汤稀释，会变得更容易入口。

要避免太粗、表皮有损伤的

保鲜方式

可将保鲜膜紧贴在用剩的野生山药切口上，再以保鲜膜完整包覆，放入冰箱冷藏。山药泥可冷冻保存。可先分成小份，之后方便使用。

不要挑选须根已经枯干的

滋味 **愉快地享受浓郁**

野生山药是日本原产的薯蓣，长度介于 60cm~1m 之间，自生于日本国内各处，但目前市面上主流为栽培的山药，山药豆就是附生于野生山药的果实。

野生山药含有均衡的营养成分，维生素 B 群、维生素 C、矿物质、膳食纤维都是其中之一，也含有许多其他有效成分，自古以来就被认为具有滋养身体、增进食欲、提升免疫力的效果。

营养成分之一的黏液成分黏液素具有增进新陈代谢与促进细胞生成的效果，也能抑制血糖上升或降低胆固醇。

此外还含有淀粉分解酵素的淀粉酶，能促进消化、提升营养的吸收率。野生山药之所以能生吃则全拜淀粉酶所赐。

山茼蒿

主要功效

钙的含量超过牛奶，也富含与骨骼健康有关的维生素K，是能预防骨质疏松症的蔬菜。

- ●预防骨质疏松症
- ●预防癌症
- ●延缓老化
- ●预防与改善贫血

烹调与食材搭配的秘诀

若要预防感冒，最适合与能温暖身体的生姜搭配。山茼蒿的维生素C不多，只要补充维生素C，就能让 β－胡萝卜素或维生素E 的抗氧化力升级，也可有效预防病毒感染。葡萄柚与新鲜的山茼蒿一起做成沙拉，再利用黄芥末制成的淋酱调和，就是预防感冒的一道美食。若要改善皮肤粗糙问题，不妨与芝麻或核桃做成豆腐凉拌菜。

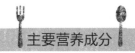

主要营养成分

含有许多难以从饮食摄取的充足的营养成分，例如维生素 A、维生素 B 群、维生素 E、β－胡萝卜素、钙与铁，是冬季黄绿色蔬菜的代表。

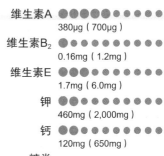

维生素A ●●●●●●●●●●
380μg（700μg）

维生素B₂ ●●●●●●●●●●
0.16mg（1.2mg）

维生素E ●●●●●●●●●●
1.7mg（6.0mg）

钾 ●●●●●●●●●●
460mg（2,000mg）

钙 ●●●●●●●●●●
120mg（650mg）

糖类 0.7g

※ 上述为可食用部分每100g的营养含量。括号内的数字是成年女性一天的食用建议量或参考值，也是各年龄层食用的最大值。维生素 A 是胡萝卜素的视网醇当量，维生素 E 是 α－生育醇的含量。

食用秘诀

汆烫之后……
（每100g含量）

维生素A	440μg
维生素B₂	0.08mg
维生素E	2mg
钾	270mg
钙	120mg
糖类	0.8g

茎部细而短、叶子色浓茂密的品质较佳

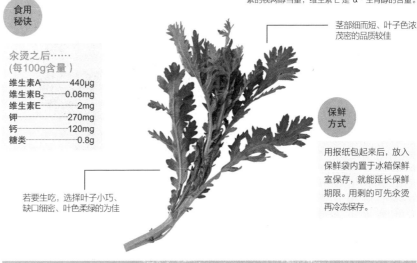

若要生吃，选择叶子小巧、缺口细密、叶色柔绿的为佳

保鲜方式

用报纸包起来后，放入保鲜袋内置于冰箱保鲜室保存，就能延长保鲜期限。用剩的可先汆烫再冷冻保存。

集结众多日常易摄取不足的营养成分

山茼蒿是冬季的黄绿色蔬菜代表之一，最常于火锅或烫青菜这类料理中应用。在日本关西一带，则以"菊菜"一名为人熟知。

除了含有含量凌驾于小松菜、菠菜之上的 β－胡萝卜素之外，维生素 B₂、维生素 E、叶酸的含量都很丰富。矿物质方面则富含钾、钙、铁，膳食纤维也很丰富。此外，独特的香气来自 α－蒎烯、苯甲醛这类精油成分，可调整肠胃功能，还能预防喉咙发炎。

由于上述营养成分齐聚一身，因此能有效预防冬季流行的感冒与传染病，以及预防高血压、改善便秘，同时可预防贫血，以及因胆固醇上升而引起的动脉硬化。此外因涩味成分的草酸较少，制作食物前不需汆烫，以避免营养成分流失。

酸茎大头菜

主要功效

从乳酸发酵的酸茎大头菜中发现了具有抗癌与整肠效果的凝结芽孢杆菌。维生素 K 与维生素 B$_2$ 的含量在做成酸茎大头菜酱菜时也几乎不变。

● 预防癌症
● 促进生长发育
● 延缓老化
● 预防与改善高血压

烹调与食材搭配的秘诀

酸茎大头菜酱菜可切块直接吃，也能切碎掺入炒饭或拌入煎蛋里。要小心别摄取过多盐分。

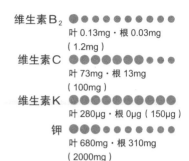

主要营养成分

维生素 K 与叶酸的含量皆可与菠菜匹敌，维生素 C 的含量甚至是菠菜的两倍。钾的含量也很高。

维生素 B$_2$ ●●●●●●●●●
叶 0.13mg・根 0.03mg （1.2mg）

维生素 C ●●●●●●●●●●
叶 73mg・根 13mg （100mg）

维生素 K ●●●●●●●●●●
叶 280μg・根 0μg（150μg）

钾 ●●●●●●●●●●
叶 680mg・根 310mg （2000mg）

糖类 叶 1.4g・根 3.0g

※ 上述为可食用部分每 100g 的营养含量。括号内的数字是成年女性一天的食用建议量或参考值，也是各年龄层食用的最大值。

食用秘诀

做成酸茎大头菜酱菜之后……
（每100g含量）
维生素 B$_2$ 0.11mg
维生素 C 35mg
维生素 K 270μg
钾 390mg
糖类 0.9g

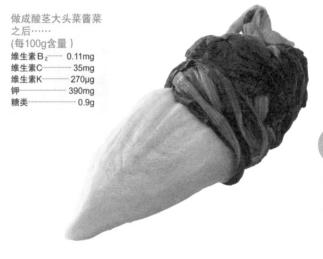

保鲜方式

生鲜的酸茎大头菜可包在报纸里冷藏，酸茎大头菜酱菜也可放在冰箱冷藏，建议在保质期限内享用。

乳酸菌发酵的食材 能改善肠道环境

酸茎大头菜又称加茂菜，是芜菁的一种，也是京都的传统蔬菜之一。叶肉厚实，根部短圆，叶子与根部都为可食用部位，但在日本几乎都是做成酸茎大头菜酱菜再食用。酸茎大头菜酱菜是盐渍后以乳酸自然发酵，酝酿出适当酸味的酱菜。

酸茎大头菜的叶子含有丰富的 β - 胡萝卜素，属于黄绿色蔬菜之一，维生素 K、叶酸与维生素 B$_2$ 的含量也非常丰富。

维生素 K 能辅助蛋白质的功能，也能预防出血。叶酸则可促进红血球生成，也能合成蛋白质与细胞产生所需的核酸。而维生素 B$_2$ 与蛋白质的合成有关，是能让皮肤发挥正常功能的维生素。

根部也含有钾，只不过含量不像叶子那么丰富。

苏拉威西芋

主要功效

维生素 B_2、维生素 B_6 有助于糖类与蛋白质的代谢。黏液素可提升肠胃功能，抑制血脂上升。

- ●预防胃溃疡
- ●预防糖尿病
- ●抑制胆固醇上升
- ●预防与改善高血压

烹调与食材搭配的秘诀

黏液不如芋艿那么多量，所以不用事先氽烫也能轻松煮至入味。若要享受黏稠的口感，可做成炖煮类的料理。搭配富含膳食纤维的牛蒡或蒟蒻，可预防便秘及改善高血压。此外切成薄片煎烤或切成条状清炸，都能品尝到松软的口感。

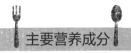

主要营养成分

维生素 B 群与钾的含量丰富，也含有黏液素这类膳食纤维。糖类的含量在薯蓣类中相对较低。

维生素 B_2　●●●●●●●●●●
0.03mg（1.2mg）

维生素 B_6　●●●●●●●●●●
0.21mg（1.2mg）

叶酸　●●●●●●●●●●
28μg（240μg）

钾　●●●●●●●●●●
660mg（2000mg）

膳食纤维　●●●●●●●●●●
2.3g（18g）

糖类　17.5g

※ 上述为可食用部分每100g 的营养含量。括号内的数字是成年女性一天的食用建议量或参考值，也是各年龄层食用的最大值。

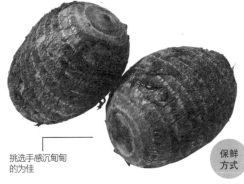

食用秘诀

水煮之后……
（每100g含量）

维生素 B_2	0.02mg
维生素 B_6	0.16mg
叶酸	23μg
钾	510mg
膳食纤维	2.2g
糖类	16.9g

挑选形状圆胖、表面没有伤痕的

挑选手感沉甸甸的为佳

保鲜方式

不耐低温与干燥，可在表面带有泥土的状态下包在报纸里，再置于阴凉处存放。

具有清爽的口感，也是很棒的能量来源

从印尼苏拉威西岛传入日本的薯蓣，与芋艿是同类。芽的部分带有红色，又被称为红芽芋。亲株与子株都可食用，但子株的黏度较高。

水分较芋艿少，但碳水化合物的含量较高，甜味明显，却比地瓜的热量还低。

含有维生素 B_2、维生素 B_6、叶酸，维生素 B_2 有助于糖类代谢，维生素 B_6 则有助于蛋白质转化成能量，而且维生素 B_6 还是重新合成蛋白质时的辅酵素。

黏液成分的水溶性膳食纤维黏液素可保护胃部黏膜，提升肠胃功能，同时能抑制血脂上升。能促进钠排出的钾也有相当多的含量。

旱芹

主要功效

已有报告指出类黄酮的抗氧化效果能有效预防癌症。独特的香气能抚平焦燥的情绪，并且能增进食欲。

- 预防癌症
- 增强抗压力
- 预防与改善高血压
- 消除疲劳

烹调与食材搭配的秘诀

搭配富含优异抗氧化力的维生素 C 及钙的食材，可有效利用抚平焦躁情绪的香气成分。与红、黄彩椒一同拌炒或与白花椰菜、西蓝花一同煮成奶油炖菜，经过加热烹调后，能产生生吃时所缺乏的甜味。

叶子部分可切成短段，和用剩的胡萝卜、白萝卜做成醋渍酱菜，如此一来不仅能保留美妙的口感，也能毫无浪费地善用丰富的营养成分。

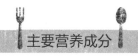

主要营养成分

营养成分不多，叶子含有香气成分，也含有常见于伞形科蔬菜的类黄酮这类功能成分。

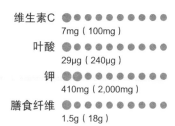

维生素C ●●●●●●●●●●
7mg（100mg）

叶酸 ●●●●●●●●●●
29μg（240μg）

钾 ●●●●●●●●●●
410mg（2,000mg）

膳食纤维 ●●●●●●●●●●
1.5g（18g）

糖类 2.1g

※ 上述为可食用部分每 100g 的营养含量。括号内的数字是成年女性一天的食用建议量或参考值，也是各年龄层食用的最大值。

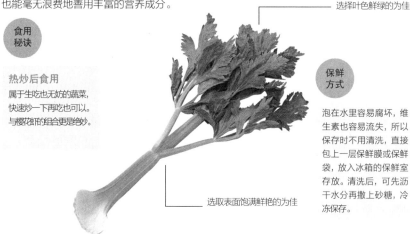

选择叶色鲜绿的为佳

食用秘诀

热炒后食用
属于生吃也无妨的蔬菜，快速炒一下再吃也可以。与樱花虾的组合更是绝妙。

保鲜方式
泡在水里容易腐坏，维生素也容易流失，所以保存时不用清洗，直接包上一层保鲜膜或保鲜袋，放入冰箱的保鲜室存放。清洗后，可先沥干水分再撒上砂糖，冷冻保存。

选取表面饱满鲜艳的为佳

香味成分能缓和情绪和刺激食欲

比起营养成分，旱芹的香气更具药用植物功效。作为辛香类蔬菜，其独有的香气来自芹菜甙，能对神经系统产生效果，进而抚平焦躁感。除此之外，清爽的香气可促进胃液分泌及提振食欲。

含有维生素 B$_2$、维生素 B$_1$、叶酸这类维生素 B 群与维生素 C，含量不高，但大量含有能预防糖尿病的水溶性膳食纤维，营养成分含量相对较高的钾能将多余的钠排出体外，有助于预防与改善高血压，同时还有利尿功能，所以也能预防肾脏病。叶子的深绿色代表 β-胡萝卜素含量丰富。蕴藏于叶子的香味成分吡嗪则有预防血栓形成与清血的效果。

乌塌菜

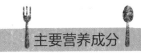

主要功效

富含多种矿物质与维生素，能全面预防生活习惯病，也能促进更年期女性的健康与延缓老化，拥有许多健康的功效。

● 预防癌症
● 预防与改善高血压
● 预防骨质疏松症
● 延缓老化

烹调与食材搭配的秘诀

乌塌菜是从热炒到炖煮都能应用的蔬菜。要提升β–胡萝卜素的吸收率，建议使用植物油热炒。若使用维生素E含量丰富的芝麻油炒，抗氧化力也能向上提升一级。与含有优质蛋白质的食材搭配则可使抗氧化力更加提升，所以不妨在食材的搭配与烹调方法上多花点心思，例如与猪肝、蚝油一起做成热炒或淋上蛋液，都是不错的选择。

主要营养成分

乌塌菜是维生素A、维生素C、维生素E、β–胡萝卜素的含量都非常丰富（2,200 μg）的蔬菜。矿物质方面则以钾居多，其次为钙，而同样与骨骼形成有关的维生素K也有相当多的含量。

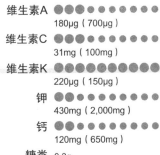

维生素A	●●●●●●●○○○○
	180μg（700μg）
维生素C	●●●●●●○○○○○
	31mg（100mg）
维生素K	●●●●●●●●●●●
	220μg（150μg）
钾	●●○○○○○○○○○
	430mg（2,000mg）
钙	●●●○○○○○○○○
	120mg（650mg）
糖类	0.3g

※ 上述为可食用部分每100g的营养含量。括号内的数字是成年女性一天的食用建议量或参考值，也是各年龄层食用的最大值。维生素A是胡萝卜素的视网醇当量。

食用秘诀

汆烫之后……
（每100g含量）

维生素A	200μg
维生素C	14mg
维生素K	230μg
钾	320mg
钙	110mg
糖类	0.2g

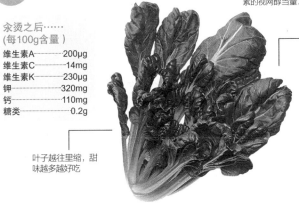

挑选体形硕大、叶茎水嫩饱满、颜色鲜艳的

叶子越往里缩，甜味越多越好吃

保鲜方式

乌塌菜不耐干燥，可用稍微沾湿的报纸包覆，放入保鲜袋内置于冰箱的保鲜室保存。

蜷缩的绿叶蕴藏着充足的营养

沿着地面扁平状生长，绿叶有如汤匙的十字花科蔬菜。叶子与茎部比外观看起来软，也没有怪味。

胡萝卜素的含量相当多，而抗氧化力强大的维生素C与维生素E也有丰富的含量，三种营养成分联手出击之下，可充分预防癌症与延缓老化。此外，β–胡萝卜素会转化成必需量的维生素A，能强化皮肤与黏膜，还可预防感冒。矿物质中钾的含量较高。钾能排出多余的钠，预防高血压，也能让肌肉与神经传导正常发挥作用。骨骼与牙齿在形成之际所需的钙质也很丰富，不仅能预防骨质疏松症，与钾搭配之下还能有效稳定血压。

白萝卜

主要功效

根部含量较高的消化酵素能让肠胃发挥正常功能，同时促进消化。近年来，抑制致癌物质活性的效果也备受关注。

- ●增进食欲
- ●促进消化
- ●消除疲劳
- ●预防癌症

烹调与食材搭配的秘诀

白萝卜的根为淡色，叶子为黄绿色。下半部的淀粉酶效果强劲，却不耐热，做成萝卜泥还比较能发挥效果。上半部可做成炖煮类料理这类加热料理。表皮附近含有大量的维生素 C，因此是连表皮也能利用的蔬菜。丰富的膳食纤维还可有效预防大肠癌。叶子含有根部少有的 β - 胡萝卜素、维生素 C、钾，切碎后与小鱼干或芝麻一同加在炒饭里，就是一道营养均衡的料理。

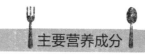

主要营养成分

下列成分为带皮白萝卜的数值。叶子的维生素与矿物质比根部的含量更高出一级。淀粉酶的效果非常明显。

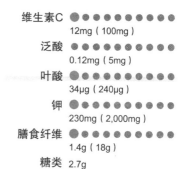

维生素C	●●●●●●●●●●
	12mg（100mg）
泛酸	●●●●●●●●●●
	0.12mg（5mg）
叶酸	●●●●●●●●●●
	34µg（240µg）
钾	●●●●●●●●●●
	230mg（2,000mg）
膳食纤维	●●●●●●●●●●
	1.4g（18g）
糖类	2.7g

※ 上述为可食用部分每100g的营养含量。括号内的数字是成年女性一天的食用建议量或参考值，也是各年龄层食用的最大值。

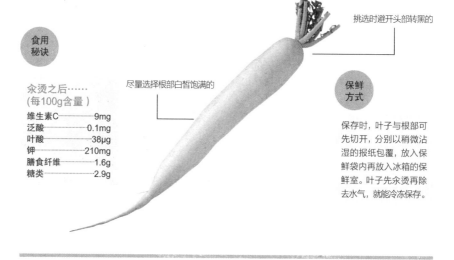

挑选时避开头部转黑的

食用秘诀

余烫之后……
（每100g含量）

维生素C	9mg
泛酸	0.1mg
叶酸	38µg
钾	210mg
膳食纤维	1.6g
糖类	2.9g

尽量选择根部白皙饱满的

保鲜方式

保存时，叶子与根部可先切开，分别以稍微沾湿的报纸包覆，放入保鲜袋内再放入冰箱的保鲜室。叶子先余烫再除去水气，就能冷冻保存。

富含调整肠胃功能的消化酵素

被誉为"自然界的消化剂"的白萝卜，拥有多种有助于肠胃发挥正常功能的酵素。淀粉分解酵素的淀粉酶（又称血清淀粉酵素）能促进淀粉消化，预防烧心与胃部不适。

白萝卜根部前端的酵素活性特别强劲，特有的辣味源自异硫氰酸烯丙酯，有促进胃液分泌与消化的效果。

此外，白萝卜含有大量的膳食纤维，能抑制胆固醇上升，所含的维生素 C 与淀粉酶成分则可在做成萝卜泥后进一步摄取。

烤鱼的旁边通常会附上萝卜泥，而这种搭配可有效去除焦皮里致癌物质的毒性。

高芥菜

主要功效

除了维生素 A、维生素 C、维生素 E 的抗氧化效果之外，也有十字花科蔬菜特有的辣味成分异硫氰酸烯丙酯带来的药理效果。

- 预防癌症
- 保护与改善皮肤及黏膜
- 延缓老化
- 预防与改善贫血

烹调与食材搭配的秘诀

盐渍高芥菜有发酵食品特殊的风味，常作为炒饭或意大利面的配料使用。但因为含有盐分，烹调时调味料的用量最好少一点，改以盐渍高芥菜的盐分补充。

若要提升维生素 A 的效果，建议与高蛋白质的纳豆或小鱼干搭配。与维生素 E 含量丰富的金针菇一起做成烫青菜，也是简单美味的一道美食。

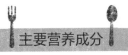

主要营养成分

除了下列成分之外，还富含维生素 E、维生素 K、叶酸与膳食纤维，是营养价值非常高的蔬菜。

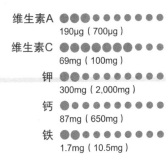

营养素	含量
维生素A	190µg（700µg）
维生素C	69mg（100mg）
钾	300mg（2,000mg）
钙	87mg（650mg）
铁	1.7mg（10.5mg）
糖类	1.7g

※ 上述为可食用部分每 100g 的营养含量。括号内的数字是成年女性一天的食用建议量或参考值，也是各年龄层食用的最大值。维生素 A 是胡萝卜素的视网醇当量。

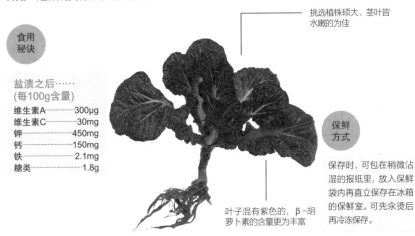

食用秘诀

盐渍之后……
（每100g含量）

维生素A	300µg
维生素C	30mg
钾	450mg
钙	150mg
铁	2.1mg
糖类	1.8g

挑选植株硕大、茎叶皆水嫩的为佳

叶子混有紫色的，β-胡萝卜素的含量更为丰富

保鲜方式

保存时，可包在稍微沾湿的报纸里，放入保鲜袋内再直立保存在冰箱的保鲜室。可先汆烫后再冷冻保存。

做成酱菜也无损其营养与美味

这是常作成盐渍酱菜的十字花科蔬菜。带有微微的辣味，却不像辣椒般辛辣，也因为甜味明显，很适合做成水煮青菜或烫青菜。

俗称"抗癌维生素"的胡萝卜素、维生素 C、维生素 E 都有相当多的含量，三者共同作用之下可抑制致癌物质的产生，其血液净化功能还可预防血栓形成、动脉硬化与心脏病。

辣味成分的异硫氰酸烯丙酯的清血效果能抑制胆固醇上升与预防脂质异常症（高血脂症），清爽的香气可促进胃液分泌，同时增进食欲。

骨骼强化所需的钙也有足够的含量，能预防更年期的骨质疏松症及镇静情绪。

菊苣

主要功效

膳食纤维具有调整肠道功能的效果，可即时有效地改善便秘。苦味成分则有抑制胆固醇上升的药效，在欧洲是常见的民俗药方。

● 预防与改善便秘
● 整肠作用
● 强化肝脏功能
● 预防糖尿病

烹调与食材搭配的秘诀

菊苣的淡淡苦味与油脂丰厚的肉类料理很对味。特殊的口感与清淡的滋味也和肉类绝配，将富含蛋白质的火腿铺在菊苣叶子上食用是不错的吃法。与铁质丰富的海瓜子、蛤蜊、菠菜一同做成味道温醇的法式黄金汤可预防贫血。加点柠檬汁氽烫能避免变黑。

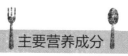

主要营养成分

维生素与矿物质的含量都不高，膳食纤维的含量也只有略高的程度。所含的苦味成分带有微微的涩味。

维生素E ● ● ● ● ● ● ● ● ● ●
0.2mg（6.0mg）

维生素K ● ● ● ● ● ● ● ● ● ●
8µg（150µg）

钾 ● ● ● ● ● ● ● ● ● ●
170mg（2,000mg）

钙 ● ● ● ● ● ● ● ● ● ●
24mg（650mg）

膳食纤维 ● ● ● ● ● ● ● ● ● ●
1.1g（18g）

糖类 2.8g

※ 上述为可食用部分每100g的营养含量。括号内的数字是成年女性一天的食用建议量或参考值，也是各年龄层食用的最大值。维生素A是胡萝卜素的视网醇当量。

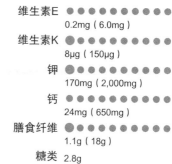

食用秘诀

叶子卷实、表面水嫩亮丽的为佳

搭配肉类料理
苦味成分的菊苣酸具有药效，特别能抑制活性氧化物的活力。

保鲜方式

菊苣不耐干燥与冷空气，买来尽可能当天吃完。需要保存时，可先利用保鲜膜密封，再放入冰箱冷藏。

末梢翠绿的，在鲜度上略显不足。

独特的淡淡苦味，与肉类料理堪称绝配

在法式料理里，菊苣以"法国苦苣"（endive）一名为人熟知。拥有宛如缩小版白菜心的形状与颜色之余，叶子则带有淡淡苦味。以软白栽培法种植的蔬菜通常维生素与矿物质的含量都不高，但俗称菊苣酸的苦味成分却具有多种功效。

菊苣酸是多酚与酒石酸结合后的产物，多酚特有的抗氧化力可抑制活性氧化物的活力，提升肝脏功能。菊苣酸在根部的含量特别突出，在德国甚至将经过干燥、烘煎、粉碎的根部当成糖尿病特效药，以"菊苣咖啡"的名称销售。

此外，菊苣特有的香气与苦味成分能促进胃酸分泌，帮助消化，可缓解胃部不适与烧心的症状。

青江菜

主要功效

抗氧化维生素 A、维生素 C、维生素 E 能有效预防癌症与延缓细胞老化。钙与维生素 K 则有助于骨骼形成，能有效预防骨质疏松症。

- ●预防与改善高血压
- ●预防癌症
- ●消除疲劳
- ●预防骨质疏松症

烹调与食材搭配的秘诀

要提升青江菜富含的胡萝卜素的吸收率，建议以油炒的方式烹调。与风味绝妙的香菇、含有优质蛋白质的猪瘦肉一起炒，营养效果将大为提升。若想拥有白嫩的肌肤，不妨与胶原蛋白满分的牡蛎一起搭配品尝。

青江菜含有大量的钙，要提升钙质的吸收，建议与木耳、干香菇、吻仔鱼干这类富含维生素 D 的食材搭配，切成大段后，鲜味将更明显。

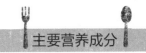

主要营养成分

具有抗氧化效果的维生素 C 与 β－胡萝卜素、矿物质都有均衡的含量。由于涩味不太明显，所以烹调时不需事先汆烫，营养成分也不易流失。

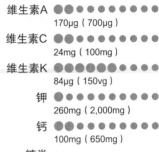

维生素A ●●●●●●●●●●
170μg（700μg）

维生素C ●●●●●○○○○○
24mg（100mg）

维生素K ●●●●●●●●●○
84μg（150vg）

钾 ●○○○○○○○○○
260mg（2,000mg）

钙 ●●○○○○○○○○
100mg（650mg）

糖类 0.8g

※ 上述为可食用部分每 100g 的营养含量。括号内的数字是成年女性一天的食用建议量或参考值，也是各年龄层食用的最大值。维生素 A 是胡萝卜素的视网醇当量。

食用秘诀

挑选叶子呈鲜绿色、茎部呈淡绿色的为佳

汆烫之后……
（每100g含量）

维生素A———220μg
维生素C———15mg
维生素K———120μg
钾———250mg
钙———120mg
糖类———0.9g

挑选茎部厚实粗肥、下半部切口新鲜水嫩的

保鲜方式

保存时，可先用保鲜膜包覆再放入保鲜袋，然后放在冰箱直立保存。青江菜的水分较多，软烂的速度也快，原则上建议买回家后尽早吃完。

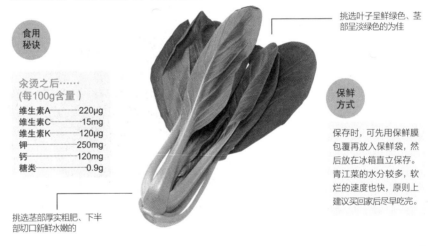

维生素群的加乘效果可有效提升免疫力

厚实的淡绿色茎部与汤匙形的叶片为其特征。维生素的 β－胡萝卜素、维生素 C、维生素 E 含量都很高，三者的加乘效果可提升抗氧化力，以及预防高血压与动脉硬化，还能抑制黑色素沉淀，有助美白，也有让肌肤紧实的功效。

矿物质中则有能有效预防高血压的钾，并富含钙与铁。钙质具有预防更年期骨质疏松症的效果，钾能稳定血压。也含有常见于山葵的辣味成分异硫氰酸烯丙酯，此成分能帮助消化，有效预防血栓形成与癌症。

红菊苣

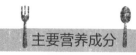

主要功效

能稳定血压的钾有相对丰富的含量。花青素不仅能预防生活习惯病，也能保护眼睛的健康。

- ●预防与改善高血压
- ●预防癌症
- ●预防糖尿病
- ●维持眼睛的健康

烹调与食材搭配的秘诀

花青素为水溶性营养成分，氽烫时会有部分溶入汤汁，因此建议做成沙拉或是配菜直接生吃。红菊苣的淡淡苦味能突显牛肉或鸡腿肉这类油脂丰富的肉类的鲜味。与芝麻菜、苦苣或嫩叶莴苣这类叶菜类蔬菜一同做成绿叶沙拉，鲜艳的酒红色可为沙拉增添色彩，增强食欲。另一项特色是很适合与彩椒或干燥番茄等甜味明显的食材搭配。

主要营养成分

整体来说，营养成分的含量并不高，主要是因为暗紫色叶子色素成分的花青素所具有的效果而受关注。

维生素E	●●●●●●●●●●
	0.1mg（6.0mg）
维生素K	●●●●●●●●●●
	13μg（150μg）
叶酸	●●●●●●●●●●
	41μg（240μg）
钾	●●●●●●●●●●
	290mg（2,000mg）
膳食纤维	●●●●●●●●●●
	2g（18g）
糖类	1.9g

※ 上述为可食用部分每100g的营养含量。括号内的数字是成年女性一天的食用建议量或参考值，也是各年龄层食用的最大值。维生素E是α-生育醇的含量。

食用
秘诀

挑选叶色分明、整体浑圆紧实的为佳

爽脆的口感
建议做成能保留爽脆口感又可摄取花青素的沙拉。

保鲜
方式

红菊苣不易保鲜，保存时可先以保鲜膜密封，再放入冰箱的保鲜室。若想在氽烫后冷冻保存，则建议不要过度加热，以免苦味因加热而增加。

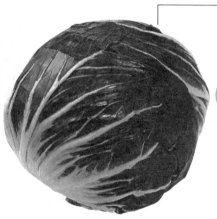

活性氧化物 花青素可有效抑制

形状近似卷心菜，却是菊科蔬菜之一菊苣的同类。同样具有淡淡的苦味与醇味，爽脆的口感也是一大特色。

鲜艳的红紫色叶子所含的色素成分为多酚之一的花青素。这种成分是常见于蓝莓的青紫色素之一，不仅能抑制活性氧化物的活力与预防动脉硬化、血栓的形成，还可改善脑血管障碍与肝功能障碍，具有预防癌症的效果。

花青素因为能保护眼睛而闻名，对于消除眼睛疲劳与预防近视都有功效。

营养成分方面则以钾的含量较多，由于钾可使多余的钠排出体外，所以也能利尿、预防高血压。可有效调整肠道功能的膳食纤维也有相当多的含量。

油菜花

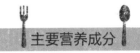

主要功效

β-胡萝卜素、抗氧化维生素与辣味成分的异硫氰酸烯丙酯的复合作用，可形成明显的抗癌效果。

- ●预防癌症
- ●预防与改善高血压
- ●延缓老化
- ●预防骨质疏松症

烹调与食材搭配的秘诀

油菜花的涩味非常明显，通常需要事先汆烫才能使用，所含的维生素C属于水溶性维生素，经过汆烫会流失，因此尽可能缩短汆烫时间。

要提升消除疲劳的效果，可与高蛋白质的豆腐、富含维生素E的菇类搭配。维生素C可提升铁质的吸收率，所以也建议与猪肝、小鱼干搭配。做成烫青菜或黄芥末凉拌菜，其独特的苦味与香气将更为明显。

主要营养成分

油菜花是维生素、矿物质、膳食纤维的含量皆数一数二的优良蔬菜，维生素B群与维生素E的含量也非常丰富。

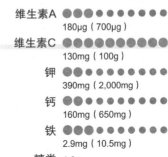

维生素A ●●●●●●●●
180μg（700μg）

维生素C ●●●●●●●●●●●●●
130mg（100g）

钾 ●●●
390mg（2,000mg）

钙 ●●●●●
160mg（650mg）

铁 ●●●
2.9mg（10.5mg）

糖类 1.6g

※ 上述为可食用部分每100g的营养含量。括号内的数字是成年女性一天的食用建议量或参考值，也是各年龄层食用的最大值。维生素A是胡萝卜素的视网醇当量。

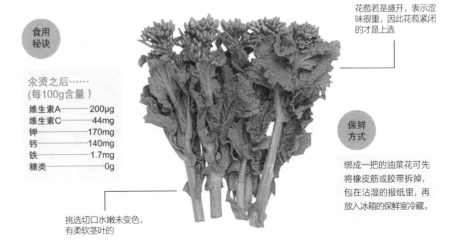

食用秘诀

汆烫之后……
（每100g含量）

维生素A——200μg
维生素C——44mg
钾——170mg
钙——140mg
铁——1.7mg
糖类——0g

花苞若是盛开，表示涩味很重，因此花苞紧闭的才是上选

保鲜方式

绑成一把的油菜花可先将橡皮筋或胶带拆掉，包在沾湿的报纸里，再放入冰箱的保鲜室冷藏。

挑选切口水嫩未变色，有柔软茎叶的

维生素与矿物质含量堪称重量级

油菜花又名芸苔，是十字花科的代表蔬菜之一，也是维生素与矿物质含量丰富的黄绿色蔬菜的同类。特别丰富的维生素C甚至比菠菜的含量还高，就食物成分表来看，大概只需要半把的量就能轻松突破单日摄取的标准量。β-胡萝卜素、维生素B₂、维生素E这类含有抗氧化作用的维生素含量丰富，可有效抑制活性氧化物的活力、延缓细胞老化与防治癌症，其他还有许多健康效果，例如提升免疫力、预防感冒与改善肌肤粗糙。

可预防高血压的钾也有丰富的含量。与小松菜等量的钙除了可促进血液循环，预防高血压之外，还能发挥预防骨质疏松症的效果。同时均衡含有可改善贫血的叶酸、铁等营养成分。

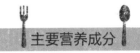

韭菜

主要功效

β-胡萝卜素与维生素群可预防癌症与改善肌肤问题，硫化物也有滋养身体的效果。

- 预防癌症
- 美肤效果
- 抑制胆固醇上升
- 促进血液循环

烹调与食材搭配的秘诀

若问适合使用韭菜烹调的料理是什么，那绝对非猪肝炒韭菜莫属。韭菜的硫化物可让猪肝富含的维生素B_1更容易被吸收，β-胡萝卜素与油一同摄取也能提升吸收率，因此能摄取均衡的营养。做成烫青菜或汤料吃的时候，最后只要淋一点芝麻油，就能让β-胡萝卜素的效果升级。韭菜具有温暖身体、调整肠胃功能的效果，与油一同烹调可使效果更为明显。汆烫后香气会变得更加柔和，很适合在吃火锅的时候大量食用。

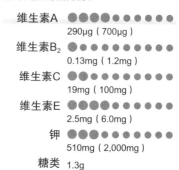

主要营养成分

除了含有β-胡萝卜素、维生素A、维生素B群、维生素C、维生素E这些主要维生素与矿物质之外，还含有辣味成分的硫化物。

维生素A ●●●●●●○○○○
290μg（700μg）

维生素B_2 ●●●●●○○○○○
0.13mg（1.2mg）

维生素C ●●○○○○○○○○
19mg（100mg）

维生素E ●●●●○○○○○○
2.5mg（6.0mg）

钾 ●●●○○○○○○○
510mg（2,000mg）

糖类 1.3g

※ 上述为可食用部分每100g的营养含量。括号内的数字是成年女性一天的食用建议量或参考值，也是各年龄层食用的最大值。维生素A是胡萝卜素的视网醇当量，维生素E是α–生育醇的含量。

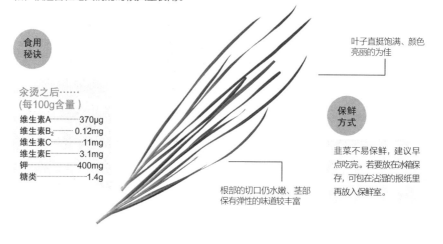

食用秘诀

叶子直挺饱满、颜色亮丽的为佳

汆烫之后……
（每100g含量）

维生素A……370μg
维生素B_2……0.12mg
维生素C……11mg
维生素E……3.1mg
钾……400mg
糖类……1.4g

保鲜方式

韭菜不易保鲜，建议早点吃完。若要放在冰箱保存，可包在沾湿的报纸里再放入保鲜室。

根部的切口仍水嫩、茎部保有弹性的味道较丰富

抗氧化功能强劲，还可增强机体耐力

韭菜是拥有悠长药用历史的辛香蔬菜。也曾在记载日本神话与传说的《古事记》及最古老的和歌集《万叶集》里登场。可在体内转化成维生素A的胡萝卜素、维生素B_2、维生素B_6、维生素C、维生素E、维生素K都有丰富的含量。这些维生素的加乘效果可预防癌症、延缓老化、预防感冒、消除疲劳，发挥各种健康效果。

韭菜的成分之中有一种特别值得注意的香味成分，那就是同属硫化物的大蒜素。大蒜素可促进维生素B_1的吸收，也能让糖的代谢变得更为顺畅，除了对消除疲劳或增强耐力有贡献之外，特殊的刺激香气也能促进胃酸分泌，帮助消化。此外，韭菜也含有能延缓老化与预防动脉硬化的硒，可与抗氧化维生素和硫化物一起抑制体内过氧化脂质的生成，有助于预防癌症。

葱

主要功效

硫化物有清血、预防血栓形成的效果，也被认为有抗癌效果。若能有效利用胡萝卜素含量较高的叶子，可让防癌效果更为提升。

- ●促进血液循环
- ●预防癌症
- ●预防与改善高血压
- ●预防与改善便秘

烹调与食材搭配的秘诀

硫化物与维生素 B 群同样属于水溶性的成分，长期浸泡在水里效果会大打折扣。直接切成葱末，再让葱末与空气接触一会儿，就能发挥其优异的药效。应季的葱经过加热后，自有的甜味会更加明显。请试着以能一并摄取溶解成分的烹调方式制作料理，例如制成火锅或当成汤品使用，抑或先烤过再做成油渍食品都是不错的选择。适合搭配的食材包含维生素 B₁ 含量丰富的猪肉、鳗鱼、鸭肉、大豆、鸡肝等。

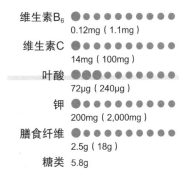

主要营养成分

以下为俗称为"长葱"（以软白栽培法种植）的数值。除了下列成分之外，还含有具有多种药理效果的硫化物。

维生素B₆	0.12mg（1.1mg）
维生素C	14mg（100mg）
叶酸	72μg（240μg）
钾	200mg（2,000mg）
膳食纤维	2.5g（18g）
糖类	5.8g

※ 上述为可食用部分每100g的营养含量。括号内的数字是成年女性一天的食用建议量或参考值，也是各年龄层食用的最大值。

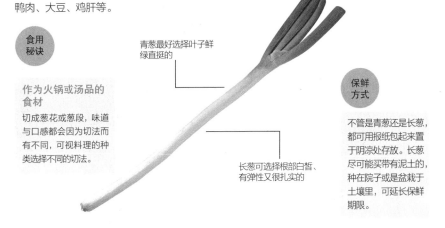

食用秘诀

作为火锅或汤品的食材

切成葱花或葱段，味道与口感都会因为切法而有不同，可视料理的种类选择不同的切法。

青葱最好选择叶子鲜绿直挺的

长葱可选择根部白皙、有弹性又很扎实的

保鲜方式

不管是青葱还是长葱，都可用报纸包起来置于阴凉处存放。长葱尽可能买带有泥土的，种在院子或是盆栽于土壤里，可延长保鲜期限。

在日本关东地区一带提到葱，就会想到软白栽培的长葱（根深葱），关西以南则以代表九条葱的青葱（叶葱）较为常见。两者的葱绿部分都含有 β－胡萝卜素、维生素 C 与钾这类营养成分，葱白部分则富含硫化物的二烯丙基三硫醚。

硫化物为葱类特殊而强烈的香味成分，同属硫化物的大蒜素可促进维生素 B₁ 吸收，让糖的代谢更顺畅。此外，也能持续发挥消除疲劳、改善身体末梢血液循环不畅的效果，还能与维生素一起预防癌症与动脉硬化。

硫化物的特殊香气也能促进胃酸分泌，间接帮助消化。温暖身体与消炎的效果也很优异，在民俗疗法里，是制作感冒药与冻疮的外敷药不可或缺的蔬菜。

硫化物可清理血液

白菜

主要功效

十字花科的蔬菜通常含有防癌的成分,白菜当然也不例外,而且适合大量摄取,能有效地吸收足够的营养。

- 预防癌症
- 预防与改善高血压
- 延缓老化
- 利尿

烹调与食材搭配的秘诀

白菜的维生素 C 在不同的部位有不同的含量,含量最多的是外层颜色浓郁的叶子,这个部分建议于火锅或汤品中使用,才能完整地吸收营养。内侧的叶子在表面揉盐或经过简单的腌渍后,很适合当成沙拉的生菜食用。与富含 β-胡萝卜素的胡萝卜或菠菜搭配,抑或与富含膳食纤维的金针菇、香菇等菇类搭配,都能进一步提升防癌效果。由于没有怪味,适合与各种食材搭配,尤其和猪肉、培根特别对味。

食用秘诀

汆烫之后……
(每100g含量)

营养素	含量
维生素C	10mg
维生素K	87µg
叶酸	42µg
钾	160mg
钙	43mg
糖类	1.5g

若是对半剖开,切口的白皙程度就是鲜度的指标

主要营养成分

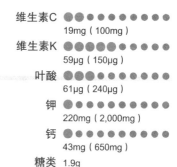

主要成分有 95% 都是水分,整体来说营养成分并不高,却含有十字花科特有的功能性有效成分的硫代配糖体。

营养素	含量
维生素C	19mg(100mg)
维生素K	59µg(150µg)
叶酸	61µg(240µg)
钾	220mg(2,000mg)
钙	43mg(650mg)
糖类	1.9g

※ 上述为可食用部分每100g的营养含量。括号内的数字是成年女性一天的食用建议量或参考值,也是各年龄层食用的最大值。

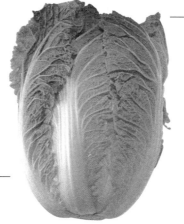

选择叶子紧密地卷在一起、弹性适中的为佳

保鲜方式

若是整颗的白菜可包在报纸里,再置于阴凉处保存。若是已经切开,可用保鲜膜密封放入保鲜袋内,再放入冰箱的保鲜室冷藏。

利用火锅与汤品料理补充充沛的营养

白菜是淡色蔬菜之一,浓绿色部位则如黄绿色蔬菜般含有大量的 β-胡萝卜素。

主要成分有 95% 都是水分,钾的含量也很丰富,因此有利尿、预防高血压的效果。

十字花科的蔬菜都含有防癌的硫代配糖体,经过咀嚼或磨成泥,就会转化成异硫氰酸烯丙酯这种辣味成分。这种成分之一的萝卜硫素能抑制致癌物质,其防癌效果也备受关注。

除此之外,维生素 C 在预防感冒、缓解压力与消除疲劳上都能发挥明显的效果。白菜于火锅或汤品这类连汤都能一并大量摄取的料理中使用时,可减少水溶性维生素 C 与钾的流失。

日野菜

主要功效

β-胡萝卜素的抗癌效果以及与维生素 C 的加乘效果所实现的美白功效都令人期待。淀粉酶则有整肠作用。

- ●预防癌症
- ●维持肌肤与头发健康
- ●整肠作用
- ●预防动脉硬化

烹调与食材搭配的秘诀

通常会做成酱菜吃。盐渍酱菜可直接切来吃，也可剁碎后，当成炒饭或是意大利面的配料使用。若是买到生鲜的日野菜，可将叶子与根部分开，做成油炸料理或热炒，一样很美味。使用醋制作的酱汁做成南蛮渍或糖醋类料理，可让花青素的紫色变得更为鲜艳。

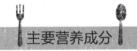

主要营养成分

含有 β-胡萝卜素、维生素 B 群、维生素 C、维生素 K 这类维生素，维生素的含量相当均衡。也含有钾这类矿物质。

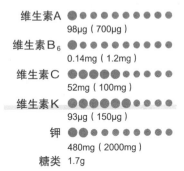

维生素A	98μg（700μg）	
维生素B₆	0.14mg（1.2mg）	
维生素C	52mg（100mg）	
维生素K	93μg（150μg）	
钾	480mg（2000mg）	
糖类	1.7g	

※ 上述为可食用部分每 100g 的营养含量。括号内的数字是成年女性一天的食用建议量或参考值，也是各年龄层食用的最大值。

食用秘诀

做成糖醋酱之后…
（每100g含量）

维生素A	170μg
维生素B₆	0.12mg
维生素C	39mg
维生素K	120μg
钾	550mg
糖类	12.6g

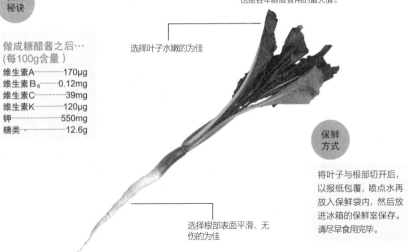

选择叶子水嫩的为佳

保鲜方式

将叶子与根部切开后，以报纸包覆，喷点水再放入保鲜袋内，然后放进冰箱的保鲜室保存。请尽早食用完毕。

选择根部表面平滑、无伤的为佳

摄取的营养成分 花青素是需要大量

日野菜是发源于日本滋贺县日野町的芜菁的一种。虽说是芜菁的同类，但根部却如萝卜般细长，上半部则是红紫色。常连同叶子一并做成酱菜。

表面的红色部分源自花青素。叶子属于 β-胡萝卜素含量较多的黄绿色蔬菜，含有较多量的维生素 C，也是富含维生素 K、维生素 B₂、维生素 B₆ 的蔬菜。根部具有缓解胃部不适的淀粉消化酵素的淀粉酶。

β-胡萝卜素不仅具有抗癌作用，还可在体内转化成维生素 A，进而产生维持肌肤与头发健康的效果。与胶原蛋白合成有关的维生素 C 联手，能有美白肌肤的功效。此外，维生素 B₂ 可辅助糖类的代谢，维生素 B₆ 可促进蛋白质代谢。维生素 K 则是强化骨骼不可或缺的成分。

蕗苔（蜂斗菜的幼苗）

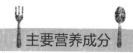

主要功效

除了具有独特涩味，并非适合大量摄取的蔬菜，但能改善常见于女性的贫血与便秘。

- ●抑制胆固醇上升
- ●保护皮肤与黏膜
- ●预防与改善便秘
- ●预防与改善贫血

烹调与食材搭配的秘诀

要抑制苦味同时有效地吸收营养成分，建议以油烹调。以较低的油温炸成天妇罗之后，花苞会跟着绽放，苦味也会跟着变得缓和一些。

汆烫后的蕗苔，可泡在水里去除涩味，然后切成末，再与味噌、味醂、酒一同拌成蕗苔味噌，是一道很配饭又很下酒的小菜。味噌含有优质蛋白质与膳食纤维，也是一道营养均衡的配菜。

主要营养成分

富含打造女性美丽与健康的营养成分，例如糖与脂质代谢必需的维生素B群、有效延缓老化的维生素及大量的矿物质。

维生素B₁	●●●●●●●●●●
	0.1mg（1.1mg）
维生素B₂	●●●●●●●●●●
	0.17mg（1.2mg）
维生素E	●●●●●●●●●●
	3.2mg（6.0mg）
钾	●●●●●●●●●●
	740mg（2.000mg）
膳食纤维	●●●●●●●●●●
	6.4g（18g）
糖类	3.6g

※ 上述为可食用部分每100g的营养含量。括号内的数字是成年女性一天的食用建议量或参考值，也是各年龄层食用的最大值。维生素E是α-生育醇的含量。

食用秘诀

汆烫之后……（每100g含量）

维生素B₁	0.06mg
维生素B₂	0.08mg
维生素E	2.4mg
钾	440mg
膳食纤维	4.2g
糖类	2.8g

花苞越是绽开，涩味越是强烈，所以请选购花苞密合的

保鲜方式

蕗苔不耐干燥，保存时可包在沾湿的报纸里，放入保鲜袋内再放入冰箱的保鲜室。虽可保存1～2天，但建议还是尽早吃完。

选择外观呈圆形、颜色鲜绿的为佳

从独特的淡淡苦味品尝初春来访的气息

蕗苔是蜂斗菜的花苞，通常会在初春上市，也是风味鲜明的蔬菜之一。营养比蜂斗菜还丰富，它的β-胡萝卜素的含量甚至比蜂斗菜高出8倍之多，钾则约为两倍。

独特的苦味源自生物碱这类成分，这类成分可促进新陈代谢，也能增进食欲与促进消化。在民俗疗法里，被当成缓解胃部不适的"苦味健胃药"使用，也被认为能止咳化痰。

含有能在体内转化成维生素A的β-胡萝卜素，维生素B1、维生素B2、维生素B6、叶酸、维生素E、维生素K的含量也都很丰富。矿物质中则含有可预防高血压的钾、磷与铁，以及大量的膳食纤维。尽管蕗苔的时节很短，涩味也较明显，不容易大量摄取，却是含在嘴里就足以感受初春气息的珍贵山菜。

西蓝花

主要功效

具有超强抗癌效果的 β-胡萝卜素、维生素 C、维生素 E、萝卜硫素，可有效预防癌症及其他的生活习惯病。

- ●预防癌症
- ●延缓老化
- ●预防与改善肥胖
- ●整肠作用

烹调与食材搭配的秘诀

要想有效利用 β-胡萝卜素的效果，建议与油一同烹调。事先氽烫虽然会使维生素 C 流失，但由于含量实在太高，所以不需太过在意。使用淋酱或醋时，酸会使绿色转化成褐黄色，请立刻食用。此外，茎部的甜味很美妙，可切成薄片使用。西蓝花也是膳食纤维的供给来源。除了热炒或奶油炖菜之外，烫青菜或沙拉也很适合。

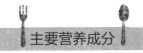

主要营养成分

几乎囊括了所有蔬菜所能含有的维生素，而且矿物质与膳食纤维也很丰富。也含有抗癌物质的萝卜硫素。

维生素B$_1$	●●●●●●●●●●
	0.14mg（1.1mg）
维生素B$_2$	●●●●●●●●●●
	0.2mg（1.2mg）
维生素C	●●●●●●●●●●
	120mg（100mg）
维生素E	●●●●●●●●●●
	2.4mg（6.0mg）
膳食纤维	●●●●●●●●●●
	4.4g（18g）
糖类	0.8g

※ 上述为可食用部分每100g的营养含量。括号内的数字是成年女性一天的食用建议量或参考值，也是各年龄层食用的最大值。维生素 E 是 α-生育醇的含量。

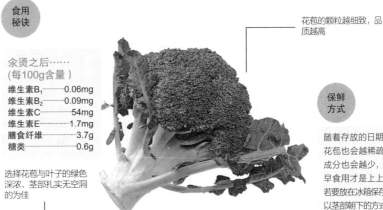

食用秘诀

氽烫之后⋯⋯
（每100g含量）

维生素B$_1$	0.06mg
维生素B$_2$	0.09mg
维生素C	54mg
维生素E	1.7mg
膳食纤维	3.7g
糖类	0.6g

选择花苞与叶子的绿色深浓、茎部扎实无空洞的为佳

花苞的颗粒越细致，品质越高

保鲜方式

随着存放的日期延长，花苞也会越稀疏，营养成分也会越少，所以趁早食用才是上上之策。若要放在冰箱保存，建议以茎部朝下的方式存放。

具有强劲的抗癌效果，是黄绿色蔬菜的代表

与油菜花同是十字花科的黄绿色蔬菜，富含可于体内转化成维生素 A 的 β-胡萝卜素、维生素 B 群、维生素 C、维生素 E 等多种维生素。也均衡含有和预防失智症有关的叶酸、能预防高血压的钾、骨骼形成所需的钙、有效预防贫血的铁，可说是万能的蔬菜。尤其维生素 C 的含量更是出类拔萃，每100g 的含量居然高达120mg，不仅可抵抗感冒病毒，还能预防肌肤粗糙与黑斑，在维持肌肤青春这点上有非常明显的效果。

此外，各种功能成分的药理作用已经过科学证实，这些功能成分包含发芽部分富含的抗癌物质萝卜硫素、预防胃溃疡的维生素 U、因具有抗过敏效果而备受关注的 α-亚麻油酸、具有抗氧化效果的辣味成分异硫氰酸烯丙酯及其他成分。

西蓝花菜苗

主要功效

维生素E、萝卜硫素、维生素C都具有抑制癌症的预期效果。对于改善肌肤粗糙与预防黑斑都能发挥作用。

- 预防癌症
- 延缓老化
- 改善肌肤粗糙
- 整肠作用

烹调与食材搭配的秘诀

在茎部还很细的时候，通常会长出种子，所以可拿着海绵的部分，将其倒转过来浸入大量的水里晃洗干净，然后再将根部切除。常生吃，但当成汤料也是不错的选择。栽培时，可使用芽菜专用的种子，在保鲜容器里铺一层餐巾纸，然后种下吸饱水的种子，再把光线遮住。在发芽前，每天都须喷水保持湿润，发芽后可晒阳光，等到叶子出现颜色时，就可以收成了。

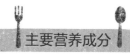

主要营养成分

能摄取维生素E的珍贵蔬菜。也含有维生素K与维生素B群。由于生吃的机会较多，能有效摄取维生素C。

维生素B$_1$	●●●●●●●●●● 0.08mg（1.1mg）
维生素C	●●●●●●●●●● 64mg（100mg）
维生素E	●●●●●●●●●● 1.9mg（6.0mg）
维生素K	●●●●●●●●●● 150μg（150μg）
糖类	0.8g

※ 上述为可食用部分每100g的营养含量。括号内的数字是成年女性一天的食用建议量或参考值，也是各年龄层食用的最大值。维生素E是α-生育酚的含量。

选择整体饱满、水嫩的为佳

食用秘诀

当成佐味料也不错
在家里自己种比较方便少量使用。切碎后，可当成豆腐或面类的佐味料使用。

保鲜方式

用剩的可继续种在海绵上，但仍建议早点食用完毕。

选择海绵没有脏污的种类

摄取足够的维生素，使人绽放美丽的笑容

刚冒出头的西蓝花嫩芽就是这次介绍的西蓝花菜苗。由于是在准备成长的时候就摘下来食用，所以营养成分非常丰富。

最明显的特征就是含有蔬菜少有的维生素E，而且维生素K的含量也很丰富。尽管叶酸、维生素B$_1$与维生素C较西蓝花少，但含量均衡这点也值得赞赏。

维生素E因含有超强的抗氧化力，被誉为"延缓老化的维生素"，可抑制过氧化物质于内脏沉积，同时预防癌症、动脉硬化与脑部老化。除此之外，还能促进血液循环与新陈代谢。

西蓝花菜苗所含的萝卜硫素被认为具有强劲的抗癌效果，若与维生素E的效果合并来看，西蓝花菜苗的确是能够帮助我们抗癌的蔬菜。

菠菜

主要功效

钾的含量完全不逊于维生素与铁质。具有抑制血压上升的效果，也能维持肌肉的正常功能。

- ●预防贫血
- ●预防癌症
- ●延缓老化
- ●预防与改善高血压

烹调与食材搭配的秘诀

要提升抗癌作用可在β-胡萝卜素与维生素C丰富的菠菜里加上富含维生素E的食材，比如鳗鱼、鳕鱼卵、鸡蛋、南瓜、酪梨都是很棒的组合。菠菜的涩味成分含有草酸，建议先汆烫再吃，不太适合一次大量食用。

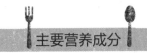

主要营养成分

下列成分是冬天采收时的数值，属于β-胡萝卜素含量与胡萝卜并列的代表性黄绿色蔬菜之一。以富含铁质闻名，其含量与猪肝相当。

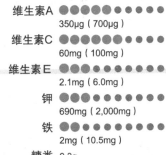

维生素A	●●●●●●●●●● 350μg（700μg）
维生素C	●●●●●●●●●● 60mg（100mg）
维生素E	●●●●●●●●●● 2.1mg（6.0mg）
钾	●●●●●●●●●● 690mg（2,000mg）
铁	●●●●●●●●●● 2mg（10.5mg）
糖类	0.3g

※ 上述为可食用部分每100g的营养含量。括号内的数字是成年女性一天的食用建议或参考值，也是各年龄层食用的最大值。维生素A是胡萝卜素的视网醇当量。维生素E是α-生育醇的含量。

食用秘诀

汆烫之后……
（每100g含量）

维生素A	450μg
维生素C	30mg
维生素E	2.6mg
钾	490mg
铁	0.9mg
糖类	0.4g

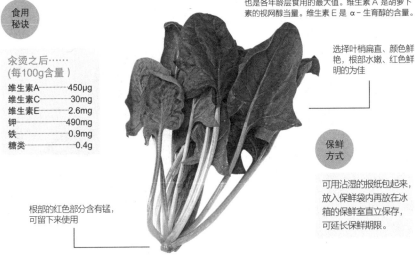

根部的红色部分含有锰，可留下来使用

选择叶梢扁直、颜色鲜艳、根部水嫩、红色鲜明的为佳

保鲜方式

可用沾湿的报纸包起来，放入保鲜袋内再放在冰箱的保鲜室直立保存，可延长保鲜期限。

有补血功能，可预防女性贫血

富含维生素与矿物质，被誉为黄绿色蔬菜之王，铁质的含量在蔬菜中也是首屈一指。

铁质是负责搬运血液中氧气的血红蛋白成分，若摄取不足就容易出现贫血、肌肉疲劳、头痛、气喘等症状。此外，有助红血球形成以及能预防失智症的叶酸也有丰富的含量，预防贫血的效果绝佳。β-胡萝卜素与维生素C的含量很高，除了可预防癌症与延缓老化，维生素C还能促进胶原蛋白的合成，维生素A则能维持皮肤健康，而这些有助肌肤美白的效果也都不容忽视。

深绿色叶子富含叶绿素，与维生素C的抗氧化效果共同作用时，可预防坏胆固醇氧化。叶绿素有中和酒精的效果，被认为能缓解宿醉。

柑橘（温州蜜柑）

主要功效

温州蜜柑富含色素成分的 β-隐黄素，与抗氧化维生素的加乘效果可创造惊人的抗癌功效。

- 预防癌症
- 预防感冒与传染病
- 预防动脉硬化
- 增强抗压力

烹调与食材搭配的秘诀

蜜柑富含的维生素 C 不耐水或高温，所以生吃是最佳选择。蜜柑的酸味来自柠檬酸，而这种柠檬酸有助于消除疲劳。此外也含有果胶与类黄酮这类成分，而这两种成分蕴藏于蜜柑的内膜、表皮与白色纤维，建议可积极摄取。

干燥的蜜柑皮称为陈皮，香气明显之余，也是七味辣椒粉的材料之一，常用来替蛋糕与糯米团子等甜点增香。

主要营养成分

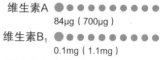

下列成分为温州蜜柑的数值。维生素中以维生素 C 的含量最高，也含有糖代谢所需的维生素 B_1。

维生素A ●●●●●●●●●●
84μg（700μg）

维生素B_1 ●●●●●●●●●●
0.1mg（1.1mg）

维生素C ●●●●●●●●●●
32mg（100mg）

钾 ●●●●●●●●●●
150mg（2,000mg）

糖类 11.0g

※ 上述为可食用部分每 100g 的营养含量。括号内的数字是成年女性一天的食用建议量或参考值，也是各年龄层食用的最大值。维生素 A 是胡萝卜素的视网醇当量。

食用秘诀

打成果汁之后 (纯果汁)……
(每100g含量)

维生素A·········35μg
维生素B_1·········0.06mg
维生素C·········29mg
钾·········130mg
糖类·········10.6g

表面呈深橘色、光滑，蒂头的切口范围不大的为佳

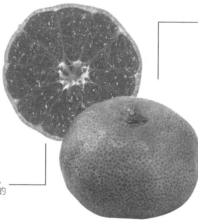

应挑选表皮细薄、果肉饱满不松软的

保鲜方式

温州蜜柑不喜高温潮湿的环境，可放在瓦楞纸箱或纸袋里，再放置于阴凉处存放，或可用保鲜袋分成小份，放入冰箱保存。

内膜与表皮一起吃，抗癌效果大升级

整体来说，柑橘类的特征就是富含维生素 C，温州蜜柑当然也不例外。吃 3～4 颗中等大小的温州蜜柑，就能突破维生素 C 每日的摄取标准。此外，白色纤维含有强化微血管与预防动脉硬化的维生素 P。

比 β-胡萝卜素具有更强抗氧化力的色素成分 β-隐黄素的含量则特别高。再者，苦味成分的柠檬油精与萜类都含有抗癌的有效成分，若与维生素 C、维生素 E 的抗氧化力搭配，可有效预防脑中风或心脏病。

此外，蜜柑内膜所含的水溶性膳食纤维果胶有改善便秘，抑制胆固醇与血糖上升的效果，也能预防糖尿病。

水菜

主要功效

β-胡萝卜素、维生素C、维生素E的抗氧化效果以及多酚类成分的功效，都有抑制癌症的作用，丰富的铁质最适合预防贫血。

● 美肤效果
● 预防与改善贫血
● 预防癌症
● 预防与改善高血压

烹调与食材搭配的秘诀

味道清淡无怪味，是生吃熟食都合宜的蔬菜。若要有效利用水溶性维生素B群与维生素C，建议可做成沙拉。若淋上以芝麻或核桃油制成的淋酱，β-胡萝卜素的吸收率将更加提升，抗氧化力也会提升。若要用于火锅，则建议搭配铁质丰富的蛤蜊或牡蛎等贝类。维生素C有促进铁质吸收的效果，也可有效预防贫血。

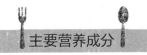

主要营养成分

除了含有能预防生活习惯病与具有美白功效的抗氧化维生素C、维生素E、维生素A、维生素B群之外，也含有丰富的多酚类成分。铁、钙等矿物质含量也很丰富。

营养成分		含量
维生素A	●●●●●●●●●	110μg（700μg）
维生素B₂	●●●●●●●●●	0.15mg（1.2mg）
维生素C	●●●●●●●●●	55mg（100mg）
钾	●●●●●●●●●	480mg（2,000mg）
钙	●●●●●●●●●	210mg（650mg）
糖类	1.8g	

※ 上述为可食用部分每100g的营养含量。括号内的数字是成年女性一天的食用建议量或参考值，也是各年龄层食用的最大值。维生素A是胡萝卜素的视网醇当量。

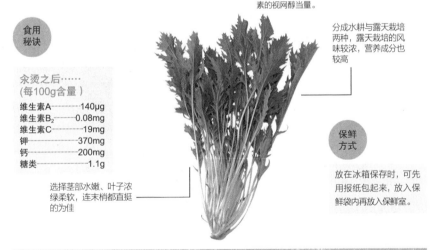

食用秘诀

余烫之后……
（每100g含量）

维生素A	140μg
维生素B₂	0.08mg
维生素C	19mg
钾	370mg
钙	200mg
糖类	1.1g

选择茎部水嫩、叶子浓绿柔软，连末梢都直挺的为佳

分成水耕与露天栽培两种，露天栽培的风味较浓，营养成分也较高

保鲜方式

放在冰箱保存时，可先用报纸包起来，放入保鲜袋内再放入保鲜室。

适用于沙拉与火锅的清爽风味

京都是原产地，也被称为京菜，早期只于关西一带买得到，近年来成为日本的人气蔬菜，关东一带也开始大量栽培与上市。

外观乍看有点白，但其实 β-胡萝卜素、维生素B₂、维生素B₆、维生素C、维生素E这类维生素含量很高，是实力派的蔬菜之一。这些具有抗氧化力的维生素加上多酚类成分，能预防生活习惯病与延缓老化，还能消除肌肤的黑斑与暗沉，对抗老很有帮助。

属于十字花科的蔬菜之一，矿物质含量也很高，例如富含能预防高血压的钾、骨骼形成所需的钙、能预防贫血的铁质。磷、镁这类矿物质的含量也很高，可说是最适合预防更年期骨质疏松症的蔬菜。

壬生菜

主要功效

β-胡萝卜素含有明显的抗氧化效果。钙这类矿物质与维生素K都含有强化骨骼的效果。

- ●预防骨质疏松症
- ●预防与改善贫血
- ●美肤、美发效果
- ●预防癌症

烹调与食材搭配的秘诀

相较于水菜，味道略有涩味，但是由于叶子很柔软，生吃也没问题。若想有效地摄取 β-胡萝卜素，可淋上以植物油制成的淋酱，或是与培根搭配。若想加热烹调，则要特别注意加热的时间，因为一下子就会煮熟。快速汆烫后做成凉拌菜、烫青菜或当成热炒料理的食材与火锅料都很合适。

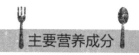

主要营养成分

β-胡萝卜素会在体内转化为维生素A，维生素C、维生素K、钙这类矿物质的含量也很丰富。

维生素A	●●●●●●●○○○	
	150μg（700μg）	
维生素C	●●●●○○○○○○	
	38mg（100mg）	
叶酸	●●●●○○○○○○	
	110μg（240μg）	
维生素K	●●●●●●●●●●	
	160μg（150μg）	
钙	●●○○○○○○○○	
	110mg（650mg）	
糖类	1.1g	

※ 上述为可食用部分每100g的营养含量。括号内的数字是成年女性一天的食用建议量或参考值，也是各年龄层食用的最大值。

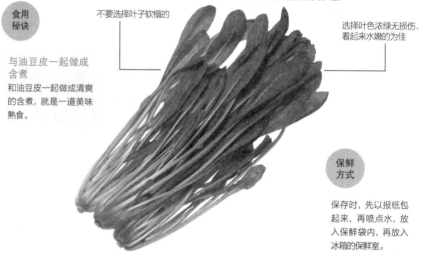

食用秘诀

不要选择叶子软榻的

选择叶色浓绿无损伤、看起来水嫩的为佳

与油豆皮一起做成含煮

和油豆皮一起做成清爽的含煮，就是一道美味熟食。

保鲜方式

保存时，先以报纸包起来，再喷点水，放入保鲜袋内，再放入冰箱的保鲜室。

生吃、熟食都能清爽享用

与水菜一同被称为京野菜的壬生菜是京都的传统蔬菜之一。相对于水菜叶的锯齿状，壬生菜的叶子较圆，被视为是水菜的变种。

壬生菜与水菜同样含有 β-胡萝卜素、维生素 B_2、维生素 B_6、叶酸、维生素 C，而这些成分能维持肌肤与头发的健康，也能保护眼睛黏膜与消除疲劳。

富含钾、钙，大部分的人都以为钙质可通过牛奶这类乳制品及小鱼干摄取，但其实也能从蔬菜中大量摄取，所以千万不可忽视这种蔬菜。

除此之外，也含有维生素 K、铁、磷、镁，对于强化骨骼有令人期待的效果。壬生菜绝对是发育期的孩子及骨头密度渐低的更年期女性需多加摄取的蔬菜。

抱子甘蓝

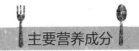

主要功效

富含的维生素 C 能发挥抗氧化效果，延缓老化。矿物质的钾可改善血压值，铁则可有效预防贫血。

- ●预防与改善便秘
- ●延缓老化
- ●预防动脉硬化
- ●预防与改善高血压

烹调与食材搭配的秘诀

烹调时，请务必杀青。剥掉外侧的叶子，然后在菜心切入十字刀痕，再放入加热的热水汆烫。

抱子甘蓝很适合于炖煮类料理使用，可与洋葱、培根一起做成炖菜，或是佐上蒜味奶油的酱汁，做成温蔬菜吃都很不错。也建议与香菇、真姬离褶伞这类富含维生素 E 的菇类搭配。

主要营养成分

比一般的卷心菜拥有更多的营养成分，尤其维生素 C 的含量更是不凡。维生素 B 群、钾、铁这类矿物质以及膳食纤维也非常丰富。

维生素B$_1$	●●●●●●●●●	0.19mg（1.1mg）
维生素B$_2$	●●●●	0.23mg（1.2mg）
维生素B$_6$	●●●●	0.27mg（1.2mg）
维生素C	●●●●●●●●●●●●●●●	160mg（100mg）
钾	●●●●	610mg（2,000mg）

糖类　4.4g

※ 上述为可食用部分每 100g 的营养含量。括号内的数字是成年女性一天的食用建议量或参考值，也是各年龄层食用的最大值。

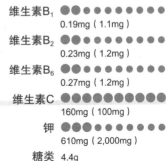

食用秘诀

汆烫之后……
（每100g含量）

维生素B$_1$	0.13mg
维生素B$_2$	0.16mg
维生素B$_6$	0.22mg
维生素C	110mg
钾	480mg
糖类	4.6g

个头娇小，看似扎实的鲜味较为明显

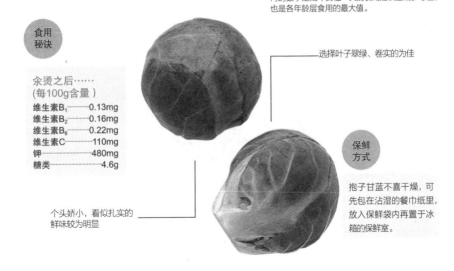

选择叶子翠绿、卷实的为佳

保鲜方式

抱子甘蓝不喜干燥，可先包在沾湿的餐巾纸里，放入保鲜袋中再置于冰箱的保鲜室。

营养价值远远超越卷心菜

抱子甘蓝是春季到秋季在市面流通的蔬菜，营养价值和卷心菜相似，含量却远高于它，尤其维生素 C 的含量更是远远将卷心菜抛在脑后。维生素 B$_1$、维生素 B$_2$、维生素 B$_6$、维生素 K、叶酸的含量也都很丰富。

β-胡萝卜素会在体内转化成必量的维生素 A，能保护皮肤与黏膜，也能让它们发挥正常功能。此外，强劲的抗氧化作用能有效发挥抗癌与延缓老化的效果。维生素 B$_1$、维生素 B$_2$ 是代谢碳水化合物与脂质所必需的营养成分，若摄取不足会出现慢性疲劳或引起神经障碍。富含的维生素 B$_1$ 可分解囤积在肌肉的乳酸，是消除疲劳时绝对需要的营养成分。

此外，抱子甘蓝的膳食纤维含量约是卷心菜的 3 倍，能有效预防便秘，并抑制血糖上升与预防糖尿病，也含有能有效抑制胆固醇上升的水溶性膳食纤维。

雪莲果

主要功效

果寡糖与绿原酸可保护肠胃的健康。

● 预防癌症
● 整肠作用
● 预防便秘
● 抑制胆固醇上升

烹调与食材搭配的秘诀

若想善用其清脆的口感，建议生吃或是快炒。切成细丝，做成金平风味或是做成炖煮类料理也都很美味。切开后，会因为接触空气而变色，所以最好立刻泡在水里。值得注意的是，雪莲果的涩味属于多酚的一种，所以也不要泡在水里太久。

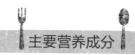

主要营养成分

主要成分几乎都是水分，但含有钾这类矿物质与维生素 B 群。淀粉的含量不高，可控制热量的摄取。

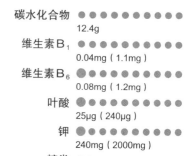

碳水化合物	● ● ● ● ● ● ● ● ● ●
	12.4g
维生素 B₁	● ● ● ● ● ● ● ● ● ●
	0.04mg（1.1mg）
维生素 B₆	● ● ● ● ● ● ● ● ● ●
	0.08mg（1.2mg）
叶酸	● ● ● ● ● ● ● ● ● ●
	25μg（240μg）
钾	● ● ● ● ● ● ● ● ● ●
	240mg（2000mg）
糖类	11.3 g

※ 上述为可食用部分每 100g 的营养含量。括号内的数字是成年女性一天的食用建议量或参考值，也是各年龄层食用的最大值。

食用秘诀

水煮之后……
（每100g含量）

碳水化合物	9.9g
维生素 B₁	0.03mg
维生素 B₆	0.06mg
叶酸	28μg
钾	190mg
糖类	8.7g

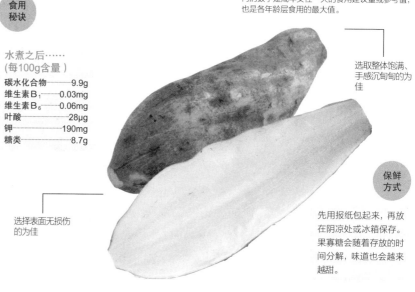

选取整体饱满、手感沉甸甸的为佳

选择表面无损伤的为佳

保鲜方式

先用报纸包起来，再放在阴凉处或冰箱保存。果寡糖会随着存放的时间分解，味道也会越来越甜。

口感犹如梨子般清脆

雪莲果是菊科的根茎类蔬菜。外观上和地瓜有点类似，口感与滋味却截然不同，很像是多汁清脆的梨子。

和其他薯蓣类的蔬菜一样含有钾这类矿物质，却只有长山药或芋艿含量的一半。比起矿物质，更明显的特征是富含比菲德氏菌和调整肠道状况的果寡糖。由于膳食纤维也很丰富，可有效预防便秘，也含有能抑制胆固醇上升、促进胃液分泌的绿原酸。

此外，以雪莲果的叶子制作的茶叶含有调降血糖的成分，有时会作为预防糖尿病或高血压的饮品饮用。

牛蒡蓟

主要功效

膳食纤维以不溶性的居多，水溶性膳食纤维也有3.1g的含量，具有清理肠胃的效果。

- ●治疗便秘
- ●增进食欲
- ●预防癌症
- ●促进消化

烹调与食材搭配的秘诀

买到生的牛蒡蓟（菊牛蒡）之后，可先彻底冲洗干净或是先将表皮刮掉，经过快速氽烫后，再泡入喜欢的酱汁做成增强食欲的一道菜。牛蒡蓟酱菜与含有钾的胡萝卜搭配后，可轻松预防过度摄取盐分。

注意

有一种洋种山牛蒡，其根部与茎部虽与牛蒡相似却有毒，绝对不可以食用。

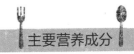

主要营养成分

下列成分为做成味噌酱菜后的数值。富含膳食纤维之余，也含有钾、镁这类矿物质。

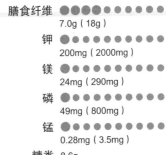

膳食纤维	●●●●●●●●●● 7.0g（18g）
钾	●●●●●●●●●● 200mg（2000mg）
镁	●●●●●●●●●● 24mg（290mg）
磷	●●●●●●●●●● 49mg（800mg）
锰	●●●●●●●●●● 0.28mg（3.5mg）
糖类	8.6g

※ 上述为可食用部分每100g的营养含量。括号内的数字是成年女性一天的食用建议量或参考值，也是各年龄层食用的最大值。

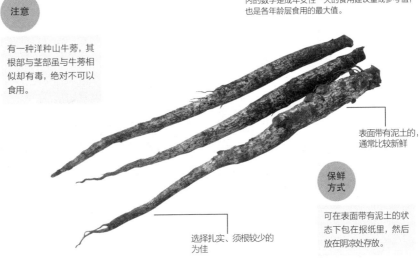

表面带有泥土的，通常比较新鲜

保鲜方式

可在表面带有泥土的状态下包在报纸里，然后放在阴凉处存放。

选择扎实、须根较少的为佳

增进食欲 美妙的口感能

在日本被称作山牛蒡的是于本州中南部山野自生的菊科植物，又称牛蒡蓟或菊牛蒡，与在山地自生的菊科山牛蒡属的山牛蒡是不同植物，而这种植物的根部有毒，不可食用。

牛蒡蓟的直径为1~2cm细，主要是做成味噌酱菜食用。目前市面上大多是栽培品种。

富含可为肠道进行大扫除的膳食纤维，也拥有与牛蒡相同的口感。仔细咀嚼能增进食欲，使唾液大量分泌，也有助消化。

不过，牛蒡蓟味噌酱菜的盐分较高，食用时要注意盐分的摄取量。

百合根

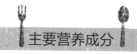

主要功效

促进钠排出的钾可有效预防高血压。水溶性膳食纤维则可抑制胆固醇上升。

- ●抑制胆固醇上升
- ●整肠作用
- ●预防与改善高血压
- ●预防与改善贫血

烹调与食材搭配的秘诀

可消除疲劳的维生素 B$_1$ 不仅能缓解肌肉疲劳，还可平缓焦躁情绪。搭配富含柠檬酸的梅子果肉，可进一步提升抗压力的效果。与富含硫化物的长葱、韭菜搭配，也能抚平烦燥心情。若是因为特殊的淡淡苦味而不敢尝试，可先简单汆烫一下做成炖煮菜肴，即可轻松地享受百合根的美味。

主要营养成分

富含碳水化合物，矿物质中钾的含量较高，膳食纤维的含量也很丰富，水溶性膳食纤维的含量较不溶性膳食纤维高是其特征。

维生素B$_6$ ●●●●●●●●●●
0.12mg（1.2mg）

叶酸 ●●●●●●●●●●
77µg（240µg）

钾 ●●●●●●●●●●
740mg（2,000mg）

铁 ●●●●●●●●●●
1mg（10.5mg）

膳食纤维 ●●●●●●●●●●
5.4g（18g）

糖类 22.9g

※ 上述为可食用部分每100g的营养含量。括号内的数字是成年女性一天的食用建议量或参考值，也是各年龄层食用的最大值。

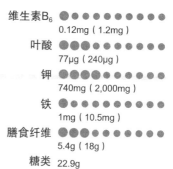

食用秘诀

余烫之后……
（每100g含量）
维生素0————0.12mg
叶酸————92µg
钾————690mg
铁————0.9mg
膳食纤维————6g
糖类————22.7g

带有紫色的百合根通常比较苦，鳞片越大，越能尝到特有的松软香甜

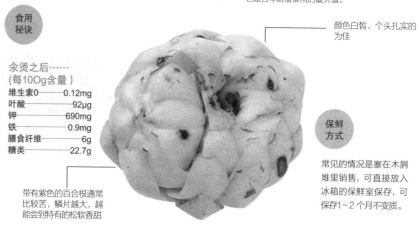

颜色白皙、个头扎实的为佳

保鲜方式

常见的情况是塞在木屑堆里销售，可直接放入冰箱的保鲜室保存，可保存1~2个月不变质。

松软甜味与淡淡口感实在美味

主要成分是淀粉，清幽的甜味、淡淡的苦味与松软的口感是其原味。过去就被当成滋养身体的药物经常使用，其药效在我国或韩国都广为人知。

在营养成分方面以丰富的矿物质最为吸睛，尤其钾的含量在100g之中居然高达740mg。钾是与钠一同支撑细胞功能的重要营养成分，若摄取过多盐分，会将多余的钠排出，也肩负着调整体内水分平衡的任务。因此摄取足量的钾可有助利尿，也能有效预防高血压。

此外，水溶性膳食纤维的含量远胜于不溶性膳食纤维，也是百合根的特征之一。水溶性膳食纤维会以果冻状的形态吸附胆固醇与糖再排出体外，能有效预防糖尿病，并带来饱足感，因此在预防肥胖方面有不错的效果。

莲藕

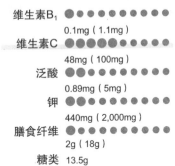

主要功效

维生素 C 的抗氧化作用与多酚的效果能有效预防癌症。膳食纤维除了有整肠效果，也能预防大肠癌。

- ●预防癌症
- ●抑制胆固醇上升
- ●预防动脉硬化
- ●预防与改善高血压

烹调与食材搭配的秘诀

属于富含维生素 C、膳食纤维、多酚的蔬菜，与富含维生素 A、维生素 C、维生素 E 的食材搭配可进一步强化营养效果。莲藕是适合作为炖煮类料理食材的胡萝卜、南瓜这类蔬菜的最佳搭档。若与同样含有黏液素的芋芳搭配，也能有效预防感冒。本来就是可以生吃的蔬菜，所以尽可能缩短加热时间，避免营养成分流失。也因富含淀粉，只要煮熟，就能品尝到松软的口感。

主要营养成分

维生素 C、钾、膳食纤维的含量都很丰富。主要成分的淀粉所含的黏液成分为黏液素，涩味成分的多酚则具有药理作用。

维生素B₁
0.1mg（1.1mg）

维生素C
48mg（100mg）

泛酸
0.89mg（5mg）

钾
440mg（2,000mg）

膳食纤维
2g（18g）

糖类 13.5g

※ 上述为可食用部分每100g的营养含量。括号内的数字是成年女性一天的食用建议量或参考值，也是各年龄层食用的最大值。

食用秘诀

余烫之后……
（每100g含量）

维生素B₁	0.06mg
维生素C	18mg
泛酸	0.49mg
钾	240mg
膳食纤维	2.3g
糖类	13.8g

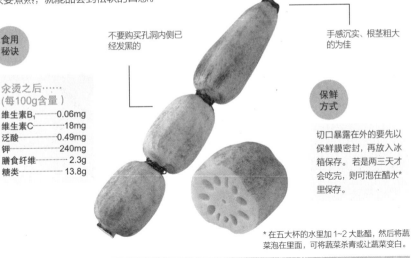

不要购买孔洞内侧已经发黑的

手感沉实、根茎粗大的为佳

保鲜方式

切口暴露在外的要先以保鲜膜密封，再放入冰箱保存。若是两三天才会吃完，则可泡在醋水*里保存。

* 在五大杯的水里加 1~2 大匙醋，然后将蔬菜泡在里面，可将蔬菜杀青或让蔬菜变白。

营养成分以维生素 C 居多，也含有容易摄取不足的维生素 B₁。矿物质则以钾的含量为多，膳食纤维的含量也不少。莲藕的维生素 C 有淀粉保护，加热也不易流失。维生素 C 有助于胶原蛋白的合成，能强健皮肤与血管，防止黑色素沉积，因此也有美白效果。

切开莲藕时，之所以会牵丝，是因为含有黏液素这种物质。这种物质可强化胃部黏膜，预防胃炎与胃溃疡，有助于预防感冒与增强耐力。

此外，表皮与节的部位所含的单宁酸属于多酚的一种，能有效延缓老化与预防癌症。

也因能有效止血与消炎，所以和黏液素一样可缓解胃溃疡、胃炎与十二指肠溃疡。

促进消化，为疲劳的肠胃减轻负担

分葱

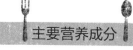

主要功效

除了各种营养成分之外，也含有葱类特有的辣味成分，也就是硫化物，能有效预防癌症与心脏病这类生活习惯病。

- ●预防癌症
- ●保护皮肤与黏膜
- ●预防骨质疏松症
- ●美肤效果

烹调与食材搭配的秘诀

分葱的香气与辣味比长葱来得温和，根部与叶子具有恰到好处的甜味，除了可直接当作佐味料使用，也能于各种料理中应用。若要善用清爽的滋味，可先简单氽烫，做成凉拌菜。也可以做成黄芥末醋味噌凉拌菜，做法非常简单，先放入热水中快速氽烫，放凉后，放入醋味噌再拌入黄芥末酱即可。还能做成竹荚鱼或鲔鱼的沾酱"鳗"※。此外可当成味噌汤或其他汤品的汤料使用。

※ 高知县名产，以叶大蒜、白味噌、柚子醋、砂糖拌成的蘸酱。

主要营养成分

绿叶部分含有大量的 β-胡萝卜素，维生素C与维生素E的含量也非常丰富，是珍贵的冬季黄绿色蔬菜之一。

维生素A　●●●●○　
220μg（700μg）

维生素B$_6$　●○○○○
0.18mg（1.1mg）

维生素C　●●○○○
37mg（100mg）

维生素E　●○○○○
1.4mg（6.0mg）

膳食纤维　●○○○○
2.8g（18g）

糖类　4.6g

※ 上述为可食用部分每100g的营养含量。括号内的数字是成年女性一天的食用建议量或参考值，也是各年龄层食用的最大值。维生素A是胡萝卜素的视网醇当量，维生素E是α-生育醇的含量。

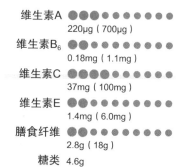

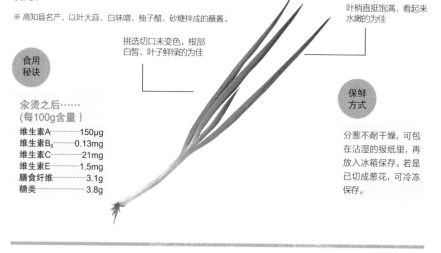

叶梢直挺饱满，看起来水嫩的为佳

挑选切口未变色，根部白皙、叶子鲜绿的为佳

食用秘诀

氽烫之后……
（每100g含量）

维生素A	150μg
维生素B$_6$	0.13mg
维生素C	21mg
维生素E	1.5mg
膳食纤维	3.1g
糖类	3.8g

保鲜方式

分葱不耐干燥，可包在沾湿的报纸里，再放入冰箱保存。若是已切成葱花，可冷冻保存。

有独特香气与适度甜味的黄绿色蔬菜

属于长葱与洋葱杂交而来的品种，叶子细长柔软，较少刺激的臭味与辣味是其特征。是一种富含 β-胡萝卜素、维生素C、维生素E的黄绿色蔬菜，也富含能帮助碳水化合物转化成能量的维生素B$_1$。β-胡萝卜素是具有超强抗氧化力的类胡萝卜素之一，不仅能抗癌、延缓老化，还能在体内转化成维生素A，强健皮肤与黏膜。维生素C、维生素E也含有优异的抗氧化力，三者的加乘作用可抑制血液里的过氧化脂质产生，预防血栓形成，更对缓解压力与美白有帮助。

矿物质中钾、钙的含量较高，可预防与改善高血压，也具有预防骨质疏松症的效果。膳食纤维能提升肠道功能，有缓解便秘及其他有益健康的效果。

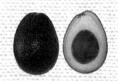

全年皆可
获取的蔬菜

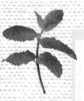

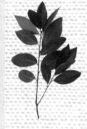

有别于应季蔬菜
这些蔬菜为我们所熟知，全年皆可吃得到。

除了意大利菜、法式料理这类西式料理
所不可或缺的香草，
以及能当成佐味料使用的蔬菜之外，
也介绍一下咖啡、茶叶等风味饮品。

让我们一起进一步认识能作为主食品尝的谷物，
津津有味地享用美食！

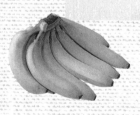

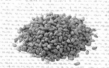

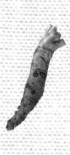

红豆

主要功效

维生素 B₁ 除了能代谢碳水化合物，也可缓解疲劳与肌肉酸痛。丰富的膳食纤维能预防便秘与肠道疾病。皂苷的抗氧化力也备受关注。

- 消除疲劳
- 抑制胆固醇上升
- 预防与改善便秘
- 预防与改善高血压

烹调与食材搭配的秘诀

可用来制作红豆饭或日式甜点，也有很多应用于料理的方法。例如，红豆与蔬菜一起炊煮的"从兄弟煮"（表兄弟煮）就是代表料理之一，也能与富含 β-胡萝卜素的南瓜搭配。若要消除水肿与疲劳，则可与具有利尿效果的冬瓜做成炖煮类料理。与膳食纤维含量丰富的莲藕一同做成"从兄弟煮"，可预防便秘，还能避免暴饮暴食，可说是一道保护肠胃的养生料理。

主要营养成分

主要成分为碳水化合物（淀粉）、蛋白质、维生素 B 群、钾、铁质这类矿物质，富含丰富的膳食纤维（17.8g），表皮含有皂苷。

蛋白质	●●●●●●●●●●
	20.3g（50g）
维生素B₁	●●●●●●●●●●
	0.45mg（1.1mg）
维生素B₂	●●●●●●●●●●
	0.16mg（1.2mg）
钾	●●●●●●●●●●
	1,500mg（2000mg）
铁	●●●●●●●●●●
	5.4mg（10.5mg）
糖类	40.9g

※ 上述为可食用部分每100g的营养含量。括号内的数字是成年女性一天的食用建议量或参考值，也是各年龄层食用的最大值。

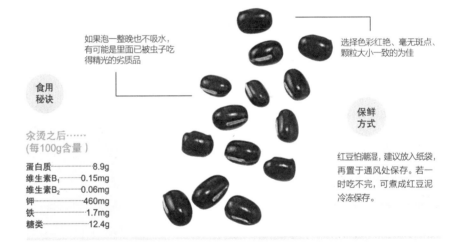

如果泡一整晚也不吸水，有可能是里面已被虫子吃得精光的劣质品

选择色彩红艳、毫无斑点、颗粒大小一致的为佳

食用秘诀

氽烫之后……
（每100g含量）

蛋白质	8.9g
维生素B₁	0.15mg
维生素B₂	0.06mg
钾	460mg
铁	1.7mg
糖类	12.4g

保鲜方式

红豆怕潮湿，建议放入纸袋，再置于通风处保存。若一时吃不完，可煮成红豆泥冷冻保存。

重要的节庆食材，常见的养生料理

日本食用红豆的历史由来已久，甚至早在《古事记》中就被列为五谷之一。

主要成分为碳水化合物及蛋白质，也富含维生素 B₁、钾、铁质这类营养成分。钾可排出体内过剩的钠，促进水分代谢。红豆皮所含的苦味成分皂苷也有利尿的效果，能排出血中的胆固醇、净化血液，而这双重效果都能进一步预防高血压。

此外，丰富的膳食纤维能改善肠道环境，也担负着缓解便秘的责任。表皮的红色来自花青素，具有抗氧化效果，因此也能预防生活习惯病。

酪梨（牛油果）

主要功效

脂质所含的油酸、维生素 E 能有效预防癌症与延缓肌肤老化。丰富的膳食纤维有助于预防高血压。

- ●预防癌症
- ●预防与改善高血压
- ●美肤作用
- ●抑制胆固醇上升

烹调与食材搭配的秘诀

能预防癌症与延缓老化的维生素 E，在与同样拥有抗氧化力的维生素 C 共同作用之下，可进一步提升上述的效果。在酪梨片上淋上大量的柠檬汁，附上以橄榄油油渍的小虾米或鲑鱼做成调酒。完成后，撒点卷叶欧芹，就能利用清爽的香气增进食欲，而且也能增加 β-胡萝卜素的摄取，可说是坐收一举两得的效果。推荐与维生素 C 含量丰富的西蓝花一起做成沙拉，与番茄或叶菜类蔬菜一起做成沙拉则能延缓老化。

主要营养成分

在果实类的蔬菜中，脂质的含量非常卓越，维生素 E、钾与膳食纤维的含量也很丰富。脂质还含有不易氧化的油酸。

维生素B₁	●●●●●●●●●●●○○○○○○
	0.1mg（1.1mg）
维生素B₂	●●●●●●●●●○○○○○○○○
	0.21mg（1.2mg）
维生素E	●●●●●●●●●○○○○○○○○
	3.3mg（6.5mg）
钾	●●●●●●●●●○○○○○○○○
	720mg（2,000mg）
膳食纤维	●●●●●●●●●●○○○○○○○
	5.3g（18g）
糖类	0.9g

维生素B₁ 0.1mg（1.1mg）
维生素B₂ 0.21mg（1.2mg）
维生素E 3.3mg（6.5mg）
钾 720mg（2,000mg）
膳食纤维 5.3g（18g）
糖类 0.9g

※ 上述为可食用部分每100g的营养含量。括号内的数字是成年女性一天的食用建议量或参考值，也是各年龄层食用的最大值。维生素 E 是 α-生育醇的含量。

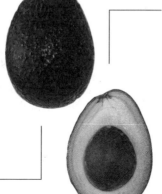

食用秘诀

淋上柠檬汁或酱油直接吃

富含脂质与营养的健康水果。拥有绵密口感的生鲜酪梨可与沙拉或生鱼片一同食用。

若不立刻吃，可选购绿色未熟的酪梨，放在温度20℃左右的场所会慢慢自行催熟。

如果要立刻吃，可选择表皮变黑、已完全成熟的酪梨

保鲜方式

温度高于27℃很有可能腐坏。成熟的酪梨可包在保鲜袋里，放入冰箱冷藏。建议1~2天内吃完为佳。

营养 绵滑口感、丰富

脂质的含量之高，已到了在蔬菜之中难以想象的地步，也因为拥有黏滑的口感，所以被誉为"森林里的奶油"。

脂质 70% 以上是油酸、亚麻油酸、次亚麻油酸这类不饱和脂酸。由于可减少坏胆固醇，增加好胆固醇，因此能预防动脉硬化与脑中风。

维生素 B 群的含量也很丰富，例如含有维生素 B₁、维生素 B₂、维生素 E、钾，以及能促进蛋白质或脂质代谢的维生素 B₆ 与泛酸，还含有具造血作用与能预防失智症的叶酸。尤其具有强劲抗氧化力的维生素 E 更是每 100g 就有 3.3mg，在众多水果中可说是首屈一指的含量。除了前述的健康效果之外，对于肌肤的再生也有很大的贡献。

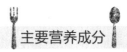

杏仁

主要功效

抗氧化力超强的维生素 E 与含量均衡的维生素、矿物质能产生综合效果。

● 预防癌症
● 抑制胆固醇上升
● 预防动脉硬化
● 延缓老化

烹调与食材搭配的秘诀

可以直接吃，或碾碎后撒在沙拉上面，磨成粉也可以当成面衣使用。加在面包粉里炒成特别版的面包粉，可在烤肉或烤鱼的时候使用。为了不过度摄取盐分，可选择无盐的种类。

食用秘诀

炒过之后……
（ 每100g含量 ）

维生素E	28.8mg
维生素B₁	0.03mg
维生素B₂	1.04mg
烟碱酸	3.9mg
脂质	54.1g
糖类	9.7g

主要营养成分

含有丰富的维生素 E，也含有大量的维生素 B_1、维生素 B_2、烟碱酸。钾、钙、铁的含量也很高。

维生素E	●●●●●●●●●●
	30.3mg（6.0mg）
维生素B₁	●●●●
	0.20mg（1.1mg）
维生素B₂	●●●●●●●●●●
	1.06mg（1.2mg）
烟碱酸	●●●
	3.6mg（12mg）
脂质	51.8g
糖类	10.8g

※ 上述为可食用部分每 100g 的营养含量。括号内的数字是成年女性一天的食用建议量或参考值，也是各年龄层食用的最大值。维生素 E 是 α-生育醇的含量。

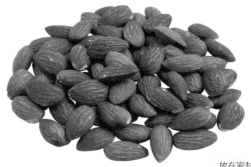

保鲜方式

放在密封容器里保存。若买了一大袋，可分装成小袋再放入冰箱冷藏保存。

少量食用就能吃出健康

属于蔷薇科的落叶果树，分为甜扁桃杏仁与苦扁桃杏仁两种，一般食用的是甜扁桃的果仁。

维生素 E 的含量极高，吃 10 颗就能突破单日建议必需摄取量。维生素 E 也被称为"延缓老化维生素"，具有强劲的抗氧化效果，能预防体细胞与血管被活性氧化物氧化，也能预防癌症以及动脉硬化，而且还具有增强脑部活力的效果。由于含有大量的不溶性膳食纤维，也能促进肠道蠕动。

脂质的含量丰富，要注意热量过度摄取的问题。脂肪酸的成分以油酸居多，在不饱和酸之中算是不容易氧化的种类，在体内与活性氧化物结合，就会形成不容易转化成过氧化脂质的脂肪酸。此外，还可有效排出血液里的坏胆固醇。

预糊化米

主要功效

由于主要成分是碳水化合物，可成为身体日常活动所需的热量来源。

- ●预防感冒或传染病
- ●预防与改善贫血

烹调与食材搭配的秘诀

不需洗米也不用泡水，随时都能入菜。省掉备料的时间与麻烦是其最大的优点。

主要营养成分

主要成分为碳水化合物。几乎不含维生素，矿物质的含量也很低。

碳水化合物　84.8g

锰　●●●●●●●●●●
0.60mg（3.5mg）

铜　●●●●●●●●●●
0.22mg（0.8mg）

维生素B$_1$　●●●●●●●●●●
0.04mg（1.1mg）

糖类　83.6g

※ 上述为可食用部分每100g的营养含量。括号内的数字是成年女性一天的食用建议量或参考值，也是各年龄层食用的最大值。

食用
秘诀

学校午餐的特制品
……（每100g含量）

碳水化合物——84.8g
锰——0.60mg
铜——0.22mg
维生素B$_1$——0.41mg
糖类——83.6g

保鲜
方式

为了长期保存及灾时存粮，预糊化米的使用机会已经越来越多。

随时都可煮成饭，
优质的热量来源
十分

预糊化米是将炊煮过的米以热风急速干燥而成的米。

米的淀粉分成炊煮过的 α 淀粉与生米的 β 淀粉。α 淀粉很容易在体内消化，却也很容易变质。β 淀粉不容易在体内消化，也不容易变质。若是不理会煮好的饭，α 淀粉会转化成 β 淀粉，而这就是刚煮好的饭会水润，冷掉后会变得干硬的原因。若是以热风急速干燥，就能一直保持 α 淀粉的状态。容易于体内消化却又不易变质的淀粉，指的就是预糊化米。这种米不用花时间炊煮，轻轻松松就能煮成米饭。日本一般学校午餐使用的预糊化米有时会添加维生素 B$_1$。

苜蓿芽

主要功效

具有超强抗氧化作用的维生素E能有效预防癌症、心脏病与动脉硬化。维生素B_6也有延缓老化与预防癌症的效果。

- 预防癌症
- 预防动脉硬化
- 延缓老化
- 预防与改善便秘

烹调与食材搭配的秘诀

苜蓿芽富含的维生素E若与维生素C或β-胡萝卜素这类类胡萝卜素一并摄取，可组合出更为强烈的抗氧化力。与胡萝卜、南瓜、菠菜这类蔬菜一同做成沙拉，有预防癌症与延缓老化的效果。

维生素E为脂溶性维生素，搭配以植物油为基底的淋酱或美乃滋，可进一步提升吸收率。

主要营养成分

由于维生素E含量丰富而被当成美白蔬菜受到关注，也因热量很低，常被作为减重的食材。

营养成分	含量
维生素B_6	0.1mg（1.2mg）
维生素E	1.9mg（6.0mg）
维生素K	47μg（150μg）
叶酸	56μg（240μg）
膳食纤维	1.4g（18g）
糖类	0.6g

※ 上述为可食用部分每100g的营养含量。括号内的数字是成年女性一天的食用建议量或参考值，也是各年龄层食用的最大值。维生素E是α-生育醇的含量。

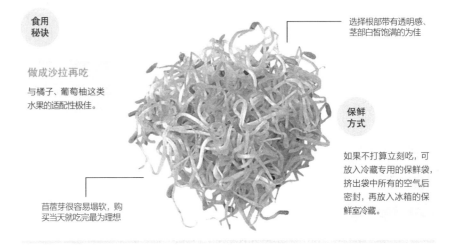

食用秘诀

做成沙拉再吃

与橘子、葡萄柚这类水果的适配性极佳。

选择根部带有透明感、茎部白皙饱满的为佳

保鲜方式

如果不打算立刻吃，可放入冷藏专用的保鲜袋，挤出袋中所有的空气后密封，再放入冰箱的保鲜室冷藏。

苜蓿芽很容易塌软，购买当天就吃完最为理想

维生素E的含量极为丰富

为在中亚当作牧草使用的苜蓿种子发芽、栽培而成的蔬菜。苜蓿芽是芽类蔬菜之中，个头最为娇小、芽最细嫩的种类，常直接用于沙拉。

由于几乎没有绿叶部分，所以β-胡萝卜素的含量也较低，却富含维生素E。维生素E可抑制过氧化脂质生成，也能延缓老化与预防癌症，还能抑制胆固醇上升与血压上升，属于抗氧化维生素的一种。若与含有维生素A或维生素C的食材搭配使用，可进一步强化其功效。

在欧洲，自古以来就将苜蓿的种子当作药物使用，其营养之高，甚至被誉为"众食物之父"，常被当成消除疲劳与缓解妇科疾病的特效药。

平叶欧芹

主要功效

由于富含各种营养成分，不仅能抗氧化，药效也非常多元。预防口臭或利尿这类作用也备受关注。

- 促进消化
- 预防癌症
- 预防动脉硬化
- 预防骨质疏松症

烹调与食材搭配的秘诀

要将平叶欧芹切成细末，建议先沥干水分。长时间加热会使香气消失，请在烹调收尾的阶段再加入。平叶欧芹即便日照不足也能顺利成长，培育上相对简单。若在厨房的角落摆一盆，每次做食物时便能有新鲜的平叶欧芹使用了。

欧洲的厨师使用平叶欧芹如同用盐一样，切成细末也是不错的选择，只要不是甜味明显的料理，几乎搭配任何一种料理都对味。

主要营养成分

与卷叶欧芹同样含有丰富的维生素与矿物质，是营养价值高到惊人的香草。

维生素A	维生素B群
维生素C	钙

主要使用方法

当成油渍料理、沙拉、肉类、鱼类料理的佐味料使用，或当成汤品与炖菜的香料使用。可拌入淋酱、奶油、奶酪里。茎部可作为香草束 * 的材料之一使用。

* 法文称为 Bouquet Garni，主要的材料包含芹菜、胡萝卜、百里香这类香味蔬菜与香草，是以风筝线绑成一束的香草食材。常用来替汤品或炖煮类料理消除腥味。

食用秘诀

当成香草使用

在烹调收尾阶段加入，香气将更为明显，也能为料理增添柔嫩的绿色。

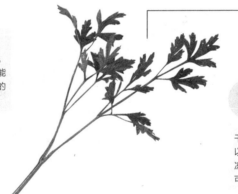

与卷叶欧芹一样可在干燥后冷冻保存，用剩的可以保存起来，待日后使用

保鲜方式

干燥的平叶欧芹一样可以使用，切成细末再冷冻也无损其香气与风味，可随时取用。

苦味不强烈，有独特的芳香

在日本为人所知的欧芹是叶缘蜷缩的卷叶欧芹，欧洲较常见的是平叶欧芹。相较于平叶欧芹，卷叶欧芹的苦味较明显，野性的芳香较为奔放。两者都富含维生素A、维生素 B 群、维生素 C，矿物质的铁、钙也有相当多的含量，能帮助消化、利尿、促进血液循环与健胃。翠绿的颜色与风味可衬托出各种料理的滋味。

原本当作药物使用的欧芹是在罗马帝国时代开始用于料理的。平叶欧芹的独特芳香能消除肉类、海鲜的腥味，突显料理原有的风味，若与富含铁质的瘦肉、鱼类、贝类搭配，在口感与营养上都有明显的效果。此外，用餐后食用有助于消除口臭。

籼米

主要功效

营养成分几乎与粳米如出一辙，作为脑部与身体热量来源的淀粉的含量较高，有助于消除疲劳与提升脑力。

- 消除疲劳
- 预防肥胖
- 补充热量
- 增强体力

烹调与食材搭配的秘诀

市面上的籼米几乎不需要洗米。若要洗掉表面的脏污，大概冲一次水就够了。籼米较为松散，炊煮时，在电饭锅里放入与米同量的水即可。如果想要让米饭稍微膨松一点，可先浸泡一会儿，然后放入米量 1.3 倍的水炊煮。放在锅里氽煮加热至喜欢的软硬度之后，即可把热水倒掉。

主要营养成分

碳水化合物约占所有成分的八成，蛋白质比粳米的含量稍高。

碳水化合物	79.1g
蛋白质	7.5g（50g）
磷	90mg（800mg）
锰	0.92mg（3.5mg）
泛酸	0.69mg（5mg）
糖类	78.7g

※ 上述为可食用部分每 100g 的营养含量。括号内的数字是成年女性一天的食用建议量或参考值，也是各年龄层食用的最大值。

食用秘诀

"茉莉香米"就是泰国香米，炊煮时会散发出美妙的香气。

保鲜方式

为了避免受潮或是染上不佳的气味，请先密封再放置于阴凉的场所保存。若是量少，先密封再放至冰箱保存也是选项之一。

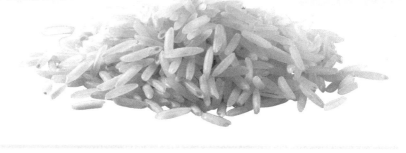

我国南部、印度、东南亚常见的长粒米中，以泰国米最为人熟知。

籼米的淀粉与日本常见的粳米相较之下，淀粉酶的含量较高，所以糊化温度较低、黏度也较弱，煮出来的米饭也比较松散。虽然味道不似粳米那般柔软饱满，但营养成分几乎相同。

主要的营养成分为碳水化合物（淀粉），可作为身体运动之际的热量来源。从碳水化合物转化而来的热量能快速被分解与吸收，与蛋白质或脂质相较之下，是更为即效的热量来源。基础代谢所消耗的热量约有两成是由脑部消耗，而从碳水化合物转化而来的热量则是脑部不可或缺的热量来源。

松散的特性适用于咖喱

乌龙茶

主要功效

大豆与红豆也含有的发泡成分皂苷能抑制胆固醇上升，其分解油脂的功效也可预防肥胖。

- 利尿
- 促进消化
- 预防肥胖
- 抑制胆固醇上升

烹调与食材搭配的秘诀

除了茶叶的形状、颜色、色泽俱佳，中国茶特有的芳香、茶汤的橘色之中带有淡淡的亮黄色与红色，而这些都是上等茶的条件之一。冲泡时，务必使用沸腾的热水。在净空的茶壶里放入适量的茶叶，倒入沸腾的热水后，等待一分钟，再将茶汤单独倒入茶碗。

主要营养成分

下列成分是泡成茶之后的数值。维生素与矿物质的含量与绿茶相去甚远，但咖啡因与单宁酸的含量与绿茶却几乎相同。

钙 ●●●●●●●●●●
2mg（650mg）

锰 ●●●●●●●●●●
0.24mg（3.5mg）

糖类 0.1g

※ 各营养成分为乌龙茶冲煮后，每100g的营养含量。括号内的数字是成年女性一天的食用建议量或参考值，也是各年龄层食用的最大数值。

饮用秘诀

利用沸腾的热水浸泡

从第二泡之后，浸泡的时间可缩短至30s，基本上可冲泡至第八泡。营养成分会随着每一泡越来越少，将茶壶清空是浸泡时的重点。

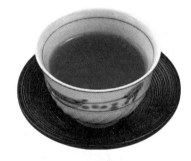

保鲜方式

保存方式与其他茶叶相同，防潮、防高温、防日晒是基本措施。放入气密性较高的容器里，再置于阴凉处保存。可放在冰箱保存，但由于易吸附其他食物的气味，建议将袋口封紧。

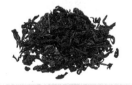

富含各种有利减重的成分

乌龙茶含有许多有益的功能性成分，其中最为人熟知的成分之一就是多酚。多酚为植物的色素或苦味成分，而乌龙茶含有称为乌龙茶多酚这种半发酵茶特有的成分，其强烈的抗氧化力可抑制活性氧化物的活力，也能有效预防癌症与心脏病。已有研究指出，乌龙茶多酚具有提升肝脏功能、促进荷尔蒙分泌与预防肥胖等药理作用。

乌龙茶与其他茶叶都含有皂苷这种成分，能杀菌、消炎、抗过敏以及分解脂肪，可强化脂酶这类脂肪分解酵素的单宁酸与咖啡因，因此茶叶有助减肥的印象才会如此深植人心。

油橄榄

主要功效

拥有高抗氧化力的维生素 E 与油酸，具有广泛的功效。

- 预防癌症
- 抑制胆固醇上升
- 美肤作用
- 延缓老化

烹调与食材搭配的秘诀

杀青后，将未成熟的果实做成盐渍品的是绿油橄榄，若是将成熟果实埋入盐里腌渍的则称为黑油橄榄。将果实的种子剔除，塞入甜椒或洋葱、杏仁的食品称为填料油橄榄。做成盐渍品是常见的吃法，加在沙拉或意大利面里或是与鸡肉、马铃薯一起炒也很好吃。做披萨与焗烤的时候也常使用。

主要营养成分

下列的成分为盐渍绿油橄榄的数值。维生素 E 的含量丰富，也含有 β-胡萝卜素。由于是盐渍品，要特别注意钠的摄取量。

维生素A	●●●●●●●●●●
	38μg（700μg）
维生素E	●●●●●●●●●●
	5.5mg（6.0mg）
脂质	15.0g
钠	●●●●●●●●●●
	1400mg（7.0mg）
膳食纤维	●●●●●●●●●●
	3.3g（18g）
糖类	1.2g

※ 上述为可食用部分每 100g 的营养含量。括号内的数字是成年女性一天的食用建议量或参考值，也是各年龄层食用的最大值。

食用秘诀

若是黑油橄榄……
（每100g含量）

维生素A	0μg
维生素E	4.6mg
脂质	12.3g
钠	640mg
膳食纤维	2.5g
糖类	0.9g

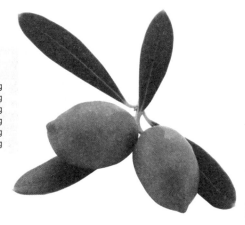

保鲜方式

若是油橄榄罐头，可连同汤汁倒入保鲜袋内，避免接触空气。如果只有果实，可浸泡在油橄榄油里保存。

可做下酒菜或零食，有美白功效

油橄榄树是木犀科的常绿乔木，全世界都有栽植，日本也于濑户内海沿岸栽植。生橄榄的涩味强烈，不适合食用，杀青后可做成盐渍品食用。橄榄在未成熟时为绿色，成熟后为黑紫色。

最明显的特征就是丰富的维生素 E。维生素 E 可改善血液循环，促进新陈代谢，可赋予肌肤滋润与弹性。在果实之中，算是脂质含量较高的果实，但是在脂肪酸的比例里，不饱和脂肪酸的油酸高达 74.1%，因此能降低血脂，调整胃酸分泌，维护胃部健康，此外还有极佳的美白效果。

含有膳食纤维，也可有效调理肠道。

奥勒冈

主要功效

可缓解消化器官、呼吸器官疾病。具有多种效果，例如缓解喉咙痛、头痛或促进发汗。古希腊人常将其作为缓解肌肉酸痛、发炎的药材来使用。

- ●促进消化
- ●预防肠胃疾病
- ●杀菌作用
- ●消除疲劳

烹调与食材搭配的秘诀

香气来源的麝香草酚具有除臭效果，与鸡肉、小羊肉、沙丁鱼、鲭鱼这类腥味明显的食材搭配时，可有效去除腥味，让味道变得更柔和。不过，奥勒冈本身的香气非常强烈刺激，逐量加入料理才是上策。也可以与鼠尾草、百里香、马郁兰搭配使用。

香气特征

略显苦味却又清凉的香气。干燥后香气更为强烈，也有类似胡椒的刺激感。与马郁兰外形相似，但香气更为强烈。

主要使用方法

【新鲜】披萨等番茄料理、奶酪料理或肉类料理。

【干燥】除了新鲜的用法之外，也能当成香草茶的原料。

食用秘诀

加在市售的酱汁里

在伍斯特郡酱或番茄酱里加一点，就能轻松地享受奥勒冈特有的香味。此外，市售的披萨辛香料都是以奥勒冈为主要成分。香气来源的麝香草酚具有除臭效果。

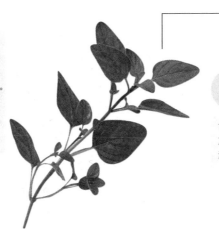

若想长期保存，可利用加热后烤箱余热稍微使其干燥

保鲜方式

可以插在水中2~3天。冷冻保存时，也可以浸泡在油或醋里，延长保存时间。

可搭配番茄料理或披萨

奥勒冈能帮助消化，也有杀菌效果，同时还能预防感冒、支气管炎、头痛与痛经。为人所熟知的是，做成香草茶可预防晕船，也能缓和神经痛。用餐后胃部不适或觉得有点累的时候，可喝一点儿奥勒冈冲煮的香草茶，浓一点的香草茶还能当作漱口水使用。此外，从叶子榨取的精油可缓解类风湿痛、头痛、牙痛，也能改善失眠与消化不良。

地中海沿岸山地为原产地，属于唇形科的香草。在古希腊语里称为 oros ganos(山的喜悦)，是常见于料理的香草。据说是遍生于山林高处香味四溢的香草，才以此得名。与同类的马郁兰在香气与外观上相近，但比马郁兰更芳香，青涩野性的香气更为奔放。

葫芦干

主要功效

容易摄取不足的钙除了能强化骨骼与牙齿，也能有效改善胆固醇值。钾则具有稳定血压的效果。

- ●预防与改善高血压
- ●预防骨质疏松症
- ●预防大肠癌
- ●预防与改善便秘

烹调与食材搭配的秘诀

将葫芦干浸泡在水里泡发，再用水冲洗干净，然后在表面撒点盐仔细搓揉，接着用水冲掉盐，然后放入大量热水汆烫，再倒掉热水。卤成甘咸的滋味后，常当成卷寿司的食材使用，也可以加在蛋花汤或是高汤蛋卷里，也能应用于各种不同的料理。

除此之外，还可作为味噌汤的汤料使用，也很适合与黄绿色蔬菜搭配。与小黄瓜、胡萝卜一同加在沙拉里，或是和小松菜做成芝麻凉拌菜也很合适。

食用秘诀

若保存期延长，就会变成黄色，但不会出现有害物质

汆烫之后……
（每100g含量）

烟碱酸	0.3mg
叶酸	7μg
钾	100mg
钙	34mg
膳食纤维	5.3g
糖类	1.9g

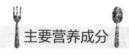

主要营养成分

钾、钙、膳食纤维的含量丰富，每100g的钙及膳食纤维含量都非常高，铁这类矿物质的含量也很丰富。

烟碱酸	2.7mg（12mg）
叶酸	99μg（240μg）
钾	1,800mg（2,000mg）
钙	250mg（650mg）
膳食纤维	30.1g（18g）
糖类	38.0g

※ 上述为可食用部分每100g的营养含量。括号内的数字是成年女性一天的食用建议量或参考值，也是各年龄层食用的最大值。

选择宽厚，略带乳白色的为佳

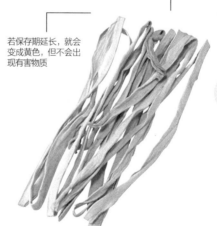

保鲜方式

放在阴凉处保存是基本措施，但很容易受潮，所以建议偶尔日晒一下，才可延长保存期限。市售品为了防腐，通常会先经过烟熏处理。

利用葫芦花果实制作传统备用食粮

葫芦干的原料是葫芦科的葫芦花果实。将果肉刨成厚3mm、宽4mm的带状，再放在太阳底下晒两天左右，即可制作成葫芦干。很少直接生吃果实，常会加工成葫芦干，主要于枥木县与茨城县栽培。

做成干货的食物都拥有营养成分极为浓缩的特征，而葫芦干则以钾、钙的含量较高。钾可调整细胞的浸透压，预防盐分太高的问题，能稳定血压。钙除了可保护骨骼与牙齿的健康，也可预防胆固醇上升。

葫芦干属于低热量、膳食纤维丰富的食材，也是能有效预防肥胖的食材，还能通便、促进老旧废物排出以及调整肠道环境。

萝卜干

主要功效

丰富的矿物质可改善血液循环不良、高血压与强化骨骼，效果非常广泛。具有温热身体的效果，所以也能改善手脚冰冷的问题。

● 整肠作用
● 预防与改善高血压
● 抑制胆固醇上升
● 消除疲劳

烹调与食材搭配的秘诀

拥有生萝卜没有的风味，也能补充膳食纤维，是非常优异的食品。烹调前，可先清洗需要的用量，然后泡在大量的水里 20～30min，待其泡发后，可当成味噌汤的汤料或是与葱花一起做成菜脯蛋都很美味。

以油豆皮制作的炖煮菜肴是可衬托笋卜干风味的料理，也能补充蛋白质或脂质，提升营养价值。

主要营养成分

维生素 B 群与钾、钙、铁这类矿物质或膳食纤维都很丰富，甜味成分很浓缩，即便用量较少，营养价值也很高。

维生素B₁	●●●●●●●●●●	0.35mg（1.1mg）
维生素B₂	●●●●●●●●●●	0.2mg（1.2mg）
钾	●●●●●●●●●●	3,500mg（2,000mg）
钙	●●●●●●●●●●	500mg（650mg）
膳食纤维	●●●●●●●●●●	21.3（18g）
糖类	48.4g	

※ 上述为可食用部分每 100g 的营养含量。括号内的数字是成年女性一天的食用建议量或参考值，也是各年龄层食用的最大值。

食用秘诀

做成金平料理或什锦炖菜

与萝卜叶一起做成金平萝卜叶，或是与莲藕、油豆皮、胡萝卜、蒟蒻一同做成什锦炖菜。

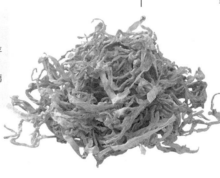

是从秋天到冬天晒干的食材，有时到了春初会变成黄色

保鲜方式

变色后，用水冲洗会再次变白。若想预防变色，建议放在冰箱保存。由于体积不大，保存不占空间，所以不一定要段就，日后要使用也很方便。

钙质含量远远超过生萝卜

属于日本自古以来的备用粮食之一，也是将切成条的萝卜放在太阳底下晒干的食品。由于生萝卜的水分被晒干，能够尝到高度浓缩的鲜味与甜味，钾、钙与铁的营养成分也会大幅增加。

富含的钾可排出体内过剩的钠，并预防高血压。由于富含膳食纤维，也能替肠道来场大扫除。

维生素 B₁、维生素 B₂、维生素 B₆、烟碱酸、泛酸这类维生素 B 群的含量很丰富，而这些维生素都能促进脂质、碳水化合物与蛋白质代谢，能间接抑制胆固醇上升与预防生活习惯病，对于打造不易疲劳的体质有极大效果。

核桃

主要功效

亚麻酸、α-次亚麻油酸可让身体维持正常功能，高抗氧化力的维生素 E 与油酸则可有效延缓老化。

- ●预防癌症
- ●抑制胆固醇上升
- ●美肤作用
- ●预防与改善高血压

烹调与食材搭配的秘诀

可以直接当成零食吃，也可碾碎撒在沙拉或烫青菜上面添香。磨成粉当成核桃面衣使用时，搭配芝麻酱能提升风味，也能强化维生素与矿物质的吸收。

食用秘诀

作为纸杯蛋糕的配料

利用松饼粉制作纸杯蛋糕时，可放在上面增加风味，也能提升营养价值。

主要营养成分

主要成分为脂质，也含有维生素 E、维生素 B_1、叶酸、钾、镁。

脂质	68.8g	
维生素E	●●●●●●●●●●	
	1.2mg（6.0mg）	
维生素 B_1	●●●●●●●●●●	
	0.26mg（1.1mg）	
钾	●●●●●●●●●●	
	540mg（2000mg）	
锰	●●●●●●●●●●	
	3.44mg（3.5mg）	
糖类	4.2g	

※ 上述为可食用部分每100g的营养含量。括号内的数字是成年女性一天的食用建议量或参考值，也是各年龄层食用的最大值。

保鲜方式

放入密封容器保存。容易氧化，建议尽早食用完毕。

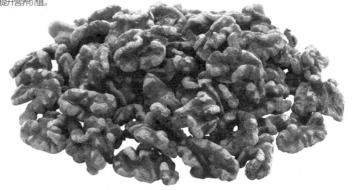

核桃的主要成分为脂质。从脂肪酸的成分来看，多价不饱和脂肪酸的亚麻油酸占61.3%、α-次亚麻油酸占13.3%。这两种脂肪酸无法于体内合成，必须从食物中摄取。必需脂肪酸是细胞膜与荷尔蒙生成的重要成分，主要分为 n-6 系列脂肪酸与 n-3 系列脂肪酸。n-6 系列脂肪酸必须与 n-3 系列保持平衡，但是核桃却同时拥有这两种脂肪酸。

亚麻油酸可降低血压与坏胆固醇，α-次亚麻油酸可抑制癌细胞、预防过敏与高血压，也能让血液流动更为顺畅。核桃含有的油酸也高达 14.9g。

可摄取必需脂肪酸的美味坚果

红茶

主要功效

除了儿茶素有降低胆固醇的效果之外，也有报告指出咖啡因能提升脑部活力，茶氨酸则能放松身心。

- ●促进消化
- ●利尿
- ●消除疲劳
- ●预防肥胖

烹调与食材搭配的秘诀

若打算买茶包，请务必确认保质期限。红茶茶包的茶叶较细碎，风味容易产生变化，消费期限比罐装或批量销售的茶叶短。如果不常饮用，建议购买最近常见的铝箔包装，保存期限较长。潮湿、气味、光线是茶叶的天敌，请装在阻绝光线的密封容器里，再放至阴凉处保存。尽可能不要放到冰箱里，否则很容易染上其他气味。

主要营养成分

下列成分是茶汤的数值。茶叶含有钾、钙、磷、铁这类矿物质，也含有维生素B群、叶酸这类维生素，同时膳食纤维也有相当高的含量。

维生素K ●●●●●●●●●●●
6μg（150μg）

锰 ●●●●●●●●●●●
0.22mg（3.5mg）

糖类 0.1g

※ 各营养成分为红茶冲煮后，每100g的营养含量。括号内的数字是成年女性一天的食用建议量或参考值，也是各年龄层食用的最大数值。

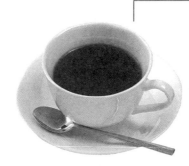

茶叶的量可利用茶匙（约3g）测量，大概是人数+1杯的量。

饮用秘诀

蒸过后，倒入杯子里

在喝之前先蒸3～4min，然后倒入热过的杯子，会更加美味。

美味的喝法

先煮150ml×人数再加一成量的沸腾热水，然后将热水倒入茶壶里，煮3～4min后，以茶网过滤茶叶，将茶汤倒入杯子里。茶壶与茶杯事先热过是品茶时的重点。

红茶是将新冒芽的茶叶发酵再彻底干燥的全发酵茶。种类非常繁多，美妙的滋味与香气也令人回味。茶叶含有维生素C之外的维生素与矿物质。红茶含有儿茶素（多酚的一种）与咖啡因，这两者都具有令人期待的效果。

此外，近年来茶氨酸的效果也受到关注。茶氨酸与咖啡因的兴奋效果恰恰形成对比，可让人放松身心，却不会让人产生入睡的欲望，所以与咖啡因的交互作用之下，有助于注意力的提升。尤其少量的咖啡因与茶氨酸的组合，可适度提升脑部活力，也能放松心情，有助于缓解抑郁。

全世界熟知的发酵茶，香气浓厚强烈

咖啡

主要功效

丰富的咖啡因在醒脑、使人兴奋作用之外，利尿还可消除疲劳并促进脑部血液循环，预防失智症发生。

- ●增强抗压力
- ●醒脑作用
- ●利尿
- ●抗菌作用

烹调与食材搭配的秘诀

好咖啡豆的条件是鲜度与豆子大小、颜色深浅一致。若是掺杂干燥不均的豆子、未成熟豆、有裂痕的豆子，变质会提早发生，味道也会变糟。颜色均匀、颗粒大小一致的才是优等品。保存时，未免沾染其他气味，可放在密封容器里，紧紧盖上盖子后，再放至冰箱冷冻保存。咖啡豆磨成粉后，建议 2～3 周内喝完，若咖啡豆还未磨成粉，则建议在 1～2 个月内喝完。若一次购买的量很多，可分成小量再冷冻保存。

主要营养成分

下列成分为冲煮后的数值。在休闲饮料之中，钾的含量特别高，也含有咖啡因、多酚之一的单宁酸、绿原酸与咖啡酸。

烟碱酸	●●●●●●●●●●●●
	0.8mg（12mg）
钾	●●●●●●●●●●●●
	65mg（2,000mg）
糖类	0.7g

※ 各营养成分为咖啡冲煮后，每 100g 的营养含量。括号内的数字是成年女性一天的食用建议量或参考值，也是各年龄层食用的最大数值。

饮用秘诀

享受香气之余
除了淡淡的苦味，若能尝到浓郁的香气，就会觉得美味大增。

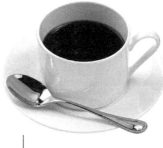

要享受咖啡的特殊香气，建议采用滤泡的方法冲煮

美味的喝法

将滤纸放在滤杯里，倒入适量的咖啡粉蒸煮后，再将刚煮沸的热水从咖啡粉中心点向外以螺旋状的方式倒水。让中心点保持膨胀的倒水方式，是冲煮美味咖啡的秘诀。

独特的香气让人心情焕然一新

现在是风靡全世界的休闲饮料，但在古代与中古世纪可是被当成饮用的药物。主要的效果来自丰富的咖啡因，除了为人熟知的醒脑、兴奋作用，近年来利尿带来的消除疲劳的效果与预防阿尔茨海默病的健脑效果也备受关注。

此外，咖啡因有分解乙醛的效果，而乙醛是造成宿醉的原因，有报告指出咖啡因能预防与减轻宿醉的症状，还能预防酒精性肝脏功能障碍。不容忽视的是其独特的多层次香气让心情焕然一新的效果。

此外，新鲜的咖啡豆含有绿原酸与单宁酸，这两者具有延缓细胞老化的抗氧化力，也能预防生活习惯病。

芝麻

主要功效

除了各种丰富的营养成分所带来的效果，近年来，芝麻素的抗氧化效果也得到关注，芝麻所含的各种功效可让身体内外都重返青春。

- ●延缓老化
- ●抑制胆固醇上升
- ●预防骨质疏松症
- ●预防癌症

烹调与食材搭配的秘诀

直接吃的话，大部分的芝麻会未经消化就排出体外。而且未炒熟时，营养成分也比较不容易吸收，请先炒熟后再碾碎使用。芝麻本身不含维生素 A 与维生素 C，若与富含这两种维生素的黄绿色蔬菜搭配，与维生素 E 的加乘作用将使健康效果大幅提升。可促进钙质发挥效果的维生素 K 也有丰富的含量，建议与海藻一并食用。

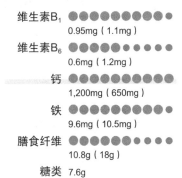

主要营养成分

主要成分为优质蛋白质与脂质。脂质几乎是由不饱和脂肪酸的亚麻油酸与油酸组成，维生素与矿物质的含量也非常丰富。

维生素B$_1$ ●●●●●●●●●●
0.95mg（1.1mg）

维生素B$_6$ ●●●●●
0.6mg（1.2mg）

钙 ●●●●●●●●●●
1,200mg（650mg）

铁 ●●●●●●●●●●
9.6mg（10.5mg）

膳食纤维 ●●●●●●
10.8g（18g）

糖类 7.6g

※ 各营养成分为没炒过的干燥芝麻每100g的营养含量。括号内的数字是成年女性一天的食用建议量或参考值，也是各年龄层食用的最大值。

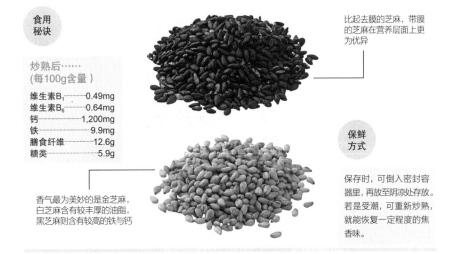

食用秘诀

炒熟后……
（每100g含量）

维生素B$_1$······0.49mg
维生素B$_6$······0.64mg
钙······1,200mg
铁······9.9mg
膳食纤维······12.6g
糖类······5.9g

比起去膜的芝麻，带膜的芝麻在营养层面上更为优异

香气最为美妙的是金芝麻，白芝麻含有较丰厚的油脂，黑芝麻则含有较高的铁与钙

保鲜方式

保存时，可倒入密封容器里，再放至阴凉处存放。若是受潮，可重新炒熟，就能恢复一定程度的焦香味。

由于主要成分为优质蛋白质与脂质，成为为人熟知的珍贵营养来源，也是素食者不可或缺的坚果之一。占成分一半以上的脂质含有能抑制胆固醇上升与预防生活习惯病的亚麻油酸与油酸这类不饱和酸。维生素 B 群、维生素 E、钙、铁这类维持女性美丽与健康所不可或缺的营养成分也很齐全。尤其不易从其他渠道获取的钙质更是有较高的含量。

此外，芝麻所含的抗氧化物质芝麻素属于延缓老化、改善肝脏功能、抗过敏的成分之一，也因此而备受关注。另外还含有大量的不溶性膳食纤维，能促进肠道蠕动与预防便秘，清理肠道环境，因此将芝麻这种健康食品形容为"营养成分宝库"也不为过。

蒟蒻

主要功效

除了膳食纤维之外，热量也很低，很适合当成减重的食材。由于缺乏其他的营养成分，最好能与高蛋白质的食材搭配。

● 预防肥胖
● 预防与改善高血压
● 抑制胆固醇上升
● 整肠作用

烹调与食材搭配的秘诀

蒟蒻的特征在于会吸收其他食材的味道，用于关东煮或是炖煮类料理时，除了能享受特有的口感，还能尝到其他的美味。与豆渣、豆腐做成凉拌菜或是与胡萝卜、油豆皮做成金平风味料理，以及与鸡柳、鸡蛋搭配，都是很不错的料理方式。此外，与鹿尾菜或萝卜干搭配，也能有效预防便秘。

主要营养成分

下列的成分是生蒟蒻芋的数值。以富含膳食纤维的食材闻名，也含有容易摄取不足的钙质。

热量
7kcal

钙 ● ● ● ● ● ● ● ● ● ●
68mg（650mg）

膳食纤维 ● ● ● ● ● ● ● ● ● ●
3g（18g）

糖类 0.3g

※ 上述为可食用部分每100g的营养含量。括号内的数字是成年女性一天的食用建议量或参考值，也是各年龄层食用的最大值。

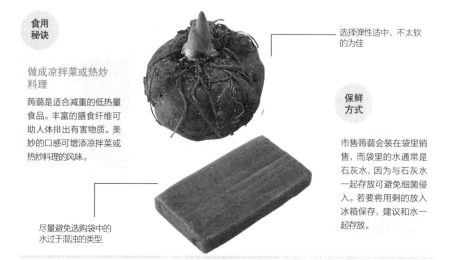

食用秘诀

选择弹性适中、不太软的为佳

做成凉拌菜或热炒料理

蒟蒻是适合减重的低热量食品。丰富的膳食纤维可助人体排出有害物质。美妙的口感可增添凉拌菜或热炒料理的风味。

保鲜方式

市售蒟蒻会装在袋里销售，而袋里的水通常是石灰水，因为与石灰水一起存放可避免细菌侵入。若要将用剩的放入冰箱保存，建议和水一起存放。

尽量避免选购袋中的水过于混浊的类型

葡甘聚糖一扫肠道 内有害物质

蒟蒻的成分有 96% ~ 97% 是水分。原料的蒟蒻芋很少和其他芋类一样，当成芋头使用。在生蒟蒻芋的粉末里加入水、氢氧化钙 *，就会凝固为市面常见的蒟蒻。由生蒟蒻制作的菜肴风味较佳。蒟蒻常当成减重食品使用，理由是因为每 100g 只有 7kcal 的热量，而且也很容易产生饱足感。蒟蒻芋与蒟蒻粉所含的葡甘聚糖会在肠道内转化成类似果冻的物质，并吸收胆固醇与氧化脂质，然后将上述两种物质排出体外。就结果而言，可抑制胆固醇与血糖上升，也能间接预防糖尿病与脂质异常症（高血脂症）。由于钙质易溶于酸，也有容易被身体吸收的特色。

* 除了内文提及的成分，蒟蒻的凝固剂还包含碳酸钠、精制苏打、苏打粉、灰（草木灰）。

榨菜

主要功效

富含多种矿物质，在维持骨骼与血液健康上，有着令人期待的效果。膳食纤维也具有美白的效果。

- ●预防骨质疏松症
- ●预防与改善高血压
- ●预防与改善贫血
- ●预防与改善便秘

烹调与食材搭配的秘诀

日本通常从我国进口。若要广泛使用于料理，建议选购整颗的类型，但由于含有较高的盐分，烹调前请务必经过脱盐的步骤。切片或细丝加在汤里，鲜味与独特醇味可成为高汤的滋味。

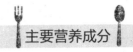

主要营养成分

下列成分是经过腌渍后的数值。榨菜是一种富含钾、钙、磷、铁等矿物质的食品。膳食纤维也以蔬菜少有的水溶性膳食纤维为多。

维生素K ●●●●●●●●●●
24μg（150μg）

钾 ●●●●●●●●●●
680mg（2,000mg）

钙 ●●●●●●●●●●
140mg（650mg）

铁 ●●●●●●●●●●
2.9mg（10.5mg）

膳食纤维 ●●●●●●●●●●
4.6g（18g）

糖类 0g

※ 各营养成分为榨菜酱菜每100g的营养含量。括号内的数字是成年女性一天的食用建议量或参考值，也是各年龄层食用的最大值。

食用秘诀

与黄绿色蔬菜搭配

要补充榨菜缺乏的维生素，可搭配菠菜、小松菜、胡萝卜这类蔬菜。

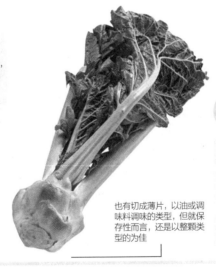

也有切成薄片，以油或调味料调味的类型，但就保存性而言，还是以整颗类型的为佳

保鲜方式

开封前，请放在不会直射日光的阴凉处存放；开封后，可放入密封容器或是有拉链的保鲜袋，再放入冰箱保存。切成薄片脱盐的榨菜，则可冷冻保存。

可增进食欲 微微的刺激口感

榨菜是我国四川省的代表性酱菜之一，是由结头菜这种十字花科植物的粗茎腌渍制成，后续加入小茴香、辣椒、生姜粉、肉桂发酵、制成酱菜。由于风味与口感都很美妙，在我国不仅当成酱菜使用，也应用于料理。

含量较丰富的钾可将多余的钠排出体外，但酱菜的盐分较高，食用时要注意盐分的摄取。钙的含量也很高，与帮助骨骼吸收钙质的维生素K形成加乘作用，可提升骨头密度，预防骨质疏松症。此外，也能促进荷尔蒙分泌与血液凝固，与许多生理作用都有明显的相关性。

含量相对较高的水溶性膳食纤维能抑制血糖上升，预防糖尿病、脂质异常症（高血脂症）。

花椒

主要功效

刺激的辣味源自花椒精油,可促进荷尔蒙分泌,提升基础代谢率。

- ●增进食欲
- ●促进发汗
- ●促进荷尔蒙代谢
- ●促进消化

烹调与食材搭配的秘诀

山椒与花椒磨成粉之后,都是非常宝贵的调味料。放在日光下晒干或放在微波炉里,以每次15~20s 的时间加热数次,再拌入天然盐就可当成调味料使用。置于煎烤的白肉鱼与鸡肉旁边,其清爽的香气可提升食欲。此外与鳗鱼搭配时,花椒的花椒精油可促进油腻的鳗鱼的消化,两者可说是最佳的理想组合。

主要营养成分

下列成分为花椒粉的数值。花椒粉是将成熟的花椒粒磨成粉制成的产品,于春初发芽的嫩叶与未成熟的花椒粒都含有辣味成分的花椒精油。

维生素B$_1$ ●●●●●●●●●●
0.1mg(1.1mg)

维生素B$_2$ ●●●●●●●●●●
0.45mg(1.2mg)

钾 ●●●●●●●●●●
1,700mg(2,000mg)

钙 ●●●●●●●●●●
750mg(650mg)

铁 ●●●●●●●●●●
10.1mg(10.5mg)

糖类 69.6g

※ 上述各营养成分为花椒粉每 100g 的营养含量。括号内的数字是成年女性一天的食用建议量或参考值,也是各年龄层食用的最大值。

食用秘诀

磨成粉状的调味料
辣味成分为花椒精油,可刺激大脑与提升内脏功能。

保鲜方式

保存时,可用沾湿的餐巾纸盖住,然后在外面包一层保鲜膜。花椒果可先一边换水一边余烫数次,然后泡在水里一晚杀青,再以盐腌渍或做成佃煮保存。

山椒与花椒容易腐坏,建议选择还没转成褐色的种类

辣味成分的花椒 精油可促进代谢

从一般称为山椒的嫩芽到花朵、果实、果皮、树皮,都可当作辛香料使用。独特而刺激的辣味源自称为花椒精油的成分。花椒精油具有刺激大脑、提升内脏器官功能的效果,中医则将其当成促进消化的健胃药来使用。

此外还可促进荷尔蒙分泌、提升基础代谢率与促进发汗,因此与辣椒的辣椒素具有同样的减重效果而备受关注。成熟的果实与果皮含有丰富的维生素与矿物质,通常只当作辛香料少量使用,以致营养成分无法充分反映在健康效果上。花椒精油的成分具有局部麻醉的效果,要避免过量摄取。

鼠尾草

主要功效

侧柏酮、桉油精、龙脑、樟脑油这类精油成分可促进血液循环，辅助神经系统功能。

- ●促进消化
- ●促进血液循环
- ●增强抗压力
- ●改善更年期症状

烹调与食材搭配的秘诀

鼠尾草消除腥味的效果非常强劲，除了搭配属性极端相符的猪肉之外，也可消除鸡肉、羔羊肉、阉割过的成年羊肉、猪肝、海鲜类食材的腥味。若要应用于绞肉料理，可掺入鼠尾草粉或干燥后的鼠尾草。在沙丁鱼、鲭鱼这类油脂丰厚的鱼类，或油渍猪肝这类料理里撒上一点儿鼠尾草粉，将使风味截然不同。若是肋排或肉饼这类整块肉的料理，可贴上生的鼠尾草再放入烤箱烤，其同时也是酱汁或淋酱不可或缺的香草。

主要营养成分

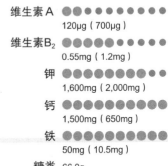

下列成分是鼠尾草粉的数值。虽然它是富含维生素与矿物质的香草，但通常不会直接食用，而是用来增香或消臭使用。具有药理作用的精油成分含量也很丰富。

维生素A ●●●●●●●●●●
120μg（700μg）

维生素B₂ ●●●●●●●●
0.55mg（1.2mg）

钾 ●●●●●●●●●●
1,600mg（2,000mg）

钙 ●●●●●●●●●●
1,500mg（650mg）

铁 ●●●●●●●●●●
50mg（10.5mg）

糖类 66.9g

※ 上述为鼠尾草粉每100g的营养含量。括号内的数字是成年女性一天的食用建议量或参考值，也是各年龄层食用的最大值。维生素A是胡萝卜素的视网醇当量。

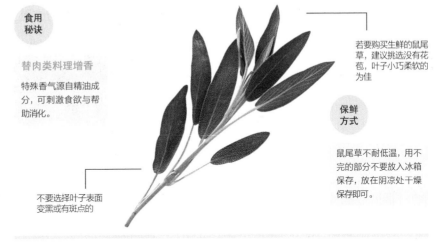

食用秘诀

替肉类料理增香

特殊香气源自精油成分，可刺激食欲与帮助消化。

若要购买生鲜的鼠尾草，建议挑选没有花苞，叶子小巧柔软的为佳

保鲜方式

鼠尾草不耐低温，用不完的部分不要放入冰箱保存，放在阴凉处干燥保存即可。

不要选择叶子表面变黑或有斑点的

替肉类料理消除腥味的必备香草

鼠尾草是欧洲代表性香草之一，自古以来就被当作治疗许多疾病的万灵丹使用。类似艾草的香气来自侧柏酮、桉油精、龙脑、樟脑油这些精油成分。最适合为肉类料理增香与去腥，尤其是烹调猪肉之际不可或缺的辛香料之一，其名称甚至是香肠的语源。

精油成分具有杀菌、收敛组织的效果，叶子的浸泡液可当作喉咙发炎、胃肠发炎、解热的药物使用。此外，窜鼻的清爽香气可刺激食欲，促进胃液分泌，间接帮助消化。同时可促进血液循环与稳定神经系统，消除烦燥情绪，这些有益身心健康的功效也不容忽视。目前已知具有类似女性荷尔蒙的成分，也有报告指出可缓解更年期症状与妇科疾病。

大豆

主要功效

主要营养成分之外，也含有大豆卵磷脂、皂苷这类功能性成分。可有效改善更年期症状的大豆异黄酮也广为人知。

● 抑制胆固醇上升
● 预防肥胖
● 预防骨质疏松症
● 预防癌症

烹调与食材搭配的秘诀

大豆皂苷能抑制血脂与胆固醇氧化，但过度摄取会对甲状腺产生不良影响。海藻所含的碘能预防上述情况发生，因此与海带芽或鹿尾菜搭配，是最理想的组合。也建议做成醋渍物或凉拌菜。脂质可提升 β-胡萝卜素的吸收率，与胡萝卜、山麻这类富含 β-胡萝卜素的食品搭配，可间接提升维生素 A 的功效。

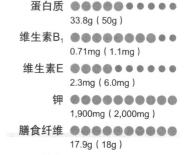

主要营养成分

下列成分是日本国产大豆的数值。约占成分 30% 的蛋白质均匀含有人体必需的氨基酸，此外维生素 B 群、维生素 E 这类抗氧化维生素与矿物质的含量也很丰富。

蛋白质 ●●●●●●●●●●
33.8g（50g）

维生素B₁ ●●●●●●●●●●
0.71mg（1.1mg）

维生素E ●●●●
2.3mg（6.0mg）

钾 ●●●●●●●●●
1,900mg（2,000mg）

膳食纤维 ●●●●●●●●●●
17.9g（18g）

糖类 11.6g

※ 上述为可食用部分每100g的营养含量。括号内的数字是成年女性一天的食用建议量或参考值，也是各年龄层食用的最大值。维生素 E 是 α-生育醇的含量。

食用秘诀

没有虫咬痕迹、斑点，皱纹较少，形状饱满都是挑选的重要条件

选择颗粒大小一致、色泽鲜亮的为佳

余烫之后……
（每100g含量）

蛋白质⋯⋯⋯⋯14.8g
维生素B₁⋯⋯⋯0.17mg
维生素E⋯⋯⋯⋯1.6mg
钾⋯⋯⋯⋯⋯⋯530mg
膳食纤维⋯⋯⋯6.6g
糖类⋯⋯⋯⋯⋯1.8g

保鲜方式

装入保鲜袋，并将袋中空气彻底挤出后，在密封状态下置于冰箱保存。经过快速余烫的大豆也可冷冻保存。

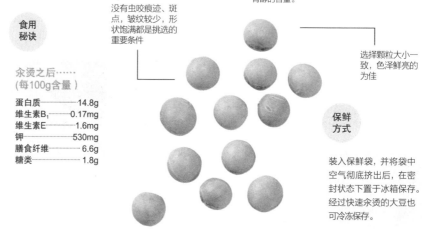

富含优质蛋白质，为营养均衡的食品

正如"田里的肉"这句话一样，主要成分的蛋白质含量相当丰富，而这些蛋白质里含有均衡的必需氨基酸。利用大豆蛋白质制作的豆腐、纳豆这类加工食品可帮助消化。其他的营养成分还包含维生素 B₁、维生素 B₂、维生素 E 这类维生素与钾、钙、镁、铁等矿物质，膳食纤维也很丰富。

在营养成分之外，含有许多有益健康的功能性成分也是大豆的特征之一，这些功能性成分包含能抑制胆固醇上升的大豆卵磷脂、调理肠道功能的寡糖、抗氧化力优异的大豆皂苷、有效改善骨质疏松症与更年期症状的大豆异黄酮。近年来，因为这些营养成分大豆也被视为能防癌的食品而备受关注。

百里香

主要功效

芳香成分的香旱芹酚具有强力杀菌效果与防腐作用，常用于治疗支气管炎与百日咳。

- ●杀菌作用
- ●促进发汗
- ●促进消化
- ●止咳效果

烹调与食材搭配的秘诀

从百里香是香草束不可或缺的食材这点可以得知，百里香很适合在长时间加热的料理中使用。加在酱汁、汤品、炖菜、炖煮类料理或直接将枝杈放在烘烤料理的食材上烘烤，都能尝到独特的香气与层次丰富的风味。与青背鱼、红肉鱼、螃蟹、虾烹调的料理或鸡肉都很对味。由于新鲜的叶子具有强烈的香气，控制用量才是理想的使用方法。

主要营养成分

下列成分为百里香粉的数值。干燥的百里香粉含有许多矿物质，但通常只作为辛香料少量使用，不要过分期待营养成分带来的效果。

维生素B$_2$ ●●●●●●●●●●●●
0.69mg（1.2mg）

钾 ●●●●●●●●●
980mg（2,000mg）

钙 ●●●●●●●●●●●●●●●●●●●●●
1,700mg（650mg）

铁 ●●●●●●●●●●●●
110mg（11mg）

镁 ●●●●●●●●●●
300mg（290mg）

糖类 69.8g

※ 上述各营养成分为百里香粉每100g的营养含量。括号内的数字是成年女性一天的食用建议量或参考值，也是各年龄层食用的最大数值。

食用秘诀

做成香草盐
将粗盐与干燥百里香倒入果汁机搅拌而成的香草盐，最适合于烹调收尾阶段使用。

若想购买新鲜的百里香，建议挑选叶子尚未转黑的为佳。

保鲜方式

生百里香可连着枝杈一并干燥，然后泡在橄榄油或酒醋里腌渍、吸收香气与保存。经过上述处理的百里香可应用于各种料理。

由于植株很强壮，容易栽培，所以也很适合以盆栽的方式栽植。

广为人知的止咳灵药

百里香原产于南欧，具有唇形科植物特有的芳香与淡淡苦味。叶子与茎部可直接当成高汤的材料或肉汁清汤的香草束使用，干燥后磨成细粉也可作为辛香料使用。

强烈香气的主要成分为香旱芹酚与麝香草酚。两者都拥有超强杀菌力，常当成消毒剂、防腐剂、漱口水使用，也有止咳的效果。很适合用来替海鲜去腥，与鸡肉、猪肉也很对味，其清爽的香气能促进胃液分泌，也能帮助消化。

此外，使用新鲜百里香叶子冲煮的香草茶有促进发汗的效果，也能缓解精神层面的压力，被认为是最适合在感冒后的恢复期里饮用的茶品。

蓼

主要功效

可当成生药之一使用，具有消炎、解热、解毒、利尿、止泻、缓解虫咬痒肿的效果。

- ●促进血液凝固
- ●预防与改善高血压
- ●解热效果
- ●利尿

主要营养成分

茎叶都有清爽的香气。此外，也有让舌头感到微微刺激的辣味。

维生素A　　维生素C

维生素E　　维生素K

锰

烹调与食材搭配的秘诀

柳蓼的不同部位有不同的名字，例如芽蓼与笹蓼。芽蓼指的是刚发芽的子叶，笹蓼指的是本来的叶子。两者都可当成鱼类料理的装饰使用。

其辣味成分不仅可以去腥，也有解毒效果，因此若连同当成装饰的柳蓼叶子一起吃，可预防食物中毒。磨成泥的蓼叶以醋稀释后就称为蓼，常作为盐烤香鱼的佐味料使用。

主要使用方法

【新鲜】应用在鱼类料理中。将磨成泥的叶子与醋混拌后，可当成蓼醋使用。

食用秘诀

当成鱼类料理的装饰使用

蓼醋可作为盐烤香鱼的佐味料使用。

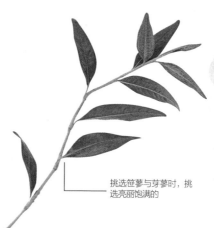

保鲜方式

笹蓼可泡在沾湿的报纸里，再放入保鲜袋里，然后放入冰箱直立保存。芽蓼可轻轻地包在沾湿的餐巾纸里，再放入密封容器，置于冰箱保存。

挑选笹蓼与芽蓼时，挑选亮丽饱满的

苦味含有各种药效

蓼为蓼科一年生的草本植物，一般常说的蓼其实是指柳蓼（本蓼）。"也有虫喜欢吃苦苦的蓼"（意指各有喜好）这句日本谚语里的蓼，就是指柳蓼，其辣味成分称为柳蓼二醛，以具有抗菌效果而为人熟知。此外，也含有单宁酸、生物碱这类有效成分。已有报告指出，这些有效成分具有出血时促进血液凝固的效果，也能预防高血压，同时还具有消炎、解毒、利尿、止泻、解热、缓解食物中毒症状、消暑等效果，此外，维生素C也有一定的含量。

柳蓼变种之一的水蓼是自古以来就为人熟知的生药，常于民俗偏方中出现。秋季采收后，经过日晒就可当成药物备用。食物中毒时，将茎叶磨成泥，再与等量的姜拌匀，服用一小匙即可缓解食物中毒的症状。

姜黄

主要功效

姜黄素可提升肝脏功能，也具有解毒效果与促进胆汁分泌的效果。

- ●促进胆汁分泌
- ●提升肝脏功能
- ●解毒效果
- ●预防癌症

主要营养成分

除了黄色色素成分姜黄萃取物之一的姜黄素与去甲氧基姜黄素之外，还含有维生素 C 与胡萝卜素。

| 淀粉 | 维生素C |
| 胡萝卜素 | 钾 |

烹调与食材搭配的秘诀

常见的方式是如姜或山葵般磨成泥，当成佐味料使用，但由于具有独特的风味与苦味，磨成泥后注入热水才比较方便饮用。姜黄素具有提升肝脏功能的效果，特别推荐常喝酒或担心肝脏问题的人食用。

除了磨成泥之外，晒干后磨成粉末的姜黄粉也会当成咖哩或汤品的香料。

主要使用方法

【新鲜】磨成泥后，注入热水食用。直接咬着吃也可以。

【干燥】加工成粉状后，可当成辛香料使用。常用于咖哩、炖煮类料理与热炒。

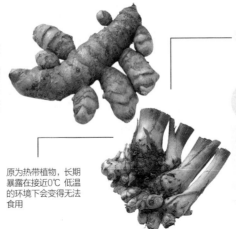

食用秘诀

磨成泥再使用
在磨成泥的姜黄中注入热水饮用，可轻松摄取所含的营养。

选择颜色鲜艳的为佳

保鲜方式

姜黄不耐干燥，保存时需要一定的湿气。可用沾湿的纸包起来放入保鲜袋，再放入冰箱的保鲜室保存。

原为热带植物，长期暴露在接近0℃ 低温的环境下会变得无法食用

肝脏功能 姜黄素可强化

姜黄属于姜科植物，原产于亚洲亚热带地区，在印度、印度尼西亚、中国都有栽培，据传是于日本平安时代中叶从中国传入日本，之后就被称为郁金。现在则于冲绳栽培，分为春季姜黄与秋季姜黄两种。

姜黄含有姜黄萃取物之一的姜黄素，可提升肝脏功能，也具有解毒效果与促进胆汁分泌的功效，据说还能预防与改善消化不良的症状。

于日常三餐适量摄取则不会有任何问题发生，但是有报告指出，一旦过度或长期摄取，就有可能引发消化器官的障碍。此外，罹患胃溃疡、胃酸过多、胆道闭锁、胆结石这类症状的人也尽可能不要摄取。

龙艾

主要功效

叶子含有丰富的碘、维生素 A 与维生素 C，也可当作壮阳药使用。

● 增进食欲
● 促进消化
● 健胃效果
● 预防与改善生理痛

烹调与食材搭配的秘诀

常用于醋渍与油渍食品的制作。法国的市面上，甚至有龙艾酒醋流通。法国家庭也常把龙艾的嫩叶泡在白酒醋里，2～3 个月就能一尝龙艾的香气。若是用于替鸡肉料理、鱼肉料理、鸡蛋料理去腥，可使料理风味更佳。此外，牛油与奶油与其都很对味，因此可于龙艾制成的蔬菜泥、酱汁或汤品使用。

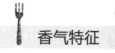

香气特征

香甜气味与刺激的微微苦味共谱成独特的风味。

主要使用方法

【新鲜】可做成淋酱、沙拉、塔塔酱，也可于番茄料理、鸡肉料理、海鲜料理、鸡蛋料理、香草酒醋、香草茶中应用。

【干燥】干燥后，香气会跟着挥发，建议使用新鲜的龙艾才理想。

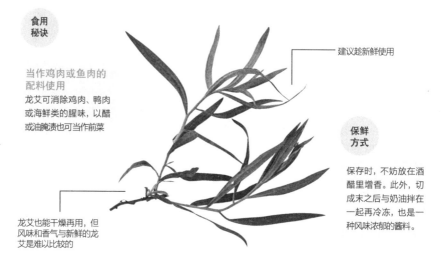

食用秘诀

当作鸡肉或鱼肉的配料使用

龙艾可消除鸡肉、鸭肉或海鲜类的腥味，以醋或油腌渍也可当作前菜

建议趁新鲜使用

保鲜方式

保存时，不妨放在酒醋里增香。此外，切成末之后与奶油拌在一起再冷冻，也是一种风味浓郁的酱料。

龙艾也能干燥再用，但风味和香气与新鲜的龙艾是难以比较的

以醋或油腌渍，充分利用柔软的口感

叶子富含矿物质与维生素 A、维生素 C，叶子的浸泡液常被当成助消化剂或壮阳药使用。精油所含的草蒿脑与女性荷尔蒙的化学构造相似，被认为具有缓解痛经的效果。龙艾属于菊科多年生草本植物，是日本艾草的近亲品种。医学之父希波克拉底斯将其当成蛇、犬咬伤的消毒药使用。此外，13 世纪的阿拉伯文献也记载龙艾具有消除口臭与失眠的效果。

中亚到西伯利亚为原产地。龙艾这个名字源自有"小龙"意思的 estragon，而这个字则源自拉丁语的 dracunculus。 据说会有此由来，是因为龙艾的细叶宛如龙牙，根部与蛇相似。由于能让料理的味道骤变，在日本又有"魔法之龙"这个俗名。

细叶芹

主要功效

可充分摄取维生素 C、胡萝卜素、铁、镁。香气与营养成分也具有值得期待的健康效果。

- ●促进消化
- ●促进血液循环
- ●促进发汗
- ●利尿

烹调与食材搭配的秘诀

在烹调的收尾阶段掺入细叶芹的嫩叶是活用其风味的秘诀。叶子娇小可爱，所以常当成蛋糕或果冻的装饰使用。切成末之后，掺入汤品或法式铁锅料理 * 也能使美味倍增，做成香草奶油也能突显香气。香草奶油的做法如下：将切成末的细叶芹掺入放在室温下变软的奶油里，再将奶油放入冰箱冷藏凝固。这种奶油除了可抹吐司，也很适合当成牛排的酱汁使用。

* 法语 casserole 的意思为"炖菜的锅"，是将硬实的肉与蔬菜一同用小火炖煮的料理。通常会放在烤箱或暖炉上面烹调。

食用秘诀

在烹调收尾阶段时使用

掺入汤品可让汤品的风味增强。做成香草茶可帮助消化。

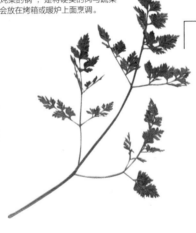

将新鲜的细叶芹叶子包在沾湿的餐巾纸里，装入保鲜袋内再放入冰箱保存

保鲜方式

若要长期保存，可选择冷冻或干燥。泡在醋里保存也是不错的选择。

沙拉与甜点的装饰

生吃细叶芹可摄取维生素 C、胡萝卜素、铁、镁。由于具有促进消化的效果，可当成餐后的香草茶喝，也有净化血液、利尿、发汗等效果，偶感风寒时建议喝这种香草茶。原产地为乌兹别克斯坦共和国到西亚周边。细叶芹的叶梢裂缝越细长柔软、颜色越鲜艳，表示越美味。

法国人称其为 cerfeuil，与卷叶欧芹、龙艾、虾夷葱等新鲜香草一同切碎，制成如日本佐味料般使用的细混辛香料 (fines herbs) 是十分常见的做法。此外，也常当成药草包使用。将叶子泡在水里，用浸泡液洗脸或直接把叶子贴在脸上，可除去脸上的脏污，维持肌肤的柔软。

莳萝

主要功效

芳香成分的香旱芹酮与柠檬油精可增进食欲、促进消化，也有镇静的功效。

- ●镇静作用
- ●增强食欲
- ●促进消化
- ●帮助睡眠

烹调与食材搭配的秘诀

茎、叶、花、种子全部带有香气，是对身体各部位都有帮助的香草。尤其香气特别丰富的叶子更应用于各种料理。此外，醋渍小黄瓜或德国酸菜（Sauerkraut）中也常使用。

主要应用于北欧、东欧、俄国料理中，与小茴香一样的是，莳萝与鱼肉非常对味，而这点也为人所熟知。不仅可使用在油渍鲑鱼或绯鱼上，切成末的叶子也可加在汤品或马铃薯沙拉里，或替醋渍食材增添风味。

香气特征

叶子有清爽的香气，种子却带有略显刺激的芳香，放在嘴中会有一种如火烧般的辣味。常当作口腔内的清凉剂使用。

主要使用方法

【新鲜】制作油渍、汤品、鸡蛋料理、鲜鱼、肉类料理、马铃薯沙拉时都很适用。

【干燥】制作汤品、鱼类料理、醋渍料理、苹果派、蛋糕、莳萝奶油、面包时都适用。

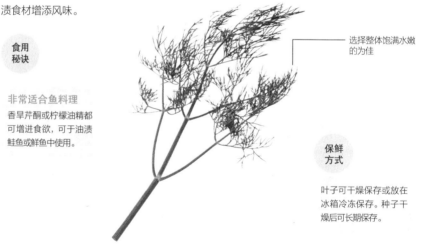

食用秘诀

非常适合鱼料理
香旱芹酮或柠檬油精都可增进食欲，可于油渍鲑鱼或鲜鱼中使用。

选择整体饱满水嫩的为佳

保鲜方式

叶子可干燥保存或放在冰箱冷冻保存。种子干燥后可长期保存。

帮助消化、镇静 心神的香草

香气成分的香旱芹酮与柠檬油精可促进食欲与消化，也能让心情变得沉静，据说在镇静与助眠上很有效果。如莳萝（dill）之名源自北欧语 dilla（镇静）般，即便是现代欧洲，仍会在婴儿哭闹时，让婴儿喝莳萝种子煎煮的茶。掺有莳萝的香草茶能缓和神经的兴奋感，在睡前喝有助于安眠。此外，咀嚼种子有消除口臭的效果，因此在异国料理的餐厅里，常会在用餐后提供。

西班牙、葡萄牙和意大利都能找到野生的莳萝。莳萝属于伞形科的香草，外观与小茴香相近，个头却较为娇小。

卷叶欧芹

主要功效

富含多种营养成分，抗氧化力与药理作用也非常多元。预防口臭与利尿效果这类优点也值得关注。

- ●促进消化
- ●预防癌症
- ●预防动脉硬化
- ●预防骨质疏松症

烹调与食材搭配的秘诀

除了当成配菜使用之外，切成末之后，可掺在汤品或是炖菜中，也能与面包粉混拌，当成油炸的面衣使用，用途可说非常广泛。与富含维生素C、维生素E的食材搭配，可进一步强化本身具有的抗氧化力。在利用橄榄油与大蒜煎熟的肉、蔬菜与海鲜上面撒大量的卷叶欧芹，最后再淋上些许柠檬汁，就能轻松地凸显食材的原味，成为一道味道高雅的佳肴。若要保留香气，就不要泡在水里太久。

主要营养成分

维生素、矿物质、膳食纤维及其他的营养成分都有惊人含量的香味蔬菜。健康效果也独树一帜。

维生素A ●●●●●●●●●●
620μg（700μg）

维生素C ●●●●●●●●●●
120mg（100mg）

维生素E ●●●●●●○○○○
3.3mg（6.0mg）

钾 ●●●●●○○○○○
1,000mg（2,000mg）

钙 ●●●●○○○○○○
290mg（650mg）

糖类 1.0g

※ 上述为可食用部分每100g的营养含量。括号内的数字是成年女性一天的食用建议量或参考值，也是各年龄层食用的最大值。维生素A是胡萝卜素的视网醇当量。维生素E是 α–生育醇的含量。

食用秘诀

撒在汤品或肉类料理中
切成末之后再于料理中应用，即可轻松提升料理的营养价值。

叶子浓绿，卷褶细密的是上品。

保鲜方式

保存时，可先稍微沾湿再装入保鲜袋，然后放入冰箱的保鲜室保存。切成末的可以冷冻保存，日后也可视需要量拿出来使用。

选择茎部水嫩饱满，切口末转黑的为佳

营养价值含量之高可谓首屈一指

西方从公元前就开始食用的伞形科蔬菜。虽然在西餐中当作装饰使用的印象深植人心，但营养成分其实很丰富，如 β–胡萝卜素、维生素B群、维生素C、维生素E、维生素K这类主要的维生素与钾、钙、铁、锌、锰这类矿物质，以及膳食纤维都很丰富。只可惜，一次没办法大量摄取。除了营养成分之外，目前已知的是叶子所含的叶绿素具有抑制胆固醇上升与预防贫血的效果。香气主要成分的芹菜脑因为气味清爽，所以可促进胃液的分泌与消化，也能增进食欲。另外还具有许多应对夏季综合症的效果，例如可预防口臭、体臭，强劲的利尿效果还能调整肾脏功能。它是一种用来替料理增色或装饰之余，还建议剁碎后大量于料理中应用的健康蔬菜。

发芽糙米

主要功效

γ- 氨基丁酸的效果可缓解压力，而其余的维生素、矿物质则可发挥综合的效果。

- ●增强抗压力
- ●提升肾脏、肝脏功能
- ●预防与改善高血压
- ●预防生活习惯病

烹调与食材搭配的秘诀

在发芽过程中变得比糙米柔软，因此和精制白米一样可利用电饭锅轻松炊煮。吃习惯之前可与精制白米混合炊煮。

食用秘诀

炊熟之后……
（每100g含量）

碳水化合物	35.0g
维生素B$_1$	0.13mg
维生素B$_6$	0.13mg
泛酸	0.36mg
锰	0.93mg
糖类	33.2g

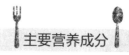

主要营养成分

主要成分为碳水化合物。也含有与糖类分解有关的维生素 B$_1$、泛酸，可说是优质的热量来源。

碳水化合物 74.3g

维生素 B$_1$
0.35mg（1.1mg）

维生素 B$_6$
0.34mg（1.2mg）

泛酸
0.75mg（5mg）

锰
2.07mg（3.5mg）

糖类 71.2g

※ 上述为可食用部每100g的营养含量。括号内的数字是成年女性一天的食用建议量或参考值，也是各年龄层食用的最大值。

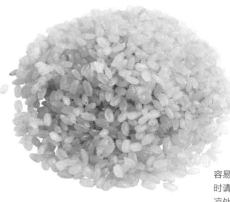

保鲜方式

容易受潮与吸味，保存时请先密封，再置于阴凉处。少量的话，可先密封再放入冰箱保存。

营养价值高，方便食用

发芽糙米是泡水后稍微发芽的糙米。发芽后比糙米柔软，而且也增加了 γ-氨基丁酸 (GABA)。

γ-氨基丁酸可在脑部与脊髓扮演中枢神经抑制性传递物质的角色，可让兴奋的神经冷静，也能缓解压力。此外，可增强肾脏功能，有利尿与间接降血压的效果。还能增强肝脏功能。除此之外，还能强化其他内脏的功能，同时增加热量的消耗。

维生素类则以代谢糖类不可或缺的维生素 B$_1$、分解蛋白质所需的维生素 B$_6$、代谢三大营养成分的泛酸居多，矿物质含量也很均衡。

香蕉

主要功效

能迅速补充热量，是疲劳时最棒的能量补给。糖类富含能调理肠道的寡糖。

- ●预防动脉硬化
- ●消除疲劳
- ●预防与改善高血压
- ●整肠作用

烹调与食材搭配的秘诀

香蕉越熟，甜味越明显，也越利于消化，抗氧化力也更强。完全成熟的讯号就是香蕉表面称为"糖点"（Sugar Spot）的褐色斑点。加入牛奶与鸡蛋打成奶昔，就是一道好喝的饮料，营养价值也更为提升。此外，膳食纤维的整肠作用可让老旧废物容易排出体外，对减重或美白也很有效果。建议可加在蛋糕里，或做成烤香蕉及糖煮香蕉这类热的甜点都很合适。但因热量较高，建议别过量食用。

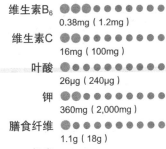

主要营养成分

富含淀粉与容易吸收的糖类，钾与维生素 C 这类营养成分的含量也很丰富。同时含有高抗氧化力的多酚。

维生素B₆ ●●●●●○○○○○
0.38mg（1.2mg）

维生素C ●●●○○○○○○○
16mg（100mg）

叶酸 ●●●○○○○○○○
26μg（240μg）

钾 ●●○○○○○○○○
360mg（2,000mg）

膳食纤维 ●○○○○○○○○○
1.1g（18g）

糖类 21.4g

※ 上述为可食用部分每100g的营养含量。括号内的数字是成年女性一天的食用建议量或参考值，也是各年龄层食用的最大值。

食用秘诀

干燥之后……
（每100g含置）

维生素B₆	1.04mg
维生素C	微量
叶酸	34μg
钾	1,300mg
膳食纤维	7.0g
糖类	71.5g

有斑点代表可以吃，但若没有也要立刻吃，建议不要挑选已经变黑的香蕉

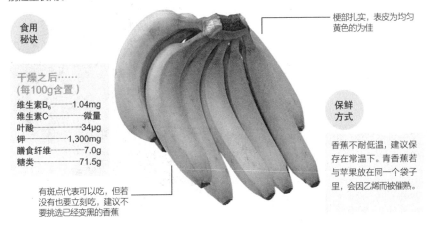

梗部扎实，表皮为均匀黄色的为佳

保鲜方式

香蕉不耐低温，建议保存在常温下。青香蕉若与苹果放在同一个袋子里，会因乙烯而被催熟。

拥有数不尽的功效

可在体内转化成热量的甜味成分为果糖、葡萄糖与蔗糖。这些成分都很容易吸收，很适合作为运动员或儿童的热量补给来源。由于也含有淀粉，可增强耐力、降低血糖，并作为脑部营养不足时的醒脑剂使用。

香蕉含有许多对调整生理功能很有帮助的营养成分，例如延缓老化与预防动脉硬化的维生素 C、维生素 B₆、预防高血压的钾，同时还含有因为能预防便秘而备受关注的寡糖。

最近有研究报告指出，香蕉具有提升免疫力的效果，同时富含具抗氧化力的多酚，由这些成分相互作用形成的防癌效果也备受关注。

开心果

主要功效

不饱和脂肪酸可抑制坏胆固醇增加，钾可让心情不再烦燥，维生素E与β-胡萝卜素则具有美白效果。

- ●抑制胆固醇上升
- ●增强抗压力
- ●预防与改善高血压
- ●美肤作用

烹调与食材搭配的秘诀

含有能促进酒精分解的维生素B_1，很适合当成下酒菜。除了直接吃，也可先碾碎再撒在沙拉或白斩鸡上，一样很美味，同时提升营养价值。与蛋糕或甜甜圈这类甜点也很对味。

主要营养成分

尽管一半以上的成分是脂质，却富含油酸。钾与铁以及其他矿物质之外，也富含维生素B_1。

维生素B_1 ●●●●●○○○○○
0.43mg（1.1mg）

维生素B_2 ●●○○○○○○○○
0.24mg（1.2mg）

维生素E ●●○○○○○○○○
1.4mg（6.0mg）

钾 ●●●●○○○○○○
970mg（2000mg）

铁 ●●●○○○○○○○
3.0mg（10.5mg）

糖类 11.7g

※ 上述为可食用部分每100g的营养含量。括号内的数字是成年女性一天的食用建议量或参考值，也是各年龄层食用的最大植。维生素E是α-生育醇的含量。

食用秘诀

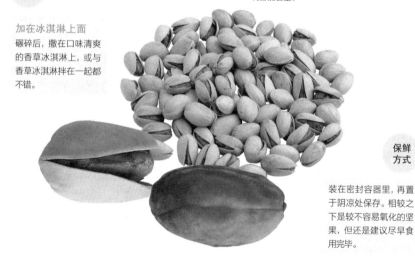

加在冰淇淋上面
碾碎后，撒在口味清爽的香草冰淇淋上，或与香草冰淇淋拌在一起都不错。

保鲜方式

装在密封容器里，再置于阴凉处保存。相较之下是较不容易氧化的坚果，但还是建议尽早食用完毕。

含量丰富 维生素和矿物质

成熟的开心果通常会连壳炒盐再食用。

之所以被誉为"坚果女王"，是因为含有极高的营养价值。主要成分是脂质，但从脂肪酸的比例来看，不饱和脂肪酸的油酸含量高达56.3%，同为不饱和脂肪酸的亚麻油酸也有30.3%，两者都可减少坏胆固醇。

此外，含量丰富的钾也是开心果的特征之一。钾若摄取不足，会出现乏力与神经过敏的症状，而且钾也有预防过度摄取钠的效果。维生素B_1的含量也很高，有促进酒精代谢的效果。

高抗氧化力的β-胡萝卜素、维生素E及铁都有一定的含量，能让肌肤保持青春健康，或许这也是开心果被誉为"坚果女王"的理由之一！

鹰嘴豆

主要功效

大豆异黄酮与锌的效果可维持女性荷尔蒙的平衡。维生素与矿物质也能发挥诸多功效。

- ●调整女性荷尔蒙
- ●预防与改善贫血
- ●促进骨骼生长
- ●增强抗压力

烹调与食材搭配的秘诀

准备氽煮干燥的鹰嘴豆之前，可先将表面洗干净，然后泡在大量的水中静置一晚，换水后，煮到喜欢的软硬度即可。水煮过程中会出现浮沫，记得要捞除。氽煮后的鹰嘴豆呈现松软的口感，能轻松做成沙拉食用。加在番茄炖菜或干咖喱里也很美味。若想有效地摄取铁质，可利用柠檬汁添加维生素 C。

食用秘诀

氽烫之后……
（每100g含量）

维生素B$_1$	0.16mg
维生素B$_6$	0.18mg
铁	1.2mg
铜	0.29mg
磷	120mg
钾	350mg
糖类	15.8g

主要营养成分

主要成分是碳水化合物，可当成热量来源食用。此外，维生素与矿物质的含量也很均匀丰富。

维生素B$_1$	0.37mg（1.1mg）
维生素B$_6$	0.64mg（1.2mg）
铁	2.6mg（10.5mg）
铜	0.84mg（0.8mg）
磷	270mg（800mg）
钾	1200mg（2000mg）
糖类	45.2g

※ 上述为可食用部分每100g的营养含量。括号内的数字是成年女性一天的食用建议量或参考值，也是各年龄层食用的最大值。

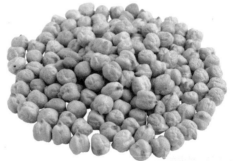

保鲜方式

装在密封容器里，置于阴凉处保存。也可以放在冰箱的保鲜室保存。水煮后可放在冰箱保存，但建议在24h内食用完毕。

整体富含有益女性健康的营养成分

鹰嘴豆属，原产于西亚的豆类，西班牙文又称 Garbanzo。

与大豆同样含有构造类似女性荷尔蒙雌激素的大豆异黄酮。此外，提升生殖功能不可或缺的锌也有丰富的含量。大豆异黄酮可代替雌激素促进女性荷尔蒙的平衡。

此外还含有许多丰富的维生素，例如促进糖类代谢的维生素 B$_1$、促进酒精代谢的烟碱酸、能预防恶性贫血与失智症的叶酸，以及于体内扮演辅酵素角色的泛酸。

矿物质则以铁及促进铁质利用的铜的含量较为丰富，因此有预防贫血的效果。此外，有助于骨骼成长的磷、镁的含量都很丰富，这也是鹰嘴豆的特征之一。与帮助神经传导正常运作有关的钾，也有相当多的含量。

小茴香

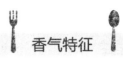

主要功效

具有促进消化与预防水肿等减重效果，也可增加母乳分泌。

- 促进消化
- 利尿
- 解毒作用
- 助眠效果

烹调与食材搭配的秘诀

种子若掺在酱汁、鱼料理或面包里，可使风味更鲜明。切碎的叶子可撒在油渍料理上或掺在汤里，与其他的蔬菜一起煮或炒都很合适。此外当成油脂丰厚的鱼的填料，也能促进消化。嫩叶或嫩茎可当作沙拉的食材使用。磨成泥的根部可直接作为三明治或沙拉的食材，煮过或炒过都很美味。读者可依照料理的特性，分别活用茎部、叶子、种子的香气。

食用秘诀

依照料理的特性使用

叶子可于鱼料理使用，根部可磨成泥再于沙拉中使用。

香气特征

整株散发出强烈的特殊香气，种子却带有茴香这种辛香料的香味。掺杂着些许樟脑香气是其特征之一。

主要使用方法

【新鲜】可置于烤猪肉、莎乐美肠、鱼料理一旁增香。切碎后，掺入醋渍酱菜或德国酸菜料理中。

【干燥】种子可当成装饰或增香料使用，例如用于苹果、饼干或糖果等。

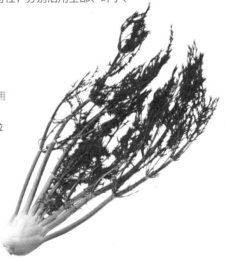

保鲜方式

冷冻保存时，可先放在保鲜袋里避免腐坏，接着放入较硬的大型容器里，再放入冰箱的冷冻室保存。此外将切碎的叶子倒入四角形的制冰槽里，倒水制成冰块也是不错的保存方式。

最适合搭配鱼料理的香草

小茴香在日本称为茴香，自古以来在欧洲与我国就是重要的药草，也因为具有芳香的气息，在欧洲常食用叶子、叶茎与种子，叶子更是鱼料理不可或缺的香草。

乍看之下与莳萝很相似，但与莳萝的不同之处是其香甜的气味。叶子与叶茎都有让消化与呼吸系统健康运转的功能，也有促进消化、消除海鲜腥味与利尿的效果。

种子的主要精油成分为茴香脑与茴香酮，而这两者都可让消化器官维持正常运作。此外，将种子煮成香草茶饮用时，除了可解毒与利尿，还有助于睡眠。植株较大颗的品种称为佛罗伦斯茴香，切片后可用于沙拉。

辣根

主要功效

代谢碳水化合物不可或缺的维生素有相当多的含量，也是最适合肉料理的佐味料。清爽的辣味与香气还有唤醒食欲的效果。

- ●预防动脉硬化
- ●延缓老化
- ●增进食欲
- ●杀菌作用

烹调与食材搭配的秘诀

异硫氰酸烯丙酯的辣味在细胞被破坏后才会产生，因此磨成泥或切末才能更有效地利用其功效。不过磨成泥之后，辣味与香气很快会挥发，所以建议在食用前磨出需要的量就好；或是先把整根磨成泥，分成小份，然后放入冰箱冷冻保存。除了当作肉料理的配料使用，磨成细泥后，还可加在沙拉的淋酱或各种酱汁里，同样能尝到丰富的风味。

主要营养成分

通常当成佐味料使用，大量摄取的机会不多，不过维生素与矿物质的含量都很丰富，也含有辣味成分的异硫氰酸烯丙酯。膳食纤维的含量是一般蔬菜的两倍左右。

营养成分		含量
维生素B$_1$	●●●●●●●●●●	0.1mg（1.1mg）
维生素B$_2$	●●●●●●●●●●	0.1mg（1.2mg）
维生素C	●●●●●●●●●●	73mg（100mg）
钾	●●●●●●●●●●	510mg（2,000mg）
钙	●●●●●●●●●●	110mg（650mg）
糖类		9.5g

※ 上述为可食用部分每100g的营养含量。括号内的数字是成年女性一天的食用建议量或参考值，也是各年龄层食用的最大值。

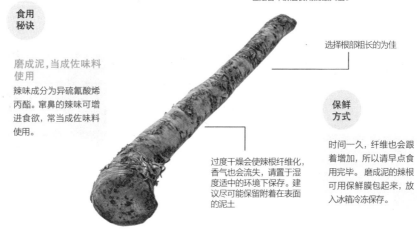

食用秘诀

磨成泥，当成佐味料使用

辣味成分为异硫氰酸烯丙酯。窜鼻的辣味可增进食欲，常当成佐味料使用。

选择根部粗长的为佳

保鲜方式

时间一久，纤维也会跟着增加，所以请早点食用完毕。磨成泥的辣根可用保鲜膜包起来，放入冰箱冷冻保存。

过度干燥会使辣根纤维化，香气也会流失，请置于湿度适中的环境下保存。建议尽可能保留附着在表面的泥土

烤牛排必不可少的调味料

辣根又称为"西方的哇沙比"或"山葵萝卜"，含有分解蛋白质的酵素，磨成泥之后，是英国知名料理烤牛肉最为人熟知的佐味料。

辣根的辣味比日本的山葵温和，但同样含有异硫氰酸烯丙酯这种辣味成分，独特香气与呛鼻辣味都可促进胃液分泌，间接提升食欲。

营养成分除了含有高抗氧化力的维生素 C，也有促进三大营养成分代谢的维生素 B$_1$、维生素 B$_2$、维生素 B$_6$ 以及预防高血压的钾。主要是当作佐味料使用，所以不太容易大量摄取，因此，与其将辣根视为营养补充来源，不如好好地享受其风味与香气。由于拥有强劲的杀菌效果，欧洲的民俗疗法常将其当成消炎药或镇痛药使用，也有研究指出其具有抗过敏的功效。

夏威夷果

（澳洲坚果）

含有许多有效预防脑中风的成分

主要功效

脂质所含的棕榈油酸可活化脑内血管、预防脑中风。丰富的维生素B$_1$也具有非常卓越的消除疲劳的效果。

- ●预防脑中风
- ●抑制胆固醇上升
- ●延缓老化
- ●预防与改善贫血

烹调与食材搭配的秘诀

脂质含量与风味皆丰富的夏威夷果最适合在烤过碾碎后，作为绿沙拉的配料使用，或是倒入磨钵磨成粉，掺入炒饭一起炒出香味。由于可凸显出其他食材的风味，夏威夷果可于各式料理中应用。

主要营养成分

下列成分是炒熟后的数值。蛋白质、脂质、糖类都很丰富，营养价值也很高。80%以上的脂质都是油酸与棕榈油酸这类单元不饱和酸。

维生素B$_1$ ●●●●●●●●●●
0.21mg（1.1mg）

维生素B$_6$ ●●●●●●●●●●
0.21mg（1.2mg）

钾 ●●●●●●●●●●
300mg（2,000mg）

铁 ●●●●●●●●●●
1.3mg（10.5mg）

膳食纤维 ●●●●●●●●●●
6.2g（18g）

糖类 6.0g

※ 上述各营养成分为炒熟后调味的夏威夷果每100g的营养含量。括号内的数字是成年女性一天的食用建议量或参考值，也是各年龄层食用的最大值。

食用秘诀

碾碎后作为沙拉的配料使用

若要用于沙拉，不妨与富含维生素C的西蓝花或彩椒搭配，才能提升铁质的吸收率。

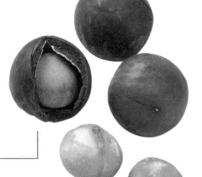

圆滚大颗、肉质细致的为上品

保鲜方式

含有许多不易氧化的脂肪酸，也比较耐放，但是遇到高温或湿气，风味与口感就会变差，所以开封之前，建议放在不会直接晒到阳光的阴凉处保存。开封后可装入密封容器里，再放入冰箱保存。

夏威夷果是脂质占成分的70%以上的坚果，其脂肪酸有80%以上为油酸与棕榈酸这类单元不饱和脂肪酸。棕榈酸具有强化、活化血管的效果，比起亚麻油酸与EPA（二十碳五烯酸）这类多价不饱和脂肪酸，更容易进入血管，也更不容易氧化，能改善血脂值与三酸甘油脂值，间接预防脑中风。

此外，夏威夷果还含有能预防与改善高血压的钾，以及预防贫血的铁，同时含有维生素B$_1$、叶酸、烟碱酸这类维生素B群。含量很高的不溶性膳食纤维可促进肠道蠕动、预防与改善便秘，对美白也很有效果。

马郁兰

主要功效

具有广义的镇静效果，例如可缓和紧张与不安，可抑制咳嗽与支气管炎。

- ●镇静效果
- ●促进消化
- ●增进食欲

烹调与食材搭配的秘诀

马郁兰的特殊香气非常细腻，一经烹调就会流失，建议可在料理收尾前的几分钟再加入，或是用于蛋包饭之类不需加热太久的料理。如果是炖煮类料理，建议可多加一点。

反之，若不喜欢马郁兰的香气，不妨与百里香、奥勒冈这类唇形科的辛香料混拌，可让独特的香气变得温和不刺激。

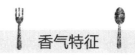

香气特征

带着隐约香甜的细腻香气，也带着淡淡的苦味。新鲜与干燥的马郁兰拥有不同的香气。

主要使用方法

【新鲜】可当成佐味料与沙拉配料，也可掺在淋酱、汤品或番茄酱里。

【干燥】猪肝酱、香肠、奶酪、炖菜、豆类或番茄风味的炖煮类料理。

食用秘诀

做成香草茶也不错
做成香草茶饮用，可发挥镇静心神的功效。

可和奥勒冈一样插在水里保存，每天换水可保鲜2~3天

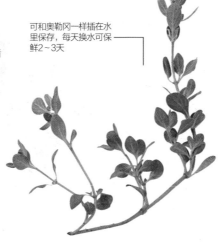

保鲜方式

若要长期保存，可先让叶子经过干燥处理，或是泡在油或醋里腌渍。

细腻的香甜气味 具有镇静效果

马郁兰除了能促进消化，还具有降低血压以及缓和不安与紧张的镇静效果。餐前饮用马郁兰冲煮的香草茶可增进食欲，用餐后饮用可帮助消化。晚上喝则有助眠功效，也能排出体内的有害成分，因此被认为具有强化肝脏的效果。精油含有樟脑与龙脑这类成分，常作为镇静剂、抑制痉挛剂、止咳药使用，对于头痛、胃部不适、咳嗽、支气管炎也都有抑制作用。马郁兰与奥勒冈同属唇形科多年生草本植物，在地中海沿岸是自古传承的辛香料之一。马郁兰又分成甜马郁兰与盆栽马郁兰（法国马郁兰），不过提到马郁兰，通常是指甜马郁兰。古埃及也将马郁兰当作木乃伊的防腐剂使用。

薄荷

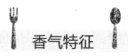

主要功效

有效成分的薄荷醇有镇痛、镇静、杀菌、止痒等效果。

- ●促进消化
- ●镇痛作用
- ●解毒作用
- ●预防溃疡

烹调与食材搭配的秘诀

香气与味道都甜美清爽的绿薄荷可直接种植于庭院，是最常见的品种之一，余烫豆类或马铃薯时可以使用，也可掺在羔羊肉的酱料里消除腥味。此外，具有甜美果香的凤梨薄荷、香气类似青苹果的苹果薄荷比较适合作为料理、甜点或饮料的香料使用。胡椒薄荷则常用于为料理增香。

香气特征

主要成分的薄荷醇具有刺激的清凉感，也有刺激鼻孔的强烈香气。

主要使用方法

【新鲜】做成果酱、果冻或是鱼肉、肉类、蔬菜的酱料，也可做成水果饮料、调酒、水果酒、香草茶。

【干燥】做成香草茶或与豆类、薯蓣类搭配，也可为肉类消除腥味。

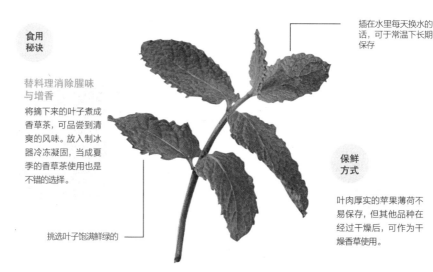

食用秘诀

替料理消除腥味与增香

将摘下来的叶子煮成香草茶，可品尝到清爽的风味。放入制冰器冷冻凝固，当成夏季的香草茶使用也是不错的选择。

挑选叶子饱满鲜绿的

插在水里每天换水的话，可于常温下长期保存

保鲜方式

叶肉厚实的苹果薄荷不易保存，但其他品种在经过干燥后，可作为干燥香草使用。

薄荷醇有镇静、杀菌等功效

薄荷的精油成分薄荷醇具有强壮身体、促进消化的效果，可缓解胃部不适与预防胃溃疡。此外也有镇痛效果，有时会当作药材使用。目前已知能预防食物中毒、花粉症，也有转换心情与放松神经的效果，做成香草茶饮用是不错的选择。属于地中海原产唇形科多年生草本植物的薄荷有超强的繁殖力与交配力，据称品种超过 500 种以上，每个品种的香气、风味、叶色与形状都不同。

举例来说，日本自生的日本薄荷（野薄荷）含有较高比例的薄荷醇，刺激的香气为其特征。如醒脑草、目贴草两个别称所示，将叶子贴在眼睛周围，可温和地刺激眼部。

豆芽菜

主要功效

维生素C具有延缓细胞老化、消除疲劳、预防感冒、改善肌肤粗糙的效果。发芽部位所含的消化酵素之一的淀粉酶，可有效改善肠道环境。

- 预防感冒或传染病
- 预防与改善贫血

烹调与食材搭配的秘诀

若要提升维生素C的回春效果，可同时摄取能强化维生素C抗氧化力的维生素E。在猪肝炒韭菜这道为人熟知的中式料理里加入大量的豆芽菜，韭菜中丰富的β－胡萝卜素将与维生素C、维生素E形成加乘效果。此外，加在味噌汤或其他汤品里也很合适，汤品将变得更美味，也能摄取完整的维生素C。

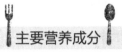

主要营养成分

下列是绿豆豆芽菜的数值。除了维生素C、膳食纤维之外，也含有能降低胆固醇的天门冬氨酸。

维生素C ●●●●●●●●●●
8mg（100mg）

维生素E ●●●●●●●●●●
0.1mg（6.0mg）

叶酸 ●●●●●●●●●●
41μg（240μg）

膳食纤维 ●●●●●●●●●●
1.3g（18g）

糖类 1.3g

※ 上述为可食用部分每100g的营养含量。括号内的数字是成年女性一天的食用建议量或参考值，也是各年龄层食用的最大值。维生素E是α－生育醇的含量。

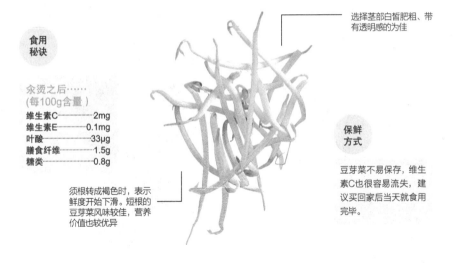

选择茎部白皙肥粗、带有透明感的为佳

食用秘诀

汆烫之后……
（每100g含量）

维生素C———2mg
维生素E———0.1mg
叶酸———33μg
膳食纤维———1.5g
糖类———0.8g

须根转成褐色时，表示鲜度开始下滑。短根的豆芽菜风味较佳，营养价值也较优异

保鲜方式

豆芽菜不易保存，维生素C也很容易流失，建议买回家后当天就食用完毕。

高营养价值与低热量的健康蔬菜

除了以绿豆或大豆为原料，由黑豆发芽长成的豆芽菜也常见于市面。豆芽菜不仅是膳食纤维的供给来源，也含有优质的植物性蛋白质（豆子部分）、维生素B$_1$、维生素B$_2$、钙、铁、叶酸。此外，大部分的豆子都具有发芽后维生素C含量大增的特征。加热后容易大量摄取，是日常菜色中优良的维生素补给来源。

维生素C能促进胶原蛋白的合成，也能预防肌肤问题，具有美白效果，同时还能提升铁的吸收率，间接预防贫血。维生素B$_1$、维生素B$_2$有提升热量代谢的效果，因此有助于消除疲劳，也可增强脑部与神经的功能。此外富含天门冬氨酸（氨基酸），能促进代谢与消除疲劳。

绿茶

主要功效

在多种儿茶素中，药理作用明显的益多酚含量较高，与维生素C、单宁酸、咖啡因的加乘作用，可进一步发挥抗氧化力。

- 抑制胆固醇上升
- 抗菌、解毒作用
- 预防动脉硬化
- 预防癌症

烹调与食材搭配的秘诀

春季到初夏最早上市的绿茶拥有最棒的鲜度与香气，夏季之后的茶叶则含有较多的儿茶素。绿茶不耐阳光、高温、湿气，接触到空气后就会迅速变质，建议购买开封后两周喝完的量即可。若密封保存，则可分成小份再密封，然后放在冰箱冷冻保存。使用时，务必先解冻。茶叶可掺入天妇罗的面衣里，也可掺入拌饭料，如此即可大量摄取营养成分。

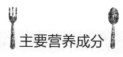

主要营养成分

下列成分为煎茶浸泡液的数值。由于未经发酵，保留了许多维生素的成分。新鲜叶子磨制而成的茶粉含有更丰富的营养成分。

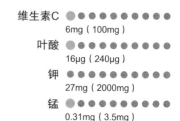

维生素C	6mg（100mg）
叶酸	16μg（240μg）
钾	27mg（2000mg）
锰	0.31mg（3.5mg）
糖类	0.2g

※ 上述各营养成分是煎茶浸泡液每100g的营养含量。括号内的数字是成年女性一天的食用建议量或参考值，也是各年龄层食用的最大数值。

饮用秘诀

抹茶的营养成分
（每100g含量）

维生素C	60mg
叶酸	1,200μg
钾	2,700mg
糖类	1.0g

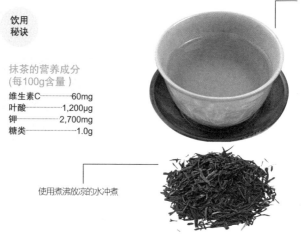

若是上等的煎茶，水温应介于60℃～70℃之间

使用煮沸放凉的水冲煮

美味的喝法

茶壶与茶杯可先温热，然后将茶叶(按一人1茶匙的比例)倒入茶壶里，接着盖上壶盖焖蒸2min。为了避免茶汤残留在茶壶里，记得倒到一滴也不剩。

绿茶的儿茶素 有益身心健康

相较于完全发酵的红茶与半发酵的乌龙茶，未发酵茶的代表之一就是绿茶。由于未经发酵，富含维生素这类营养成分为其一大特色。尤其是新鲜茶叶里含有 β-胡萝卜素、维生素B群、维生素C、维生素E，矿物质与膳食纤维也都很丰富。将叶子磨成粉饮用的抹茶可完整摄取上述的营养成分，是特别优异的茶品。

浸泡液含有水溶性的矿物质与维生素C，涩味成分之一的儿茶素与咖啡因也具有令人期待的高抗氧化力。儿茶素也被认为具有防癌的效果。此外，绿茶特有的茶氨酸(氨基酸)可对中枢神经产生作用，进而稳定情绪，同时还能与咖啡因的兴奋效果产生交互作用，进一步提升集中力与耐力。

柠檬香茅

主要功效

具有抗菌、消除疲劳的效果，对于预防感冒与夏季倦怠也很有效。

- ●抗菌作用
- ●促进消化
- ●整肠作用
- ●预防感冒或传染病

烹调与食材搭配的秘诀

新鲜的柠檬香茅可剥去薄皮，切片或切末之后，加入料理使用。干燥的柠檬香茅可切末或加工成粉状，也可切成适当的长度打成结，包在纱布包里，直接用于炖煮类料理。柠檬香茅是泰式咖喱、酸辣汤等料理少不了的香料，也可与百里香、月桂叶这类香草绑成香草束使用。不过纤维较粗，不易入口，享用料理前，可先把柠檬香茅挑出来。

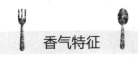

香气特征

拥有近似柠檬的清爽香气，也能感受到类似绿茶的芳香。

主要使用方法

【新鲜】可替汤品或炖菜这类料理增香，也可做成香草茶。

【干燥】与新鲜的使用方法相同，但风味较不明显。

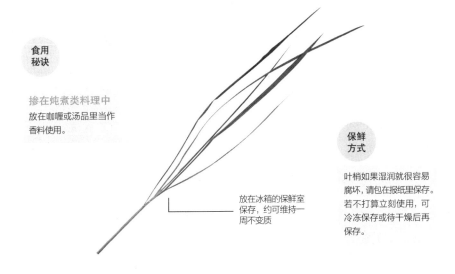

食用秘诀

掺在炖煮类料理中
放在咖喱或汤品里当作香料使用。

放在冰箱的保鲜室保存，约可维持一周不变质

保鲜方式

叶梢如果湿润就很容易腐坏，请包在报纸里保存。若不打算立刻使用，可冷冻保存或待干燥后再保存。

淡淡的柠檬清香 能一扫疲劳

柠檬香茅为印度原产禾本科多年生草木植物，外形虽与稻禾相似，但香气却与柠檬相同，是一种让人感到不可思议的香草。

与柠檬同样含有柠檬醛，这种成分具有强劲的抗菌效果，能有效预防流行性感冒这类传染病，也能促进消化与调理肠道，同时还能缓解胃痛。此外还能缓解发烧、局部发炎的症状。将切碎的叶子煮成香草茶之后，具有放松身心与提升集中力的效果，也能消除疲劳，所以觉得倦怠或者疲劳时，既能补充水分，又能降低体温的柠檬香茅茶是最适当的饮品。做成室内的芳草剂或是放在浴缸里，都是享受其香气的方法。近似柠檬的清爽香气可将疲劳一扫而空。

柠檬香蜂草

主要功效

感冒时，可发挥解热、发汗的效果，若是觉得要感冒了就食用，可发挥抗菌与维持健康的效果。

- ●镇静作用
- ●镇痉作用*
- ●抗菌、解毒作用
- ●解热作用

* 停止肠道、内脏的痉挛与收缩的作用

烹调与食材搭配的秘诀

除了泡成香草茶，也可掺在水果饮料、啤酒或白酒里，享受独特的香气。切碎的新鲜叶子可加在美乃滋、白酱、德国酸菜、沙拉或鸡肉料理中，风味将更为特别。

外敷方面，可当成入浴剂清洁肌肤，让肌肤变得光滑。即便经过干燥处理，香气仍会残留，所以可当作室内芳香剂使用，也因为能抚平不安的情绪，所以也是制作香草枕头时不可或缺的填充物之一。

香气特征

具有柔和的柠檬风味。没有酸味，只有清爽的滋味。

主要使用方法

【新鲜】可当成肉类料理、沙拉、甜点的配料使用。切碎后可加在鱼肉、鸡肉、鸡蛋料理、美乃滋里。

【干燥】做成香草茶。

食用秘诀

享受柠檬的香气
可加在沙拉或肉料理里享受风味。香草茶则有消除疲劳的效果。

与薄荷一样，都能放在制冰槽里保存

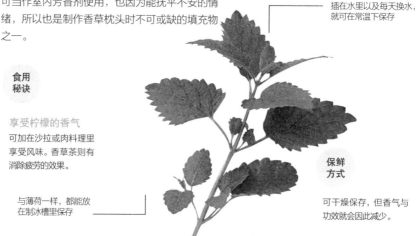

插在水里以及每天换水，就可在常温下保存

保鲜方式

可干燥保存，但香气与功效就会因此减少。

象征的香草
自古被认为是长寿

地中海地区原产的唇形科多年生草本植物，与薄荷相似的绿色茎叶具有柠檬的香气。柠檬香蜂草具有解热、发汗的效果，能在感冒时发挥作用，也有预防疲劳的功效，所以在体力容易消耗的炎热季节里，可当成香草茶喝。柠檬香蜂草的精油成分包含柠檬醛、香茅醛、丁香酚、沉香脂，可改善失眠、抑郁症状与促进消化，也有预防阿尔茨海默病的预期效果。对于治疗慢性支气管炎、头痛也有功效。

柠檬香峰草自古以来被视为长寿的象征，做成茶喝可延长寿命，甚至留下 13 世纪格拉摩根公爵卢埃林每天都喝柠檬香蜂草，结果活到 108 岁的传说。有优异的强健胃肠效果，也有促进消化、增进食欲的效果，作为餐前、餐后的饮品都很合适。

洋扁豆

主要功效

众多营养成分之中，以钾的含量最为突出，预防高血压的效果也很明显。由于膳食纤维的含量也很丰富，很适合容易便秘的人食用。

- ●预防癌症
- ●预防与改善高血压
- ●消除疲劳
- ●美肤效果

烹调与食材搭配的秘诀

汤品、炖煮类料理、咖哩中都常使用。浸泡在水里 2～3h 即可使用，但如果用压力锅炖煮一下，就能直接使用，不需再浸水泡发。豆子本身就含有多种营养成分，但是若能与含有维生素 B$_1$（促进碳水化合物的代谢）的猪肉或猪肝搭配，或是与含有维生素 B$_6$（促进蛋白质代谢）的彩椒、大蒜搭配，就可摄取更为均衡的营养。与胡萝卜、西蓝花这类黄绿色蔬菜搭配，则可摄取更加充实的营养。

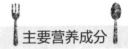

主要营养成分

除了优质蛋白质、维生素 B 群、维生素 E、膳食纤维之外，还含有豆类特有的抗氧化成分卵磷脂。

蛋白质	●●●●●●●●●●●
	23.2g（50g）
维生素B$_1$	●●●●●●●●●●
	0.52mg（1.1mg）
维生素B$_2$	●●●●●
	0.17mg（1.2mg）
钾	●●●●●●●●●●
	1,000mg（2,000mg）
膳食纤维	●●●●●●●●●●●
	16.7mg（18mg）
糖类	44.0g

※ 上述为可食用部分每 100g 的营养含量。括号内的数字是成年女性一天的食用建议量或参考值，也是各年龄层食用的最大值。

食用秘诀

做成炖煮类料理食用
与香肠、番茄一起炖煮也很美味。

市面上买得到干燥品或是罐头包装的洋扁豆，但是干燥的风味更佳，也比较经济实惠

保鲜方式

洋扁豆不耐高温潮湿的环境，请放在阴凉处保存。开封后可倒入密封容器里保存，也请尽早吃完。

选购时，绿色的比褐色的好，而且最好选择表皮偏绿，带有光泽的为佳

营养丰富又好利用的豆类

西亚到地中海沿岸为原产地。日文之所以称为"镜片豆"，是因为凸凸的外形很像镜头的镜片。较常见的为绿色与带有绿色的褐色豆子。橘色的是去皮后的洋扁豆。

主要成分为碳水化合物之一的淀粉，这种淀粉会在体内分解成葡萄糖，而葡萄糖是脑部、神经、红血球与肌肉的热量来源，为了让这些器官正常运作，就必须均匀摄取蛋白质与脂质，以及必需量的碳水化合物。洋扁豆除了上述的三大营养成分之外，还含有扮演促进这三大营养成分代谢的重要角色的维生素 B 群与具有高抗氧化力的维生素 E、烟碱酸。此外，还含有钾、镁、磷、铁等多种营养成分。

迷迭香

主要功效

具有消除疲劳、强壮身体这类效果，可产生多种功效。

- ●促进消化
- ●抗菌作用
- ●促进血液循环
- ●消除疲劳

烹调与食材搭配的秘诀

可掩盖肉腥味，也有杀菌效果，可先试着在羔羊肉或猪肉的料理中少量使用。比起炖煮类料理，用烤箱烘烤的料理更常用迷迭香。当成烤马铃薯的增香料使用，或是做成香草奶油置于蔬菜料理旁边也很合适。新鲜的花可掺在沙拉里，让沙拉看起来更为美观。

不过，迷迭香是香气强烈的香草，千万别一次性放太多。此外，新鲜迷迭香的叶柄像木头一样硬，建议在烹调结束后取出。

食用秘诀

使用在肉料理中

精油成分含有促进消化与消除疲劳的效果。煎烤肉类时，可少量添加。

香气特征

具有新鲜的香甜气味、清爽的淡淡苦味与樟脑般的强烈香味。

主要使用方法

【新鲜】可制作鸡肉、猪肉等肉料理或蔬菜料理。叶子的香气可渗入牛奶里，也适合制作甜点。

【干燥】与新鲜的迷迭香用法相同。

如果是连着枝杈的迷迭香可插在水中保存，只要每天换水就能长期保存

保鲜方式

经过干燥，风味也不会流失太多，是很方便保存的香草。做成香草奶油也很合适。

能强健身体的回春香草

主要精油成分包含蒎烯、龙脑、樟脑、桉树脑，具有促进消化、杀菌、消除疲劳的效果，在欧洲也常用于医疗。有时会用于解决食欲不振、胃动力不足、肝脏功能衰弱、弛缓性便秘这类消化功能下降或循环失常所造成的肠胃动力不足问题，还会用来缓解神经性头痛。再者，所含的多酚之一的迷迭香酸已知具有强大的抗氧化力。迷迭香被誉为"回春香草"，古希腊人认为它能让头脑变得清晰。繁殖力很强，常被当成淡香水 (eau de Cologne) 与除臭剂使用，也会放在浴缸里促进血液循环。很适合种在阳台与院子里。干燥的叶子可作为室内芳香剂使用，而干燥的茎部可作为烤肉时的柴火使用，还能顺便驱虫。

月桂叶

主要功效

促进消化及肠胃功能，也能让肝脏与肾脏的功能更为活跃。

- ●健胃作用
- ●促进消化
- ●增进食欲
- ●促进血液循环

烹调与食材搭配的秘诀

常当成促进食欲的香草或香草束使用。由于香气十分明显，建议少量使用。汆烫胡萝卜或马铃薯这类蔬菜时，在锅里放一叶月桂叶，特有的香气会从锅中飘出。如果要让香气更加明显，可以用手在叶子的一些部位掰出裂痕再使用。

月桂叶拥有很强劲的防腐功效，常用于肉派、酸黄瓜、醋渍酱菜、油渍酱菜这类备用食物的制作。

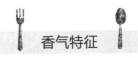

香气特征

新鲜叶子有淡淡的苦味，干燥后却会散发香甜独特的气味。在房间里放几枝月桂叶的枝杈，可让空气变得清新，一扫房间里的异味。

主要使用方法

【新鲜】做成香草束，放入炖菜、汤品与酱汁里。叶子可直接放在油渍料理、肉派、咖喱、鱼汤里。

【干燥】做成香草束。干燥后 2~3 天是香气最为明显的时期。

食用秘诀

替炖煮类料理去腥

可做成香草束，替炖煮类料理增香。

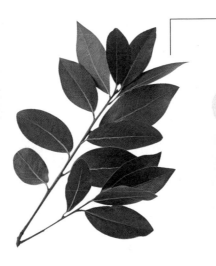

若想自行干燥，可将早上摘取的叶子摊在通风良好的阴凉处阴干

保鲜方式

越干燥，叶缘越会蜷缩，所以建议在叶子上面压块薄薄的板子。完全干燥后，放入瓶中密封，叶子所含的芳香成分就不会挥发至空气里。

香草束可去腥，适合作为防腐剂使用

叶子的精油成分包含桉树脑、蒎烯、香叶醇、芳樟醇，因为具有芳香的气味，常做成芳香性健胃药或涂布剂。也因为能促进唾液的分泌，可有效增进食欲、促进消化，以及增强肝脏与肾脏的功能。对于被蜜蜂叮、类风湿症状、神经痛有缓解的效果，也有温和的麻醉作用。此外，芳香成分之一的桉树脑也有促进血液循环的作用。

月桂叶的法文为"laurier"，中文的意思是"月桂树"，英文则称为"Bay Leaf"，属于樟科常绿树种，是很受欢迎的庭院植物。以献给古希腊之神阿波罗（司掌预言、诗、医学）的树而闻名。在英国常将根部当成治疗肝病、传染病、肺结核的药物使用，即便到了现代，从果实榨取的油也常当成挫伤、瘀伤的外敷药。

山葵

主要功效

刺激的辣味成分为异硫氰酸烯丙酯，有强劲的杀菌作用。辣味有刺激胃部的效果，也能增进食欲。

- ●增进食欲
- ●抗菌、杀菌作用
- ●预防癌症
- ●增强免疫力

烹调与食材搭配的秘诀

山葵所含的黑介子硫苷酸钾（配糖体）分解后，与空气接触就会产生辣味成分的异硫氰酸烯丙酯。磨泥器的孔洞越密，就有越多的细胞与空气接触，香气与辣味也更明显，杀菌效果也随之提升。适合搭配的食材为富含蛋白质的豆腐、香气源自脂质的酪梨、口感黏稠的山药。与柠檬的酸味很对味，也能提升抗氧化力。由于有杀菌效果，山葵被认为是生鱼片不可或缺的佐味料。

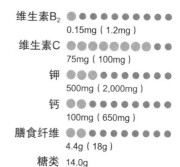

主要营养成分

维生素 C、钾、钙、膳食纤维虽然含量丰富，但使用上仅止于少量，所以相比营养，辣味成分的药效更为明显。

维生素B$_2$ ●●●●●●●●
0.15mg（1.2mg）

维生素C ●●●●●●●●
75mg（100mg）

钾 ●●●●●
500mg（2,000mg）

钙 ●●●●●
100mg（650mg）

膳食纤维 ●●●●●
4.4g（18g）

糖类 14.0g

※ 上述为可食用部分每100g的营养含量。括号内的数字是成年女性一天的食用建议量或参考值，也是各年龄层食用的最大值。

食用秘诀

做成山葵酱菜之后
（每100g含量）

维生素B$_2$	0.17mg
维生素C	1mg
钾	140mg
钙	40mg
膳食纤维	2.7g
糖类	25.3g

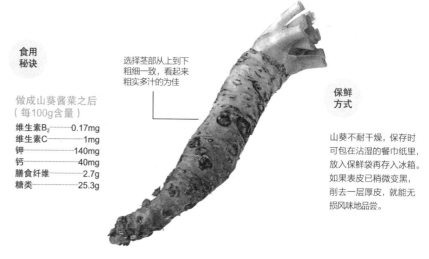

选择茎部从上到下粗细一致，看起来粗实多汁的为佳

保鲜方式

山葵不耐干燥，保存时可包在沾湿的餐巾纸里，放入保鲜袋再存入冰箱。如果表皮已稍微变黑，削去一层厚皮，就能无损风味地品尝。

进食欲 窜鼻的香气可增

山葵是日本原产的辛香蔬菜，磨成泥的根茎除了可当作佐味料使用，叶子与叶茎也可做成烫青菜或酱菜。含有维生素 C 与钙，但因食材的特性而无法一次大量摄取，因此营养成分所带来的好处有限。

山葵的有效成分蕴藏在窜鼻的特殊辣味中，而辣味的主要成分为异硫氰酸烯丙酯，最知名的就是其优异的抗菌效果。这种辣味成分所含的超强杀菌力可预防食物中毒与发霉，还能消除生鲜鱼货的腥味，刺激的香气也能促进唾液分泌与食物消化。近年来，十字花科的植物因为预防血栓形成与防癌的效果而备受关注，山葵在国外也因而成为极受欢迎的健康食材。

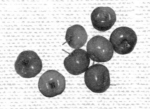

蔬菜的
基本营养成分

所谓的"应季"，
是指蔬菜在一年中营养成分含量最丰富的时期。
因此，应季蔬菜才会如此水嫩多汁与香气四溢。

即便没有特别的烹调方式，
只要能凸显食材本身的原味，
就能美味地享受应季蔬菜。
让我们通过新鲜、便宜、美味的应季蔬菜
聪明地摄取健康的营养成分吧。

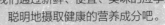

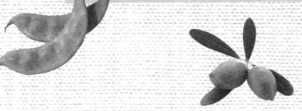

蔬菜营养成分的种类与功效

可分类为热量来源与调整生理功能这两种

五大营养成分与膳食纤维

食品所含的营养成分大致可分成两大族群，其中之一是形成生理组织与热量来源的蛋白质、脂质、碳水化合物这三种营养成分，由于必需量较高，所以统称为三大营养成分。

另一个族群是调整身体功能，让生理功能运作更顺利的成分，也就是常听到的维生素与矿物质，加上刚刚提及的三大营养成分，合称五大营养成分。

此外，上述五大营养成分若再加上膳食纤维，就可合称为六大营养成分。膳食纤维无法扮演热量来源的角色，也不具促进消化、吸收、合成、代谢的功效，早期认为除了预防便秘之外，并无其他营养价值。但近年来经过研究证实后发现，膳食纤维具有许多预防生活习惯病的作用，也了解了它的重要性，因此除了营养成分相关功效之外，膳食纤维具有的功能性成分也因防癌、抗氧化效果、增强免疫力等效果而备受关注。

均衡摄取

五大营养成分与膳食纤维必须均匀地摄取至建议量或标准量。如果未能均衡摄取，新陈代谢就会下降，免疫力、抵抗力等人体生理功能也会衰退。近年来，罹患三大生活习惯病的癌症、脑中风、心脏病的病例之所以增加，主要在于人们生活广受欧美饮食影响，导致营养成分摄取比例偏重于脂肪，维生素、矿物质与膳食纤维都呈现慢性缺乏的状态。蔬菜与水果除了能补充容易摄取不足的维生素、矿物质、膳食纤维之外，也富含能让免疫力与生理功能正常运作的功能性成分。让我们一起均衡地摄取多种营养成分吧。

成为能量来源的主要营养成分 数值为各营养成分的摄取比例（PFC比例）

蛋白质

肌肉、脏器、皮肤的主要成分，也是体内代谢所需的酵素与荷尔蒙的成分，与制造热量有关。1g约有4 kcal的热量。
（P）: 15%~20%

脂质

可作为热量来源，也是细胞膜与血液的成分。转化成三酸甘油脂之后，可发挥保护内脏的效果。1g约有9kcal的热量。
（F）: 20%~25%

碳水化合物

糖类和膳食纤维所组成的成分。有些糖类被吸收之后，会立刻转化成热量，1g约有4kcal的热量。
（C）: 50%~70%

调整生理功能的营养成分

维生素

尽管分量不多，却是维持生命所需的有机物质。原则上，体内无法自行制造，必须从食物摄取。可分成水溶性与脂溶性两种。

矿物质

为身体组成成分之一，也具有调整生理功能的效果。必须从食物中摄取。

蛋白质

特征与功效

蛋白质除了可于体内转化成热量，也是打造身体组织的主要成分。被消化器官消化后，会转化成胜肽或氨基酸，被吸收与重新合成，维持一定程度的量，也同步形成肌肉、血液、骨骼、牙齿、皮肤、毛发这些组织。此外，也能转化成促进、调整代谢的酵素与荷尔蒙成分，每1g约可转化成4 kcal的热量。

蛋白质是各种氨基酸的结合体，不同氨基酸的各种组合，都能产生不同的功效与性质。组成人体蛋白质的氨基酸有20种，而其中有9种是人体无法自行合成的必需氨基酸，这些必需氨基酸均衡地组合之后，就是所谓的优质蛋白质，肉类、鱼类、鸡蛋等动物性蛋白质就属于优质蛋白质之一，即便是氨基酸不均衡的食品，也能通过巧妙的组合提升利用率。

过剩症状与缺乏症状

成年女性的单日建议摄取量为 50g※(成年男性为60g)。于体内分解的氨基酸之中，无法重新合成的氨基酸会转化成尿液排出体外。若是过度摄取，会使尿液量增加，导致肾脏承受额外的负担，钙质也会变得容易随着尿液排出，导致骨质疏松症恶化，也有可能使心情变得烦燥。

摄取不足时，则会导致免疫力下降以及出现感冒、贫血、全身疲劳等有损健康的症状。

富含的蔬菜(豆类)
(可食用部分每100g的含量)

大豆	33.8g
花生	25.4g
洋扁豆	23.2g
豌豆	21.7g
红豆	20.3g
白芸豆	19.9g
芝麻	19.8g
毛豆	11.7g

主要氨基酸的种类

必需氨基酸 | 非必需氨基酸

异白氨酸
使神经功能正常发挥作用与强化肌肉。

白氨酸
提升肝脏功能与强化肌肉。

离氨酸
促进成长、修复组织所需的成分。也是抗体的原料。

天门冬氨酸
促进热量代谢与消除疲劳。

甲硫氨酸
具有解毒作用与抗肿瘤、溃疡等效果。

苯丙氨酸
多巴胺的原料，可使血压上升。

苏氨酸
促进成长的必需氨基酸。

谷氨酸
让脑部、神经正常发挥功能与消除疲劳。

色氨酸
可转化为神经递质，也有镇静效果，同时能提升免疫力。

缬氨酸
促进成长与强化肌肉。

组氨酸
幼儿发育所需的氨基酸，可辅助神经功能。

酪氨酸
肾上腺素或多巴胺这类神经递质的材料。

※ 以 100g 猪肉为例，肩里肌肉（带有油脂、生肉）约含 17.1g 的蛋白质，腰内肉（瘦肉、生肉）则含有 22.2 g 的蛋白质。

脂质

特征与功效

脂质是指不溶于水,可溶于醚与氯仿类有机化合物的物质总称。1g约有9kcal热量,在三大营养成分之中,是最能产出热量的营养成分,产生热量的比例约是蛋白质与碳水化合物的2倍以上。人体大部分的脂质都是从油脂(液体与固态的脂肪)中摄取,但此时的脂肪指的是三酸甘油脂(中性脂肪)。三酸甘油脂虽含有脂肪酸,但会依脂肪酸的种类(参考下方与下一页的内容)而在人体内产生不同的功效。

听到脂质,或许会联想到是健康与美容的天敌,但其实脂质是细胞膜的主要成分,也是维持黏膜与皮肤健康不可或缺的营养成分,同时也有促进脂溶性维生素吸收的效果,是人体必需的营养成分。日本人的脂质摄取基准介于总摄取热量的20%~30%之间,但通常有过度摄取的倾向。为了维持健康与美丽,请务必均衡摄取脂质,以免过犹不及。

过剩症状与缺乏症状

常见于肉类或乳制品的饱和脂肪酸是生活所需的热量来源之一,也很容易转化成皮下脂肪或内脏脂肪囤积,一旦过度摄取,血液里的胆固醇会急剧上升,也很容易引起起动脉硬化与心肌梗塞的问题。反之若摄取不足,体力与活力会衰退,血管也会变得脆弱,导致脑出血或其他相关疾病。

富含的蔬菜※

(可食用部分每100g的含量)

夏威夷果	12.46g (60.79g)
花生	8.33g (36.5g)
芝麻	7.52g (41.38g)
酪梨	3.21g (12.98g)
大豆	2.59g (14.07g)
毛豆	0.84g (4.65g)
地肤子	0.36g (2.15g)
木耳	0.29g (0.95g)

※饱和脂肪酸的含量。括号内是不饱和脂肪酸的含量。

脂肪酸的小常识

脂质的品质是由脂肪酸决定,而脂肪酸是组成脂肪的成分,可根据分子的碳数与双键的位置、数量分成不同种类。

大致上,可分成饱和脂肪酸与不饱和脂肪酸两种。饱和脂肪酸是不含碳双键的脂肪酸,不饱和脂肪酸则是包含碳双键的脂肪酸。

不饱和脂肪酸共有两种,一种是只含有一个碳双键的不饱和脂肪酸,称为单元不饱和脂肪酸,其次是含有两个以上碳双键的不饱和脂肪酸,称为多元不饱和脂肪酸。多元不饱和脂肪酸又可因碳双键的位置分成n–3系列与n–6系列脂肪酸。

被归类为多元不饱和脂肪酸的亚麻油酸、α–次亚麻油酸与花生四烯酸被称为必需脂肪酸。这些脂肪酸无法于体内合成,或是即使可以合成,也无法到达必需量,所以必须从食品中摄取。

根据脂肪酸构造进行的分类

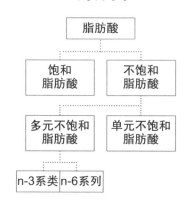

脂肪酸

├─ 饱和脂肪酸
└─ 不饱和脂肪酸

多元不饱和脂肪酸　单元不饱和脂肪酸

n–3系类　n–6系列

饱和脂肪酸·不饱和脂肪酸

饱和脂肪酸

酪酸
主要是奶油与奶酪这类乳制品特有的脂肪酸。

棕榈酸
肉类脂肪含量特别高，会增加血糖量。

硬脂酸
不论动物性与植物性脂肪都富含的脂肪酸。

不饱和脂肪酸

单元不饱和脂肪酸

油酸※1
可减少坏胆固醇。常见于橄榄油。

棕榈油酸
人类的皮肤油脂含有棕榈油酸，与皮肤的适配性非常高，也不容易氧化。

多元不饱和脂肪酸

n-6系列脂肪酸

亚麻油酸※1
大豆油、芝麻油的含量非常丰富，必须与n-3系列的脂肪酸在摄取量上取得平衡。

花生四烯酸※1
常见于猪肝、肝油，可降低血压与提升免疫力。

n-3系列脂肪酸

α-次亚麻酸※1
常见于紫苏籽油与亚麻仁油，可预防高血压。

二十碳五烯酸
鲭鱼这类青背鱼的含量特别丰富。可降低三酸甘油脂。※2

二十二碳六烯酸
青背鱼的含量特别丰富，可减少血液里的三酸甘油脂。

※1 必需脂肪酸
※2 就是所谓的EPA

饱和脂肪酸

饱和脂肪酸常见于肉的油脂或乳制品，属于不含碳双键的脂肪酸。肉类脂肪富含的硬脂酸、棕榈酸、肉豆蔻酸，乳制品富含的酪酸，椰子油富含的月桂酸，都属于饱和脂肪酸的一种。

不饱和脂肪酸

单元不饱和脂肪酸不容易转化成过氧化脂质，能有效预防动脉硬化。

多元不饱和脂肪酸可根据构造分成n-6系列与n-3系列。两者都能减少血脂量，但若过度摄取n-6系列的脂肪酸，好胆固醇会跟着减少。

此外，亚麻油酸因会增加患癌风险而引起关注，但是与乳癌、大肠癌、前列腺癌的关联性已被否定。不过是否与发炎性疾病有关，目前尚未明朗。

组成细胞膜、荷尔蒙、维生素D的原料

胆固醇

特征与功效

脂质之一的胆固醇是引爆动脉硬化的导火线，所以常给人不良的印象。不过，胆固醇是细胞膜、胆汁酸、荷尔蒙的原料，也是制造维生素D的原料，如果摄取不足，血管反而会变得脆弱，罹患脑出血的风险也会跟着提升，因此还是得适量摄取。

一般来说，胆固醇分成好胆固醇(HDL)与坏胆固醇(LDL)两种，但这只是因为脂蛋白这类组合物质的差异所造成。前者会把动脉里多余的胆固醇排出，后者则会让胆固醇在动脉里积淀，增加血液的黏性。
换言之，高胆固醇的食品不见得就对身体不好。章鱼、虾、鸡蛋(蛋黄)都含有胆固醇，却也含有许多优质的营养成分。为了健康就不能过度摄取，也要保持饮食的均衡适量摄取。

过剩症状与缺乏症状

胆固醇可于体内合成，摄取不足导致缺乏症状发生的机率不高，但是得注意是否过度摄取。动物性的食品含有胆固醇，但植物性的食品没有胆固醇，所以可抑制胆固醇的上升。

过度摄取胆固醇会让好胆固醇增加，但也会让坏胆固醇过度增加，一旦坏胆固醇氧化，罹患心血管疾病或动脉硬化的风险就会升高。不过，由肝脏合成胆固醇的量远比食品摄取的量多，所以只是避吃鸡蛋、肉类这些高胆固醇的食品是无法完全避开问题的。

油脂丰厚与甜味明显的食物可轻易转化成合成胆固醇的原料，所以刻意减少这类食物的摄取量，可有效改善胆固醇的摄取。此外，膳食纤维的摄取不足或运动不足都会使胆固醇上升。

碳水化合物

特征与功效

　　1g的碳水化合物约可产生4 kcal的热量。碳水化合物在体内消化后，就会分解成单糖之一的葡萄糖，然后被吸收。葡萄糖可通过血液运送至各细胞，被当成热量消耗掉。热量之一的碳水化合物能很快被分解与吸收，与蛋白质或脂质相较之下，算是即效性的热量来源。

　　葡萄糖是脑部、神经组织、红血球的重要热量来源，承担着非常重大的责任。基础代谢所消耗的热量之中，约有两成是由脑部消耗，若是因为糖的不足，导致血糖值下降，肝脏的糖原就会分解成葡萄糖，并且输往血液里。

　　此外，从食品摄取的碳水化合物主要以薯蓣类、豆类或是米、面包所含的淀粉为主。此外，碳水化合物也含有人体无法消化与吸收的膳食纤维。

过剩症状与缺乏症状

　　以糖原的形式于肝脏囤积的葡萄糖消耗之后，蛋白质与脂肪会分解成新的葡萄糖，碳水化合物※很少会摄取不足。

　　不过，如果摄取量超过肝脏所能贮存的量，多余的葡萄糖会转化成体脂肪囤积，渐渐产生肥胖的问题，要特别注意。反之，若是长期摄取不足，蛋白质与脂肪就会过度分解，进而出现体力急剧下滑与全身倦怠的症状。

富含的蔬菜

(可食用部分每100g的含量)

糯米	77.2g
发芽糙米	74.3g
栗子※	36.9g
银杏	34.8g
地瓜	31.9g
芋头	27.1g
山慈姑	26.6g
马铃薯	17.6g

※栗子是日本栗子的数植

主要碳水化合物的种类与特征

单糖类

由单体的糖组成。有甜味，易溶于水。

葡萄糖
常见于葡萄的甜味成分，因此被称为葡萄糖，英文名称为glucose。

果糖
甜味约为砂糖的1.5倍，吸收速度与葡萄糖同样快。常见于水果或果汁。

半乳糖
又称脑糖，常见于乳制品，与葡萄糖结合就会转化成乳糖。是婴儿脑部发育所需的糖类。

少糖类

由多种单糖结合的糖类。有甜味，也容易溶于水。

双糖类

蔗糖
砂糖的主要糖分。葡萄糖与果糖结合之后的糖，英文名为sucrose。

麦芽糖
两个葡萄糖结合的糖，英文名为maltose，常见于麦芽。

乳糖
英文名为Lac-tose，是葡萄糖与半乳糖结合的糖，常见于母乳与牛奶。

寡糖(小糖类)

由三个以上葡萄糖这类单糖结合的糖。不易消化，可让肠道的比菲德氏菌这类有益菌增加。

多糖类

由许多单糖结合后的糖。有不溶于水的特征，分解后会有甜味。

淀粉
植物通过光合作用让空气里的二氧化碳与水合成的产物，是米、麦这些谷物的主要成分，薯蓣类也有相当的含量。

糖原
葡萄糖运至肝脏后产生的糖。只见于动物性食品，也是一种热量来源。

纤维素
植物细胞壁的主要成分。常见于纸浆，是蔬菜的膳食纤维的主要成分，消化酵素无法消化，会直接排出体外。

※ 摄取基准为总摄取热量的50%~65%。

维生素的种类与功效

分成水溶性与脂溶性

维生素虽是微量，却是维持生命所不可或缺的营养成分，有些无法于体内合成，有些即便可合成，也无法达到需要量，所以必须从食品之中摄取。

维生素可分成溶于水的水溶性与溶于油脂的脂溶性两种。常见于蔬菜的维生素C几乎无法从蔬菜或水果之外的食品摄取。黄绿色蔬菜富含的维生素为在体内转化成维生素A 的 β−胡萝卜素，以及黄绿色蔬菜与坚果类富含的维生素E。除此之外，促进代谢的维生素B群常见于薯蓣类与豆类，与骨骼形成有关的维生素D则常见于菇类。此外，维生素B群之一的叶酸常见于绿色蔬菜，可有效预防失智症。

此外，过度摄取维生素会出现过剩症状，摄取不足则会出现缺乏症状。

水溶性维生素			脂溶性维生素
维生素B$_1$ 提升碳水化合物代谢的辅酵素之一，可分解疲劳物质。	**维生素B$_2$** 具有保护皮肤与黏膜的效果，也被称为"美白维生素"。	**烟碱酸** 具有分解酒精的效果，能预防宿醉。	**维生素A** 保护皮肤与黏膜，是维持眼睛健康的视网膜色素成分之一。
维生素B$_6$ 能有效代谢蛋白质。目前已知具有预防皮肤发炎的效果。	**维生素B$_{12}$** 具有产生红血球的效果，可预防光是补充铁质无法改善的贫血。	**叶酸** 对于新陈代谢、发育、怀孕初期的胎儿脑部发育、失智症的预防都有帮助。	**维生素D** 可提升钙质的吸收，也是骨骼与牙齿保健所需的成分。
生物素 维生素B群的一种。与碳水化合物、脂质、蛋白质的代谢有关。	**泛酸** 可增强抗压力与促进代谢，也是荷尔蒙合成所需的维生素。	**维生素C** 可合成胶原蛋白与促进铁质吸收，也可预防癌症。	**维生素E** 延缓老化的抗氧化维生素。可促进血液循环。
			维生素K 可促进血液凝固与钙质的吸收，也可有效预防骨质疏松症。

糖类代谢所需的"消除疲劳维生素"

维生素B$_1$

特征与功效

是碳水化合物代谢所需的维生素。代谢若是不顺畅，乳酸等疲劳物质会于体内囤积，导致容易疲倦或是碳水化合物转化成脂肪，害我们发胖。维生素B$_1$可在糖类转化成热量时，扮演辅酵素的角色，让代谢更加顺畅。

在猪肉、豆类、薯蓣类、坚果类中的含量丰富，比起白米，糙米或胚芽米的维生素B$_1$含量更加丰富，与大蒜与葱特有的刺激成分——硫化物之一的大蒜素一起摄取，吸收率将会大幅提升。

过剩症状与缺乏症状

超过必需量就会排出体外，所以不需要担心过剩症状，反倒是因为难以从食物中摄取，所以要注意摄取不足的问题。一旦摄取不足，就会出现肌肉疲劳、食欲不振这些症状。若是长期摄取不足，会出现脑部与神经方面的障碍，也可能出现眼球运动麻痹或意识障碍。一般认为，于日本明治时代肆虐的脚气病就是因为吃太多白米，维生素B$_1$摄取不足所导致。

富含的蔬菜
（可食用部分每100g的含量）

芝麻	0.95g
花生	0.85g
豌豆	0.72g
大豆	0.71g
洋扁豆	0.52g
白芸豆	0.50g
蚕豆	0.50g
红豆	0.45g

促进脂质代谢,保护皮肤、黏膜与毛发
维生素B$_2$

特征与功效

化学名称为核黄素、含有黄色色素的维生素。和许多营养成分的代谢有关,尤其在脂质代谢中扮演重要的角色,也与蛋白质的合成有关。能让皮肤正常发挥功能,也能保护口腔黏膜,是维持美貌所需的维生素之一。 此外,得到还原型谷胱甘肽这种酵素的辅助后,会具有抑制过氧化物质生成的抗氧化效果,能有效预防动脉硬化与癌症,也能全面预防因细胞老化而引起的生活习惯病。

过剩症状与缺乏症状

几乎不用担心过剩症状,而是要担心缺乏症状。若是摄取不足,就会造成肌肤粗糙或青春痘这类皮肤炎,以及头发干燥分岔的问题。嘴唇两侧破掉或是舌头肿胀等发炎症状也通常是因为维生素B$_2$摄取不足所引起。眼睛的黏膜若是不健康,就会出现眼睛疲劳这类眼睛症状。儿童若是长期摄取不足,也有可能会出现发育障碍。

富含的蔬菜
(可食用部分每100g的含量)

杏仁	1.06mg
木耳	0.87mg
山麻	0.42mg
秀珍菇	0.40mg
紫苏	0.34mg
艾草	0.34mg
真鸿喜菇	0.28mg
豌豆苗	0.27mg

促进糖类、脂质、酒精代谢
烟碱酸

特征与功效

烟碱酸与烟碱硫酸的总称。烟碱酸会于碳水化合物与脂质代谢为热量时,转化成NAD(烟酰胺腺嘌呤二核苷酸)这种物质,扮演辅酵素的角色辅助代谢所需的酵素。

酒精进入体内后,会于体内产生乙醛这种物质,而这种物质就是引起宿醉的原因,但NAD会转化成乙醛分解酵素的辅酵素。秀珍菇、舞菇、坚果类都有相当的含量之外,在人体内,也会由必需氨基酸之一的色氨酸合成。

过剩症状与缺乏症状

一次摄取超过100mg,皮肤会变红,也可能会出现便秘或下痢的症状,同时有可能出现感觉神经障碍或肝脏功能衰退。虽然摄取不足的机率不高,但是长期摄取不足时,会出现癞皮病,也有可能出现红疹、呕吐等不适症状。

富含的蔬菜
(可食用部分每100g的含量)

花生	17.0mg
秀珍菇	10.7mg
松茸	8.0mg
芝麻	7.6mg
金针菇	6.8mg
杏鲍菇	6.1mg
滑菇	5.1mg
真鸿喜菇	5.1mg

蛋白质分解与重新合成所需的维生素
维生素B$_6$

特征与功效

维生素B$_6$会将蛋白质分解成氨基酸,然后在重新合成为身体所需的蛋白质之际,换演辅酵素的角色。是因可预防皮肤炎而发现的维生素,人体也可制造部分的维生素B$_6$。

除了辅助蛋白质代谢为热量的角色,与脂质代谢与神经递质的合成也有关联,能预防脂肪肝,也可预防贫血与安定神经。青椒、彩椒这类黄绿色蔬菜以及鲣鱼、鲔鱼、秋刀鱼、鸡肉这类动物性食品的维生素B$_6$也有丰富的含量。

过剩症状与缺乏症状

在正常的饮食生活之中,不太可能出现过度摄取的问题,不过若是长期集中摄取维生素B$_6$成分之一的吡哆醇,有可能会出现手脚麻痹、疼痛这类感觉神经障碍,若摄取不足,也有可能导致神经系统失调、手脚麻痹、情绪不稳、贫血、失眠等症状。

富含的蔬菜
(可食用部分每100g的含量)

大蒜	1.53mg
糯米椒	0.39mg
香蕉	0.38mg
浅葱	0.36mg
山麻	0.35mg
山慈姑	0.34mg
山葵	0.32mg
地瓜※	0.26mg

※地瓜是去皮后的数值

维生素B$_{12}$

可预防恶性贫血，也是维护脑部健康不可或缺的营养成分

特征与功效

维生素B$_{12}$是在治疗贫血时被发现的维生素。

与叶酸的合并效果可帮助红血球生成，也能合成血红素，同时促进蛋白质与核酸的合成，是造血不可或缺的辅酵素。此外，也因能让中枢神经正常传递来自脑部的指令，能预防失智症所为人熟知。

过剩症状与缺乏症状

维生素B$_{12}$的摄取通常会超过必需摄取量，但不用担心会出现过剩症状。

摄取不足的情况也很少见。动物性食品的含量较高，所以不吃肉、鱼的人，有时需要通过营养补充剂补给。维生素B$_{12}$若摄取不足，有可能会引发巨幼细胞性贫血这种恶性贫血，而这种贫血与铁质摄取不足所引起的贫血不同。除了上述的贫血之外，罹患动脉硬化的风险也会增高，神经的功能也会衰退，最后可能会出现失眠、食欲不振、神经障碍这类症状。

富含的食材※①
(可食用部分每100g的含量)

甜海苔※②	77.6μg
蛤蜊	68.4μg
香鱼(内脏)	60.3μg
竹蛏	59.4μg
血蛤	59.2μg
牛肝	52.8μg
海瓜子	52.4μg
北寄贝	47.5μg

※①维生素B$_{12}$只存在于动物性食品中，无法从蔬菜摄取。
※②甜海苔部分为海苔的数值。

叶酸

帮助胎儿健康发育、预防恶性贫血与失智症

特征与功效

顾名思义，菠菜、西蓝花这类绿色蔬菜的含量较高，与维生素B$_{12}$一样有助于红血球的生成，若是摄取不足有可能会引起恶性贫血。

与造血效果并重的是，能合成核酸这项制造蛋白质与细胞的必要成分。对细胞分裂活泼的婴儿来说，叶酸可让尚未出生的婴儿正常发育，怀孕初期建议需充分摄取。

近年来，叶酸也因能让具有失智症或脑中风基因的人减少罹患相关疾病的风险而广受关注。

过剩症状与缺乏症状

无须担心过剩，而要担心难以充分摄取的营养成分。不过若是长期通过营养补充大量摄取，有可能会影响锌的摄取。摄取不足会发生巨幼细胞贫血。此外，怀孕初期的摄取量若极端不足，可能会造成胎儿罹患神经管闭锁不全的风险增高。

富含的蔬菜
(可食用部分每100g的含量)

油菜花※	340μg
毛豆	320μg
大豆	260μg
山麻	250μg
抱子甘蓝	240μg
浅葱	210μg
紫萁	210μg
菠菜	210μg

※为日本种的油菜花数值。

生物素

促进代谢，常保皮肤与毛发健康

特征与功效

别名为维生素H或是维生素B$_7$。

具有促进三大营养成分代谢为热量的效果，尤其在代谢糖时，可成为丙酮酸羧化酶的辅酵素，促进糖的再次合成。此外，也具有维护皮肤与毛发健康的重要效果，近年来因为能对抗异位性皮肤炎而广受关注。

食品则以豆类、坚果类、猪肝、菇类的含量较高。

过剩症状与缺乏症状

不需要担心过剩症状，要担心的是生蛋白所含的蛋白质会阻碍生物素吸收，所以尽可能不要只摄取生蛋白。

长期服用抗生素或因为拉肚子导致肠内充满坏菌这类特殊条件下，才有可能引起缺乏症状。代表性的症状包含皮肤炎、脱毛等，有时也会出现白发增生、肌肉痛、疲劳等症状。

富含的蔬菜
(可食用部分每100g的含量)

舞菇	24.0μg
山麻	13.6μg
油菜花※	12.2μg
秀珍菇	12.0μg
芝麻(干燥)	11.7μg
毛豆	11.1μg
金针菇	10.6μg
白花椰菜	8.5μg

※为日本种的油菜花数值。

辅酶A的成分之一

泛酸

特征与功效

泛酸的英文为Pantothenic，在希腊语里有"到处都有"的意思，顾名思义，许多食品都含有泛酸。早期曾被称为维生素B_5，现在则较常被称为泛酸。

进入体内后，会转化成辅酶A这种辅酵素的成分之一，可帮助蛋白质、碳水化合物、脂质这三大营养成分的代谢，也能帮助HDL（好胆固醇）合成，也与类固醇的合成有关，是多种组织的辅酵素。

过剩症状与缺乏症状

目前还没有报告指出过度摄取所造成的健康障碍，即便过度摄取也会排出体外。

由于许多食品都含有泛酸，所以只要保持正常的饮食生活，就不太可能会摄取不足，但若是极端地摄取不足，有可能会出现头痛、倦怠感、食欲不振、压力等不适症状。也有报告指出会导致脚底异常或精神障碍。

富含的蔬菜
（可食用部分每100g的含量）

秀珍菇	2.40mg
舞菇	1.91mg
山麻	1.83mg
葫芦干	1.75mg
豌豆	1.74mg
酪梨	1.65mg
真鸿喜菇	1.59mg
杏鲍菇	1.16mg

美容与健康不可或缺的抗氧化维生素

维生素C

特征与功效

细胞与细胞的联结需要胶原蛋白这种蛋白质，而维生素C与这种蛋白质的合成有关，也因为与强化血管、皮肤、黏膜有关，所以成为家喻户晓的美白维生素。此外，其具有超强的抗氧化力，所以能抑制对身体有害的活性氧化物的活动力，也能阻止胆固醇增加，同时还能延缓老化与预防动脉硬化。

此外，可促进类固醇与肾上腺髓质的生成，也能缓解压力与帮助铁质吸收，可说是功效丰富的维生素。由于是易溶于水，不耐加热的维生素，在烹调方法上必须多下工夫。

过剩症状与缺乏症状

不会在体内囤积，稍微过量摄取也不用担心过剩症状。若摄取不足，有可能会引发免疫力下降，出现感冒等症状，也有可能导致牙龈出血这类坏血症或是皮肤粗糙与头发干涩。抽烟与压力都会消耗维生素C，生活不规律的人应该大量摄取。

富含的蔬菜
（可食用部分每100g的含量）

抱子甘蓝	160mg
油菜花※	130mg
卷叶欧芹	120mg
西蓝花	120mg
荠菜	110mg
辣椒	92mg
白花椰菜	81mg
青椒	76mg

※为日本种的油菜花数值

保护皮肤与黏膜的健康，舒解眼睛不适症状

维生素A

特征与功效

具有强化皮肤与黏膜的效果之外，尤其是维护眼睛健康所不可或缺的脂溶性维生素。动物性食品所含的视网醇、植物性食品所含的胡萝卜素（α、β、γ、隐黄素）都属于维生素A的成分之一，蔬菜则不含视网醇。维生素A具有抗氧化效果，可延缓细胞老化与预防癌症以及动脉硬化。

过剩症状与缺乏症状

维生素A可保护呼吸器官的黏膜，进而防止肺炎，也因为能保护鼻子的黏膜，可预防病毒感染，因此等于可维护全身功能的健康。

若过度摄取会在肝脏囤积，导致肝脏功能出现障碍。此外，已有报告指出，怀孕期间过度摄取会对胎儿造成不良影响。摄取不足时容易引起夜盲症与干眼症，全身皮肤与黏膜也可能变得干燥，导致抵抗细菌与病毒的能力下降而容易感冒。此外，胡萝卜素的相关内容请参考第256页。

富含的蔬菜
（可食用部分每100g的含量）

紫苏	880μg
山麻	840μg
胡萝卜	720μg
卷叶欧芹	620μg
罗勒	520μg
迷你胡萝卜	500μg
明日叶	440μg
艾草	440μg

（数值为胡萝卜素之一的视网醇活性当量）

帮助钙质吸收与沉淀，强化骨骼与牙齿
维生素D

特征与功效
　　进入体内后，会转化成活性的维生素，可帮助钙与磷这类骨骼、牙齿形成所需的成分的吸收。除了从食品摄取之外，是一种让皮肤沐浴在紫外线的照射下，体内可自行合成的维生素。

　　维生素D不仅可帮助钙、磷的吸收，还可将血液里的钙运至骨骼里，让钙质沉淀，也能在血液或肌肉的钙质不足时，补充从骨骼流失的钙质，在钙质含量的调整上，扮演着相当重要的角色。

过剩症状与缺乏症状
　　过剩症状不会因为从食物过度摄取而发生，多因过度摄取营养补充剂而发生。若是过度摄取，会出现血液含钙浓度上升、全身疲劳、恶心、食欲不振这些症状。于血管囤积时，会出现动脉硬化或肾功能不全。摄取不足会有碍骨骼发育，造成骨质软化或骨质疏松症。若是儿童摄取不足，会造成佝偻症这类发育障碍。

富含的蔬菜
（可食用部分每100g的含量）

木耳	85.4μg
白木耳	15.1μg
干香菇	12.7μg
舞菇	4.9μg
杏鲍菇	1.2μg
鸿喜菇	0.6μg
香菇	0.4μg
秀珍菇	0.3μg

预防身体氧化、延缓老化与预防生活习惯病
维生素E

特征与功效
　　具有超强的抗氧化力，也因这项效果被誉为"延缓老化维生素"。维生素E的抗氧化作用可延缓脂质氧化，所以可预防过氧化脂质于内脏或皮肤的血管沉淀，也可预防癌症、动脉硬化以及脑部老化这些症状。

　　此外，维生素E可促进血液循环，改善手脚冰冷与肩膀僵硬，也可促进新陈代谢，让肌肤变得水润有弹性，所以被认为是让人重返青春的维生素。目前已知与性荷尔蒙的生成、分泌有关，能让生殖功能正常发挥作用。

过剩症状与缺乏症状
　　不太可能发生过剩症状，但是若通过营养补充剂摄取超过上限的量，就会造成出血、肌耐力衰退与下痢等症状。摄取不足则可能因活性氧化物的伤害，造成罹患癌症、动脉硬化、细胞老化的风险增加，也有可能因为红血球弱化导致溶血性贫血发生，女性甚至会发生不孕、流产等。

富含的蔬菜
（可食用部分每100g的含量）

花生	10.1mg
辣椒	7.7mg
山麻	6.5mg
笔头草	4.9mg
南瓜※	4.9mg
地肤子	4.6mg
紫苏	3.9mg
罗勒	3.5mg

※南瓜为印度南瓜的数值 <数值是α−生育醇的含量>

受伤止血与维持骨骼健康不可或缺的
维生素K

特征与功效
　　维生素K是一种与血液凝固及抑制凝固有关的维生素，在受伤止血与停止内出血方面扮演着重要的角色，还可增强蛋白质活性，促进骨骼形成，是强化骨骼所不可或缺的维生素。

　　维生素K可分成从食品摄取的维生素K$_1$以及体内肠道细菌合成的维生素K$_2$，前者主要蕴藏于叶菜类蔬菜等黄绿色蔬菜之中，后者则富含于纳豆中。属于脂溶性维生素，所以几乎不会因为水洗或加热而流失，但是却容易因为日晒或碱性物质而被破坏。

过剩症状与缺乏症状
　　不需要太担心过剩的问题，但若一次大量摄取，有可能会引起恶心、血压降低的症状。

　　可由肠内细菌合成，所以几乎不会摄取不足，但是若摄取不足，人体就无法充分吸收钙质，骨骼也会因此变得脆弱。此外新生儿的肠内细菌仍无法充分合成，摄取不足有可能会发生出血症。

富含的蔬菜
（可食用部分每100g的含量）

卷叶欧芹	850μg
紫苏	690μg
山麻	640μg
明日叶	500μg
罗勒	440μg
皇宫菜	350μg
艾菜	340μg
荠菜	330μg

矿物质的种类与功效

组成身体的成分

矿物质是指不包括碳、氢、氧、氮这类有机化合物的无机质营养成分，与维生素一样无法于体内合成，必须从食物中摄取。

矿物质会转化成身体的组成成分，也可调整体内的水分平衡，强化合成细胞的酵素活力，负责调整神经与肌肉的相关功能。

与强化骨骼、牙齿有关的钙、磷，或是血液与骨髓里的铁，都是知名且具代表性的矿物质。

蔬菜通常含有较丰富的钾，某些蔬菜还富含钙与铁，能有效预防生活惯病。

主要的矿物质与功效

钠	钾	钙	镁	锌	铜
与钾一同调整体内水分的平衡。	调整体内水分平衡，让肌肉运动更为顺畅。	骨骼与牙齿的组成成分，是人体含量最多的矿物质。	与骨骼形成有关，可促进酵素反应。	帮助蛋白质与DNA合成，是新陈代谢不可或缺的矿物质。	促进铁质吸收，帮助胶原蛋白与毛发色素的生成。

锰	铬	钴	硒	钼	碘
除了帮助骨骼形成的酵素，也强化其他多种酵素的活力。	促进糖类代谢的胰岛素活力，可预防糖尿病。	维生素B_{12}的必需组成成分，可提升造血功能，预防恶性贫血。	分解过氧化脂质的酵素成分，可预防细胞老化。	强化代谢体内老旧废物尿酸的酵素。	是甲状腺荷尔蒙的成分，可促进发育与代谢。

调整体内水分平衡
钾

特征与功效

钾和钠都可让细胞正常发挥功能，是维持生命功能的必要成分。细胞内液含量较高的是钾，细胞外液含量较高的是钠，两者若是失去平衡，细胞就无法正常发挥功能。

此外，钾具有让肌肉正常收缩与松弛的效果，也能让神经正常地传递信号。

过剩症状与缺乏症状

过度摄取也会随着尿液排出，不用太担心会发生过剩症状。虽然许多食品都含有钾，但从预防生活惯病的角度来看，属于容易摄取不足的营养成分。由于钾可促进钠的排出，充分摄取可有效预防因为过度摄取钠而造成的高血压。

富含的蔬菜
(可食用部分每100g的含量)

大豆	1,900mg
红豆	1,500mg
白芸豆	1,500mg
瑞士甜菜	1,200mg
木耳	1,000mg
卷叶欧芹	1,000mg

与其注意摄取不足,更要注意过度摄取
钠

特征与功效

钠主要蕴藏于细胞外液，同时也存在于骨骼里。与钾一起调整细胞内外的水量与浸透压，维持钠的浓度。若是缺钠，细胞就无法正常发挥功能，也就无法维持身体功能。通常会通过食盐摄取，所以与其注意摄取不足，不如注意摄取过度的问题。若能充分摄取钾，就能将多余的钠排出体外。

过剩症状与缺乏症状

长期、大量摄取会导致体内囤积过量的钠，进而形成水肿与高血压的症状，也有研究指出会使罹患胃癌的风险升高。许多食品都含有，所以可以不用担心摄取不足，反而应该努力减少摄取量才对。此外，1g的食盐约含0.45g的钠。

富含的蔬菜
(可食用部分每100g的含量)

萝卜干	210mg
大吴风草	100mg
山茼蒿	73mg
瑞士甜菜	71mg
明日叶	60mg
芥菜	60mg

骨骼成长与神经正常发挥功能所需的
镁

特征与功效

与钙质的合作之下可产生不同的功能，例如让钙质于骨骼或牙齿沉淀，也能让肌肉正常收缩或是不断上升的血压慢慢下降。

由于可增强体内超过300种以上的酵素的活性，所以最明显的特征就是能支持各种生理功能，例如让神经正常地传递信息。在食品之中，坚果类或叶菜类蔬菜的含量较为丰富。

过剩症状与缺乏症状

即便可从食品中大量摄取，也会随着尿液与汗水排出体外，所以不用担心过剩症状。一般来说，也很难出现缺乏症状，但若是慢性缺乏，罹患心肌梗塞这类心脏疾病的风险就会升高，一旦过度摄取不足，也有可能会出现神经障碍与循环器官障碍。

富含的蔬菜
(可食用部分每100g的含量)

芝麻	370mg
大豆	220mg
木耳	210mg
花生	170mg
萝卜干	160mg
白芸豆	150mg

强化骨骼与牙齿所不可或缺的
钙

特征与功效

钙是人体含量最高的矿物质。体内99%的钙存在于骨头与牙齿，用来形成骨骼，其余的1%则存在于血液与体液里。钙质扮演的是调整心脏功能、让肌肉正常收缩与松弛，以及促进荷尔蒙分泌的角色。具有对抗骨质疏松症、高血压与压力的效果，是非常重要的矿物质。不过，吸收率不佳，所以被归类为容易摄取不足的营养成分之一。

过剩症状与缺乏症状

几乎不可能经由饮食就出现过度摄取的现象，问题较严重的反而是摄取不足。一旦摄取不足，可能导致牙齿与骨骼的形成出现障碍，高龄人士则可能罹患骨质疏松症或其他相关症状。此外，溶于血液里的钙质若是增加，也会提升罹患高血压与动脉硬化的风险。

富含的蔬菜
(可食用部分每100g的含量)

芝麻	1,200mg
萝卜干	500mg
辣椒	490mg
木耳	310mg
荠菜	290mg
卷叶欧芹	290mg

红血球的血红素成分
铁

特征与功效

70%的铁于血液之中存在，为血红素的成分，也是肌肉里的肌红蛋白成分，可将氧气运往全身。另一方面肝脏、脾脏与骨髓也有铁质存在，一旦不足，铁质就会溶入血中，补充铁质，而这种铁质又称为"贮藏铁"。蔬菜所含的植物性非血基质铁质比动物性铁质难以吸收，但可搭配维生素C提升吸收率。

过剩症状与缺乏症状

由于吸收率很低，所以饮食若是正常，就不需要担心过剩症状的问题，反而要注意是否摄取不足。贮藏铁会溶在血液里，男性或停经后的女性较少出现缺乏症状，不过，贮藏铁若是用完，就会引起贫血与头痛的问题。生理期内会流失大量铁质，成年女性要特别注意铁质的摄取。

富含的蔬菜
(可食用部分每100g的含量)

木耳	35.2mg
芝麻	9.6mg
洋扁豆	9.0mg
卷叶欧芹	7.5mg
大豆	6.8mg
白芸豆	6.0mg

与骨骼、牙齿形成或热量代谢有关的
磷

特征与功效

是于体内含量仅次于钙的矿物质，80%存在于骨头里，其余则存在于肌肉或脑神经里。与钙的加乘作用有助于强化牙齿与骨骼，也是细胞膜与核酸的成分之一，可让细胞分裂变得更为活跃，也与热量的代谢有关，是人体维持生命功能不可或缺的矿物质。食品方面，以猪肝、海鲜、鸡蛋、牛奶的含量较高，特征是比钙质容易吸收。

过剩症状与缺乏症状

过度摄取会使钙质被用来代谢磷，导致钙质不足，也可能使肾脏功能衰退。此外，虽然几乎不可能不足，但若因为某些疾病或药物导致血液磷浓度过低，就可能出现各种与神经相关的疾病。

富含的蔬菜
(可食用部分每100g的含量)

芝麻	540mg
大豆	490mg
洋扁豆	430mg
白芸豆	400mg
花生	380mg
豌豆	360mg

促进铁的利用率,预防贫血
铜

特征与功效
酶素的成分之一,存在于骨骼、肌肉、血液中,可在铁合成血红素之际,促进铁的利用率,帮助铁质吸收。若没有铜的帮助,铁本身无法制造血红素,所以可说是预防贫血的重要矿物质。此外,铜是分解活性氧化物的酶素、合成胶原蛋白的酶素、与神经传导有关的酶素的成分之一,因此可促进身体的健康。。

过剩症状与缺乏症状
大量摄取会造成肝脏障碍与肾脏功能不全的过剩症状,但只要维持正常饮食,就不用过于担心。摄取不足会导致在铁质充分摄取的情况下无法合成血红素,因此容易出现贫血、骨质疏松、发色暗淡这些症状。

富含的蔬菜
(可食用部分每100g的含量)

芝麻	1.66mg
大豆	1.07mg
洋扁豆	0.95mg
白芸豆	0.75mg
山慈姑	0.71mg
红豆	0.67mg

促进各种酶素发挥效果的
锌

特征与功效
锌广泛存在于血液、皮肤、肝脏、肾脏、牙齿、骨骼、肌肉中,与蛋白质、DNA这类细胞的合成有关。与荷尔蒙的分泌也息息相关,能促进调降血糖的胰岛素合成。由于可转化成抑制活性氧化物活力的抗氧化酶素成分,可预防身体氧化。从锌在男性的前列腺与性腺中的浓度很高这点可以得知,锌是提升生殖功能不可或缺的矿物质。

过剩症状与缺乏症状
若是从食物中摄取,就不需要担心过度摄取。若是摄取不足,细胞的生成与蛋白质的合成就会迟滞,儿童会发生发育迟缓,青春期的青少年则会出现第二性征 (性的发育)发育延缓的问题,男性则可能会出现性功能障碍。此外,也可能出现味觉障碍与皮肤炎的症状。

富含的蔬菜
(可食用部分每100g的含量)

芝麻	5.5mg
洋扁豆	4.8mg
豌豆	4.1mg
大豆	3.1mg
白芸豆	2.5mg
红豆	2.3mg

预防糖尿病不可或缺的矿物质
铬

特征与功效
在体内组织的浓度极低,可辅助让血液中糖类转化为热量的胰岛素,抑制血糖上升,因此科学家正在研究是否能用来预防糖尿病。此外,铬可让脂质代谢变得活跃,让血中的三酸甘油脂与胆固醇的量维持在正常范畴。吸收率不高,大部分都随着尿液排出。

过剩症状与缺乏症状
吸收率非常低,很难出现因为过度摄取导致的健康障碍。此外,尽管很微量,但许多食物中都含有铬,加上必需量很低,所以不用担心摄取不足。只要不受限于数值,让饮食生活维持正常,应该就能适量地摄取。

富含的蔬菜
(可食用部分每100g的含量)

石莼	160μg
绿藻	39μg
昆布丝	33μg
干燥鹿尾草	26μg
红豆	7μg
蝶螺	6μg

骨骼正常发育不可或缺的
锰

特征与功效
最明显的特征就是富含于植物性食品中。食品含量虽受到土壤含量左右,但是豆类、绿茶、糙米饭的含量相对较高。与钾、磷一样都是与骨骼代谢有关的矿物质,也是促进蛋白质与脂质代谢的酶素成分之一,同时也是保护身体不受活性氧化物攻击的SOD酶素(超氧化物歧化酶)的组成成分之一,其抗氧化功能也备受关注。

过剩症状与缺乏症状
一般来说不需担心过度摄取。由于植物性食品的含量丰富,是相对不会摄取不足的矿物质,若极度缺乏,会导致儿童发育不良或是软骨无法合成的骨质软化症,也会对糖类与脂质的代谢造成影响。

富含的蔬菜
(可食用部分每100g的含量)

木耳	6.18mg
生姜	5.01mg
瑞士甜菜	3.60mg
栗子※	3.27mg
芝麻	2.24mg
芋茎	2.24mg

※为日本栗子的数值。

硒

特征与功效

硒的英文为selenium，是抑制活性氧化物生成的抗氧化物质组成成分之一，可预防细胞氧化，抑制引起动脉硬化的过氧化脂质产生，也因此备受关注。可减缓水银与镉毒性的解毒作用也为人熟知，与锌一样有助于男性的生殖功能。吸收率很高，约有80%是于肠道吸收。

过剩症状与缺乏症状

属于容易过度摄取的矿物质之一，过度摄取会出现掉发、指甲脱落、恶心、胃肠功能障碍这些症状，所以摄取时要特别注意。若以克为单位摄取，也有可能引起急性中毒的症状。

摄取不足时，会出现心肌功能方面的障碍，导致肌耐力下滑，同时罹患动脉硬化或癌症的风险也会上升。

富含的食材
（可食用部分每100g的含量）

鱼肝	200µg
鳕鱼	130µg
真鲽鱼	110µg
黑鲔鱼	110µg
鲣鱼※	100µg

※秋季捕获的数值

钴

特征与功效

在体内的铁质充足却还是引发贫血的病例里，被确认为必需营养成分的矿物质。钴是维生素B_{12}的组成成分之一，可促进红血球生成，帮助造血。动物性食品为主要供给来源，所以若是过度偏于素食，就有可能摄取不足。可有效预防非铁质不足所引起的恶性贫血与巨幼细胞性贫血。

过剩症状与缺乏症状

已有研究指出，大量摄取会出现恶心、起疹子、听觉障碍，但是通常不用担心过度摄取的问题。

摄取不足会无法正常制造红血球，导致恶性贫血。此外研究也指出可能出现手脚麻痹与食欲不振的症状。

富含的蔬菜

豆芽菜

容易摄取的食材

纳豆

牡蛎类、贝类

海鲜

动物的肝脏

<主要含于动物性食品>

碘

特征与功效

常见于昆布、海带芽、海苔这类海藻中的矿物质，英文名称为iodine，属于甲状腺荷尔蒙的成分之一，与蛋白质的合成有关，也能促进生长激素的分泌，让交感神经变得更活跃，换言之，其可促进细胞与组织的成长。由于具有杀菌的效果，常被当成消毒用的外用药以及漱口水的成分使用。

过剩症状与缺乏症状

过剩与缺乏都会造成甲状腺肥大或甲状腺肿瘤这些问题。此外，若于青春期摄取不足，会造成精神呆滞、发育异常。长期极端摄取不足，则有可能罹患先天性甲状腺低功能症（甲状腺荷尔蒙不足，导致脑部严重发育不全以及成长障碍的病症）。

富含的食材
（可食用部分每100g的含量）

真昆布※	200000µg
干鹿尾草	45000µg
生海带芽	1600µg
真鳕鱼	350µg
鲍鱼	180µg
牡蛎	73µg

※为风干昆布的数值

钼

特征与功效

是一种富含于肾脏、肝脏的矿物质，也是与尿酸产生有关的酶素及其他酶素的组成成分之一。此外可促进铁质的利用率，帮助造血。豆类、谷类、动物肝脏、乳制品中都有微量的含量。由于可促进铜的排出，若是过度摄取就会造成铜不足，有碍铁质吸收。

过剩症状与缺乏症状

即便大量从食品中摄取，也会溶于尿液排出体外，所以不太可能发生过度摄取的问题。不过若是极端不足，就会发生钼中毒，进而引起高尿酸血症或关节疼痛、肿胀的症状。

已有研究显示，摄取不足会引起头痛、夜盲症、贫血症状，但通常不易出现缺乏的情况。

富含的食材
（可食用部分每100g的含量）

蝶螺（干燥）	380µg
大豆（干燥）	350µg
纳豆※	290µg
豌豆（干燥）	280µg
红豆（干燥）	210µg

※为牵丝纳豆的数值

功能性成分的种类与功效

具有抗氧化效果，能有效提升免疫力与解毒效果

何谓功能性成分?

1984年由日本国内推动的特定研究专案中，特别针对食品的功能建立新的区分方式，主要是将食品的功能分成三种：第一种是供给必需营养成分与热量的一次性功能，第二种是满足滋味、香气这类增强美味的二次性功能，以及将重点放在增强免疫力、延缓老化、预防肥胖这类生理功能调节的三次性功能，其中又将满足三次性功能的食品成分称为功能性成分。

1991年开始，当时的日本厚生省对于被证实具有增进健康功能的食品制定了特定保健用食品认证制度，而且又于2001年追加制定13种维生素与5种矿物质的标示基准的营养功能食品，然后根据上述两种分类确定了保健功能食品。

摄取基准目前尚未明确

具代表性的功能性成分就属各种抗氧化成分，例如具有维生素或与维生素具有同等作用的类维生素物质，颜色与涩味成分的多酚类、色素成分的类胡萝卜素也都是其中之一。其他像是胜肽、氨基酸这类与蛋白质有关的化合物、辣味成分的大蒜素与辣椒素，或是含有柠檬酸、苹果酸的有机酸，都属于功能性成分之一。随着各领域每日的崭新研究，也陆陆续续有新的发现。

目前不像五大营养成分一样有明确代谢机制与摄取标准，食品所含的化学物质的抗氧化作用与防癌、杀菌、抗菌、芳香效果，都被视为能产生提升免疫力、解毒※、提升食欲、缓解压力这些间接效果。

备受关注的成分

花青素

蓝莓、苹果、茄子、葡萄所含的红色、紫色色素成分，可恢复视力与稳定血压，也能改善肝脏功能。

大蒜素

大蒜或葱类富含的硫化物之一。具优异的抗氧化力、抗菌力与杀菌力，也可促进维生素B$_1$的吸收。

类胡萝卜素

常见于黄绿蔬菜的红色、黄色、橘色的色素成分，具强劲的抗氧化作用，能有效预防癌症。例如番茄的茄红素就是其中一种。

膳食纤维

为碳水化合物所含的成分，但无法被身体消化与吸收，会在通过消化器官的过程中发挥优异的功能。分成水溶性与不溶性两种。

柠檬酸

柠檬、橘子这类柑橘类所含的有机酸（酸味成分）。可有效消除疲劳与促进血液循环。

大豆异黄酮

大豆所含的多酚之一，可缓解更年期障碍，并有效预防骨质疏松症，与雌激素具有类似的效果。

类维生素作用物质

是一种与维生素拥有相同的作用，缺乏症状目前仍未经确认的成分，例如维生素P、维生素Q、维生素U、硫辛酸。

多酚

为植物进行光合作用所制造的色素与涩味成分。分成类黄酮与非类黄酮两种，因抗氧化效果而备受关注。

※ 排出体内囤积的毒素或老旧废物的效果。

膳食纤维

特征与功效

膳食纤维为所有食物之中，各种无法被消化成分的集合体，在食品成分标示中，与糖类合并在碳水化合物的分类里。由于无法成为热量来源，早期不获重视，但近年来因新发现的生理功能而备受关注，其重要性也被重新审视。

膳食纤维分成溶于水的水溶性膳食纤维与不溶于水的不溶性膳食纤维。前者会在肠道内转化成果冻状的黏性物质，可阻碍糖与消化酵素的接触，所以有抑制血糖上升与排出胆固醇的效果。后者会于肠道吸水膨胀，促进肠道的活动。除了能缓解便秘，还有预防大肠癌的预期效果。水溶性膳食纤维与不溶性膳食纤维若能均衡摄取最为理想。蔬菜与水果是优质的膳食纤维来源，昆布、海带芽、蒟蒻这些日本的传统食品也含有丰富的膳食纤维。

过剩症状与缺乏症状

日本人有摄取膳食纤维不足的倾向，平均一天只摄取5g左右的膳食纤维，所以从食物摄取过度的例子几乎没有发生过。不过近年来出现了以减重为目的的营养补充剂，膳食纤维也变得容易大量摄取，因此发生拉肚子、矿物质吸收不足的情况。

膳食纤维摄取不足会导致排便不顺，进而形成便秘。慢性便秘会使肠道产生有害物质，进而造成肌肤粗糙、肥胖、胆固醇上升这些有损健康的害处。

富含的蔬菜
(可食用部分每100g的含量)

木耳	57.4g
葫芦干	30.1g
萝卜干	21.3g
蒟蒻	20.7g
白芸豆	19.3g
红豆	17.8g

类维生素作用物质

特征与功效

类维生素作用物质就是具有近似维生素的效果或是能促进维生素效果的成分，与维生素一样扮演着维持生命功能的重要角色，也是细胞的组成成分之一，并于各脏器存在，但是在能否于体内合成以及缺乏症状尚未理清这点，则与维生素不同。

代表性的类维生素作用物质包含荞麦所含的芸香苷成分之一的维生素P、足以代表辅酶 Q_{10} 的维生素Q，以及卷心菜富含的维生素U、与脂质代谢有关的肌醇。卵磷脂成分之一的胆碱、可浸透所有细胞的硫辛酸也都属于类维生素作用物质的一种。

相较于维生素与矿物质，仍属于开发中的生理活性成分(功能性成分)，但随着今后的研究发展，肯定能找出更多相关的新效果。

过剩症状与缺乏症状

类维生素作用物质可于体内合成充足的量，原则上不太可能出现摄取不足的问题。多数的效果都来自抗氧化作用，因此也很少发生过度摄取的困扰。

不过，类维生素作用物质的过剩症状与缺乏症状与其他功能性成分一样，都还未充分理清，所以还无法否定摄取量失衡所造成的健康风险。

尤其通过营养补充剂补给这些成分时，必须慎重地确认摄取量与服用时机。

富含的蔬菜

维生素U	卷心菜、莴苣、芹菜
肌醇	橘子、西瓜、桃子
维生素P	蜜柑、樱桃
胆碱	大豆、豇豆

·······

多酚类

特征与功效

多酚是植物为了抵御外敌，通过光合作用自行产生的色素、苦味与涩味，据说天然的多酚超过1000种以上。叶子与茎部颜色深浓的蔬菜含有丰富的多酚之外，在水果方面，果皮与种子的含量则通常高于果肉。

具代表性的多酚成分包含因为红酒与蓝莓的健康效果而闻名的花青素，绿茶所含的儿茶素、可可与巧克力所含的可可多酚、姜黄所含的姜黄素、克服更年期障碍所需的大豆异黄酮、减重效果明显的大豆皂苷。上述这些成分都具有强劲的抗氧化作用，可抑制活性氧化物的活动力与癌细胞的产生，还能抑制坏胆固醇的氧化与预防动脉硬化，可说是能全面预防生活习惯病的成分。其他如花青素具有恢复视力、改善肝脏功能的效果。

过剩症状与缺乏症状

富含这类成分的蔬菜通常涩味明显，目前还没有研究证实过度摄取多酚会出现何种症状。大量摄取含有儿茶素的绿茶时，可能会发生因过度摄取咖啡因所造成的消化器官不适问题。

目前尚未有报告证实摄取不足的症状，从生活习惯病的观点来看，应该是摄取不足的风险比较高。不过，若是摄取与多酚属性不符的食品，有可能会减低多酚的效果。例如，多酚的单宁酸若与铁结合，就会导致铁质吸收率下滑。

富含的蔬菜

花青素……蓝莓、葡萄、茄子
儿茶素……绿茶
槲皮素……蜜柑、洋葱
异黄酮……大豆
皂苷……大豆

类胡萝卜素

特征与功效

属于黄色、橘色、红色这类色素成分，除了黄绿色蔬菜中富含之外，动物性食品也有一定的含量，与绿色色素的叶绿素共存。胡萝卜、南瓜所含的β-胡萝卜素则是植物性类胡萝卜素的代表。其他像番茄或西瓜所含的茄红素、柑橘类富含的β-隐黄素也为人熟知。

动物性类胡萝卜素则包含虾、螃蟹的色素成分虾青素，以及蛋黄所含的栾黄素及相关成分。

类胡萝卜素可分成只由碳、氢组成的胡萝卜素及包含其他元素的叶黄素。除了茄红素之外的胡萝卜素，都会在体内转化成维生素A。早期只将注意力放在维生素A的健康效果，但是现在已经知道不具维生素A活性的叶黄素与茄红素也有抗氧化功能，所以能预防与抑制生活习惯病。

过剩症状与缺乏症状

富含类胡萝卜素的胡萝卜、番茄、菠菜、南瓜这类蔬菜，都是防癌效果显著的黄绿色蔬菜。不过类胡萝卜素的效果缺乏量化的数值，摄取基准也尚未明朗，导致在过剩症状与缺乏症状的部分尚无足以信赖的报告。

大量摄取β-胡萝卜素会出现胡萝卜素皮肤沉淀症状，也有报告指出，抽烟者若长期摄取β-胡萝卜素达单日20mg的分量，会使罹患癌症的风险上升，但若从食物中摄取就不会有问题。

富含的蔬菜

α-胡萝卜素……胡萝卜、南瓜、豌豆
β-胡萝卜素……甘蓝、胡萝卜
茄红素……番茄、西瓜
叶黄素……南瓜、玉米、地瓜
β-隐黄素……橘子、桃子、柿子

扮演重要角色的营养成分

蔬菜与水果的味道、颜色的成分

了解有益健康的味道成分

食品的味道与颜色，总是能唤醒人们的食欲，也十分赏心悦目。味道与颜色是各种食品的特殊成分，除了能增进食欲与赏心悦目之外，在营养层面也担负着很重要的角色。

蔬菜或水果具代表性的特殊味道成分包含辣味成分的辣椒素、柑橘类水果所含的酸味成分的柠檬酸、涩味成分的大豆皂苷。这些成分具有促进热量代谢、分解氧化物质、消除疲劳、抑制血液中胆固醇与三酸甘油脂含量等有益健康的效果。此外已有研究指出，藏于洋葱的刺激气味成分的硫化物可预防动脉硬化、心肌梗塞和脑中风。

主要的味道成分

涩味成分

大豆皂苷

具有抗氧化效果，可防止脂质氧化、促进脂质代谢。由于可抑制血中胆固醇与三酸甘油脂的上升，能预防动脉硬化及改善高血压。

荞荞抗氧化成分

荞荞所含的成分具抗癌效果，能有效预防大肠癌、肺癌、皮肤癌，也能预防夏季倦怠与消除疲劳。

苦味成分

儿茶素

绿茶所含的涩味成分，具有强劲的抗氧化力，可抑制胆固醇上升与血糖上升，也具有杀菌、抗病毒作用，能有效让身体远离传染病。

咖啡因

咖啡、茶、可乐所含的苦味成分，具醒脑作用与利尿效果，能促进消化之余，也常当作强心剂使用。

水果的苦味成分

柚苷

蜜柑、葡萄柚富含的苦味成分。具有抗氧化、抑制食欲、促进脂肪分解的作用，也能有效预防脂质异常症状。

柠檬油精

柑橘类水果，尤其葡萄柚含量特别高的苦味成分。可抑制致癌物质的活力，使酵素变得更加活跃，还能将致癌物质排出体外。

酸味成分

柠檬酸

醋与柑橘类水果富含的酸味成分及造成疲劳的酸性物质结合，可转化成各种不同的酸，可分解酸性物质，达到消除疲劳的功效。

苹果酸

苹果这类水果所含的有机酸之一，可抑制活性氧化物的活动力，也能快速分解造成疲劳的乳酸，并改善支气管炎这类体内发炎的症状。

辣味成分

辣椒素

辣椒的辣味成分，可刺激中枢神经释放肾上腺素，让脂肪分解酵素脂肪酶更加活跃，也可让热量的代谢加快，打造容易燃烧脂肪的体质。

姜萃取物

生姜的辣味来源，具有明显的镇静效果，也能快速缓解发炎、疼痛的症状。其他还有抗菌、杀菌、发汗、解热、预防血栓形成的效果。

刺激的臭味成分

硫化物

切洋葱时散发的刺激成分及大蒜与葱所含的成分。可预防动脉硬化、心肌梗塞、脑中风，也可提升免疫力，能预防癌症。

大蒜素

硫化物的一种，是大蒜强烈臭味的来源，具有防癌效果与强劲杀菌力，可让身体远离病毒与细菌，促进维生素B$_1$的吸收。

蔬菜的颜色是代表健康的颜色

具代表性的颜色成分包含绿色的叶绿素，红色、黄色、橘色这类色素的类胡萝卜素的茄红素、β–胡萝卜素、β–隐黄素，以及紫色、蓝色的花青素、褐色成分的类黄酮之一的槲皮素。

蔬菜与水果的味道与颜色，在维持健康这点上扮演着重要的角色，可预防因复杂的生活环境与不规律的饮食生活、压力所诱发的各种疾病。

举例来说，被誉为能维持视力的花青素，对于习惯长时间盯着电脑屏幕的现代人而言，绝对是必要的成分之一。

为了有效摄取这些味道与颜色的成分，必须与维生素与矿物质一样均衡地摄取。

主要的颜色成分

红色·紫色

茄红素
番茄富含的红色色素。与β–胡萝卜素不同，不会在体内转化成维生素A，具有强劲的抗氧化力，可预防大肠癌、胃癌等消化器官癌症。

辣椒素
红椒所含的红色色素。与茄红素一样具有强劲的抗氧化力，可预防坏胆固醇的氧化，预防动脉硬化与生活习惯病。

花青素
紫甘蓝或蓝莓所含的蓝紫色色素。除了具有抗氧化作用，也能改善眼睛疾病与血管疾病，具有维持视觉功能的效果。

胍基花青素
蓝莓所含的紫色色素，为花青素的一种，能消除眼睛疲劳、恢复视力，抑制与改善老花眼，被认为是能改善眼睛疲劳的成分之一。

黄色

β-隐黄素
蜜柑、尤其是温州蜜柑中的含量特别高。具有强大的抗氧化效果，可抑制大肠癌、皮肤癌与强化黏膜。也有维生素A的效果。

姜黄素
姜黄中的含量较高，是烹调咖哩不可或缺的着色剂。具抗氧化效果，可于体内转化成抗氧化力更强的四氢姜黄素，进一步发挥预防癌症的效果。

黍黄素
玉米所含的色素，可预防与改善视力衰退、白内障、青光眼，也能保护眼睛的视网膜，预防因老化产生的眼睛疾病。

圣草次苷
柠檬与莱姆特有的色素，其他柑橘的含量几乎是零。具有超强的抗氧化力，可抑制脂质氧化、预防癌症与生活习惯病。

β-胡萝卜素

橘色
胡萝卜、南瓜所含的色素。会在体内转化成需要量的维生素A。可保护呼吸器官与鼻子的黏膜，抑制活性氧化物的活动力，也能预防生活习惯病与癌症。

α-胡萝卜素
南瓜所含的色素。能于身体各部位发挥防癌的效果，还能让肝脏、皮肤与眼睛这些组织远离活性氧化物。

绿色

叶绿素
菠菜与青椒所含的绿色色素。具有超强的抗氧化力之外，也能有效预防癌症，并抑制血脂上升。

褐色

槲皮素
洋葱富含的色素成分。可预防坏胆固醇氧化与动脉硬化。此外，也能预防血小板凝结，在预防心脏病上可有效发挥功效。

随着保存与烹调方式变化的营养成分

含有易流失成分的蔬菜需优先保存

蔬菜或水果的营养成分之中，有些会因保存或烹调方法而容易流失。

例如大部分的蔬菜放在冰箱保存，会比放在室温下保存更能保持新鲜，但也有很多不适合放入冰箱保存的食品，因此并非所有的蔬菜都能放入冰箱保存。组织柔软的蔬菜，以及含有易流失成分的蔬菜，都应该优先保存。

蔬菜与水果的种类或保存位置、方法都会影响营养成分的流失，尤其维生素C更是容易流失的成分。

维生素C是很容易流失的成分

比起其他维生素，维生素C是特别容易在保存过程中产生变化的成分。维生素C很容易因为空气而氧化，也不耐光照。第260、第261页的表格就以黄绿色蔬菜、淡色蔬菜、薯蓣类蔬菜为例，标示在各种条件下保存时，维生素C的流失量。

以菠菜为例，菠菜是维生素C特别容易流失的蔬菜，所以一定得冷藏保存，比起10℃，0℃能保留更多的维生素C。

相对的，冷藏保存青椒时，不管是于10℃还是于0℃保存，购买三天后的维生素C残存量仍比在相同条件下保存的菠菜高。此外，在30℃室温下保存3天时，维生素C的残留量也还有92％，相对来说较不容易流失。

换言之，若必须考虑菠菜与青椒的保存顺序时，当然是得优先保存菠菜，才能留住更多的维生素C。

此外，马铃薯这类根茎类蔬菜可在室温下长期保存。

随保存条件而变化的维生素C含量①

蔬菜种类※	购买时含量 (mg/100g)	保存后		
		保存条件	含量(mg/100g)	残留率(%)
菠菜 (35mg/100g)	80	于25℃室温保存的隔天 于10℃冰箱保存的隔天 于上述条件保存的5天后 于0℃冰箱保存的隔天 于上述条件保存的5天后	64 72 56 77 67	80 90 70 96 84
黄豆豆芽菜 (5mg/100g)	13	泡水保存后的隔天 于上述条件保存的2天后 放在保鲜袋，再放入0℃冰箱保存的隔天 于上述条件保存的5天后	9 6 12 10	69 46 92 77
青椒 (76mg/100g)	60	于30℃室温保存的3天后 于10℃冰箱保存的3天后 于上述条件保存的5天后 于0℃冰箱保存的3天后 于上述条件保存的5天后	55 55 48 60 58	92 92 80 100 97

※（ ）中的数值是根据《日本食品标准成分表2010》记载的含量。

选择适合蔬菜的保存场所与方法

替各种蔬菜与水果选择适当的保存场所与方法是非常重要的。

若要放在冰箱的保鲜室保存，或许大家会先想到装在保鲜袋或是真空包里，但是这并不代表每种蔬果都适用于这种方法。

菠菜这类叶菜类蔬菜是适合装在保鲜袋或真空包保存的蔬菜。放在保鲜袋冷藏的情况与放在真空包冷藏的情况比较后，放在真空包冷藏的叶子比较鲜绿，也能保留较多的风味。

胡萝卜、白萝卜这类根茎类蔬菜的细胞较为紧密，所以就算不放在保鲜袋或真空包冷藏，只要包在报纸这类通气性较高的纸张里，放在不会晒到太阳的位置，就能保持新鲜的状态。即便是放在冰箱保存，也建议先包在报纸里。

地瓜、香蕉这类蔬果反而不适合冷藏，否则有可能冻伤。这类食品尽量不要放在冰箱保存，而是放在室温下保存较为妥当。

湿度较高的状态较容易保鲜

越是在接近田里的生长状态下保存，蔬菜越能维持新鲜。

菠菜、芦笋、葱这类在田里朝垂直方向生长的蔬菜，直立保存可进一步维持鲜度。此外，比起表面洗干净，保留表面泥土的更容易保存，整株没切过的也比切过的容易保存。要注意的是，别让带有泥土的蔬果弄脏冰箱。

冷藏蔬菜时，湿度较高的环境较能长期保鲜。若是放在湿度较高的保鲜室保存，容易流失的维生素C也能减少流失量。

容易流失
的维生素
C(残留率)
69%

泡在水里一晚的
豆芽菜

80%

放在25℃室温一晚的菠菜

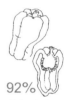

92%

放在30℃室温3天后
的青椒

随保存条件而变化的维生素C含量②

蔬菜种类[1]	购买时含量 (mg/100g)	保存后		
		保存条件	含量 (mg/100g)	残留率(%)
四季豆 (8mg/100g)	21	于30℃室温保存的隔天 于7℃冰箱保存的隔天	17 20	81 95
马铃薯[2] (35mg/100g)	32	于室温保存5个月后 于5℃的环境保存5个月后	23 26	72 81
二十日萝卜 (12mg/100g)	32	水洗后，于0℃保存的3天后 于上述条件保存的7天后 表面带有泥土于0℃保存的3天后 于上述条件保存的7天后	27 26 32 30	84 81 100 94
番茄 (15mg/100g)	22	于30℃室温保存的3天后 于5℃保存的3天后	18 21	82 95

※1 〔 〕中的数值是根据《日本食品标准成分表2010》记载的含量。

※2 指男爵马铃薯。

维生素C常因烹调流失

蔬菜所含的营养成分会因保存方式而在含量上有所改变，烹调的方式也会改变含量。

一般来说，维生素B_1、维生素B_2、维生素C这类水溶性维生素因具有溶于水的性质，所以汆烫时通常会流入汤汁里，因烹调方式流失的比例也较高。

其中的维生素C不仅易溶于水，也不耐加热与光照，属于不太稳定的营养成分。烹调时，必须根据蔬菜的种类找出适当的加热时间，也要在烹调方式上多花心思。

马铃薯经过长时间焖蒸也不会流失太多维生素，但是菠菜即便汆烫的时间很短，也会流失维生素，且流失的量很大。

若从菠菜的汆烫时间观察维生素C的残留量，会发现汆烫时间越长，流失的维生素C越多。汆烫3min，就会流失一半以上的维生素C。

汆烫菠菜时，为了更有效地摄取维生素C，建议尽可能缩短汆烫时间，而且不要一次大量汆烫，而是分次、小分量地汆烫。

矿物质中以钾流失较多

矿物质之中的钾也有易溶于水的性质，可随着烹调流失。

肾脏病患者在钾的摄取方面有所限制，汆烫蔬菜恰巧可降低钾的摄取量。我们可根据这些营养成分的特征，灵活而有效地摄取它们。

汆烫后的维生素C会

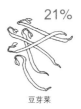

21%

豆芽菜

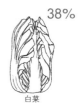

38%

白菜

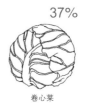

37%

卷心菜

整颗马铃薯闷蒸40min后维生素残留率		
维生素B_1	维生素B_2	维生素C
96%	96%	74%

菠菜的汆烫时间与维生素C的残留率			
1分	2分	3分	5分
74%	61%	48%	40%

注：新鲜（0 min）=100%

菠菜汆烫3min后维生素残留率		
维生素B_1	维生素B_2	维生素C
70%	80%	48%

将新鲜蔬菜泡在水里5min后维生素C的残留率				
芜菁叶一片	莴苣一片	菠菜	白菜一片	胡萝卜丝
100%	100%	80%	80%	70%

汆烫后维生素C的残留率(%)

蔬菜名称	残留率	蔬菜名称	残留率
蚕豆	78	胡萝卜	45
芜菁	73	鸭儿芹(切掉根部的鸭儿芹)	45
南瓜（印度南瓜）	73	小白菜	44
荷兰豆	72	乌塌菜	41
抱子甘蓝	69	水芹	39
鹿尾菜	66	笔头草	39
白花椰菜	65	白菜	38
白萝卜	65	菠菜	38
冬瓜	63	卷心菜	37
马铃薯※	59	韭菜	36
明日叶	56	莲藕	34
毛豆	53	荠菜	33
分葱	52	皇宫菜	32
西蓝花	50	牛蒡	30
小松菜	47	山麻	25
芹菜	46	豆芽菜	21

※指蒸熟后的残留率

汆烫后钾的残留率(%)

蔬菜名称	残留率	蔬菜名称	残留率
芜菁	96	西蓝花	55
南瓜（印度南瓜）	94	白花椰菜	53
冬瓜	91	皇宫菜	52
蚕豆	89	白菜	52
胡萝卜	84	山东小白菜	50
竹笋	81	菠菜	50
毛豆	80	莲藕	50
白萝卜	79	山茼蒿	46
抱子甘蓝	79	笔头草	46
马铃薯※	78	山麻	45
芹菜	75	水芹	43
分葱	75	荠菜	43
鹿尾菜	70	卷心菜	41
小白菜	68	鸭儿芹(切掉根部的鸭儿芹)	37
乌塌菜	67	豆芽菜	29
牛蒡	60	小松菜	25

※指蒸熟后的残留率

蔬菜的抗氧化作用

抑制活性氧化物的活动力，预防癌症及延缓老化

利用抗氧化作用抑制活性氧化物

活性氧化物就是于体内产生，比空气里的氧化具有更强氧化作用的氧气。活性氧化物通常给人有害身体的印象，但其实这种成分可促进体内酵素反应，也能通过强力的杀菌作用杀死入侵体内的有害病菌，进而预防疾病，这些都是对身体很重要的作用。举例来说，用于消毒伤口的双氧水就是过氧化氢这种活性氧化物，双氧水的功效主要就来自活性氧化物的杀菌力。

不过，活性氧化物若是过多，产生过于活跃的氧化作用，我们身体的酵素与细胞膜就会生锈。氧化力强劲的活性氧化物会让体内的血管酸化，进而引发癌症、动脉硬化、生活习惯病这些疾病与症状，或是因为细胞膜锈化而加速老化。

何谓活性氧化物？

能抑制活性氧化物活动力的就是抗氧化作用。我们的身体本来就拥有抗氧化的酵素，此外，也拥有褪黑激素这种具有强劲抗氧化作用的脑内荷尔蒙。褪黑激素可调整睡眠的生理时钟，只要晚上睡得好，褪黑激素就会大量分泌，抑制活性氧化物的活动力。

不过，这些酵素与荷尔蒙的分泌量会在20岁前后到达高峰，之后就慢慢减少，到了40岁之后，更会加速下滑，所以只凭体内原有的抗氧化酵素无法对抗活性氧化物的氧化作用。

为此，要大量摄取含有抗氧化成分的食品，抑制活性氧化物的作用。

具有抗氧化作用的主要功能性成分（一）

类胡萝卜素

β-胡萝卜素
黄绿色蔬菜与水果富含的功能性成分。可抑制坏胆固醇的氧化，在咽喉癌、肺癌的预防上很有效果。

β-隐黄素
常见于柑橘类水果的成分。对大肠癌、皮肤癌的预防都有效果。

辣椒红素
彩椒、红椒所含的红色色素。可预防动脉硬化、高血压这类生活习惯病。

黍黄素
玉米所含的功能性成分。可保护眼睛的视网膜，也能预防随着老化出现的眼睛疾病。

茄红素
番茄富含的红色色素。可预防大肠癌、胃癌这类消化器官的癌症。

叶黄素
可常见于菠菜。除了具有抗氧化效果，也可保护掌管视力的视网膜、黄斑部的健康。

维生素类

维生素C
在减少活性氧化物这方面的效果极为显著，与维生素A、维生素E一并摄取，可形成加乘效果。

维生素E
不饱和脂肪酸氧化时会产生过氧化脂质，维生素E可抑制过氧化脂质的生成，也能延缓老化与预防癌症。

维生素A
蔬菜或水果的β-胡萝卜素会在体内转化成需要量的维生素A，而维生素A具有强化皮肤与黏膜的效果。

抗氧化成分的多种组合

具有抗氧化力的营养成分包含维生素 C、维生素E、β–胡萝卜素、此外还有类胡萝卜素、多酚、含硫化合物。

维生素C可预防细胞、血管的氧化，也对抑制活性氧化物活力有极佳的效果，若与维生素E一起摄取可形成加乘效果，进一步抑制坏胆固醇的氧化，预防心血管疾病。

维生素E可抑制不饱和脂肪酸氧化之际产生的过氧化脂质。过氧化脂质若是不断增加，细胞就会失去原有功能，而维生素E抑制过氧化脂质的生成，就等于能延缓老化与预防癌症。

β–胡萝卜素与维生素C一样能抑制坏胆固醇的氧化，也对预防肺癌、咽喉癌、食道癌有所帮助。

其他如花青素、儿茶素这些多酚类，茄红素、β–隐黄素这些类胡萝卜素，也都具有抗氧化效果。

生活习惯与环境都是活性氧化物增生的原因

具抗氧化作用的酵素与荷尔蒙的效果之所以下降，不单单是因为年纪增长而已。生活习惯、生活环境都是活性氧化物过度产生的原因。举例来说，在充满压力、抽烟、暴饮暴食、空气污染的环境下生活，都是原因之一。

若要在日常生活里对抗不断增加的活性氧化物，必须改善每天的饮食结构与生活习惯。

β-隐黄素含量前三名的水果
（相当于本书介绍的蔬菜的100g分量）

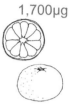

1,700µg

温州蜜柑

820µg

木瓜

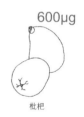

600µg

枇杷

让活性氧化物增加的生活习惯

压力

长期处于压力的状态下，会造成胃肠刺激，也容易产生活性氧化物。

抽烟

抽烟会使活性氧化物增加，也会使具有抗氧化作用的维生素C减少。

暴饮暴食

为了将食物转化成热量，就会使用大量的氧气，致使活性氧化物增加。

紫外线

长期沐浴在紫外线之下而晒伤时，会产生大量的活性氧化物。

空气污染

住在交通繁忙的大马路旁或其他空气污染的环境里，很容易产生活性氧化物。

具有抗氧化作用的主要功能性成分（二）

多酚类

花青素

蓝莓所含的抗氧化成分。与β–胡萝卜素、芸香苷一同摄取可形成加乘效果。

大豆异黄酮

大豆富含的成分。可抑制血液里坏胆固醇的氧化，以及预防动脉硬化与高血压。

儿茶素

富含于绿茶的涩味成分。可抑制胆固醇上升与血糖的上升，也可预防癌细胞增殖。

姜黄素

主要含于姜黄这类黄色食品中的抗氧化成分，可促进肝脏功能，提升免疫力。

槲皮素

富含于洋葱的成分。可预防坏胆固醇氧化与动脉硬化。

大豆皂苷

大豆所含的成分。可抑制造成高血压、动脉硬化的过氧化脂质的生成。

注：本表功能性成分的名称按照拼音顺序排列。

应季蔬菜的超级索引表

※1：α–生育醇的含量
※2：视网醇活性当量
※3：含有该营养成分的食品，每100g可食用部位
Tr：微量。所含成分未达最小记载量
□(空白栏位)：未于《日本食品标准成分表》记载的食品；未测量

【B–D行】

超过本书介绍的蔬菜平均值

营养成分 （成年女性单日建议量 或是基准量 以及各年龄层的量最大值）	对应页数	应季季节	B_1维生素	B_2维生素	B_6维生素	C维生素	E维生素※1	β胡萝卜素	A维生素※2	钾	钙	铁	锌	水溶性膳食纤维	总膳食纤维	糖类
			1.1(mg)	1.2(mg)	1.2(mg)	100(mg)	6(mg)	(μg)	700(μg)	2,000(mg)	650(mg)	10.5(mg)	8(mg)	(g)	18(g)	(g)
本表介绍的蔬菜平均值※3			0.08	0.09	0.13	28	1.1	897.4	77.19	408.45	78.67	1	0.5	0.7	3.5	9.5
B 白花椰菜	157	冬	0.06	0.11	0.23	81	0.2	18	2	410	24	0.6	0.6	0.4	2.9	2.3
白梗白菜	089	夏	0.07	0.12	0.11	45	0.9	1800	150	450	100	0.8	0.3	0.4	1.8	0.9
白菜	178	冬	0.03	0.03	0.09	19	0.2	92	8	220	43	0.3	0.2	0.3	1.3	1.9
白芸豆	050	夏	0.5	0.2	0.36	Tr	0.1		1	1500	130	6	2.5	3.3	19.3	38.5
白萝卜	170	冬	0.02	0.01	0.04	12	0	0	(0)	230	24	0.2	0.2	0.5	1.4	2.7
百合根	190	冬	0.08	0.07	0.12	9	0.5	(0)	(0)	740	10	1	0.7	3.3	5.4	22.9
百里香（粉末）	215	周年	0.09	0.69		0		980	82	980	1700	110	2			69.8
百香果	092	夏	0.01	0.09	0.18	16	0.2	1100	89	280	4	0.6	0.4	0.4		16.2
抱子甘蓝	187	冬	0.19	0.23	0.27	160	0.6	710	59	610	37	1	0.6	1.4	5.5	4.4
扁豆	097	夏	0.08	0.10	0.08	13	0.2	200	20	300	43	0.4	0.5	0.4	4.4	3.0
菠菜	183	冬	0.11	0.2	0.14	35	2.1	4200	350	690	49	2	0.7	0.7	2.8	0.3
笔头草	030	春	0.07	0.14	0.35	33	4.9	1000	88	640	50	2.1	1.1	1.2	8.1	0
薄荷	230	周年														
P 平叶欧芹	199	周年														
枇杷	096	夏	0.02	0.03	0.06	5	0.1	510	68	160	13	0.1	0.2	0.4	1.6	9
葡萄	139	秋	0.04	0.01	0.04	2	0.1	21	2	130	3	0.1	0.1	0.2	0.5	15.2
苹果	151	秋	0.02	Tr	0.04	4	0.1	12	1	120	3	0.1	Tr	0.4	1.4	14.1
M 木瓜	093	夏	0.02	0.04	0.01	50	0.3	67	40	210	20	0.2	0.1	0.7	2.2	7.3
木耳	122	秋	0.19	0.87	0.1	0	0	(0)	(0)	1000	310	35.2	2.1	0	57.4	13.7
毛豆	053	夏	0.31	0.15	0.15	27	0.8	240	22	590	58	2.7	1.4	0.4	5	3.8
芒果	103	夏	0.04	0.06	0.13	20	1.8	610	51	170	15	0.2	0.1	0.6	1.3	15.6
明日叶	154	冬	0.1	0.24	0.16	41	2.6	5300	440	540	65	1	0.6	1.5	5.6	1.1
首蓿芽	198	周年	0.07	0.09	0.1	5	1.9	56	5	43	14	0.5	0.4	0.1	1.4	0.6
迷你胡萝卜	041	春	0.04	0.03	0.1	4	0.6	4900	500	340	30	0.6	0.6	0.6	2.7	4.8
迷你番茄	105	夏	0.07	0.05	0.11	32	0.9	960	80	290	12	0.4	0.2	0.4	1.4	5.8
迷迭香	236	周年														
茗荷	106	夏	0.05	0.05	0.07	2	0.1	27	3	210	25	0.5	0.4	0.4	2.1	0.5
马铃薯	069	夏	0.09	0.03	0.18	35	Tr	Tr	(0)	410	3	0.4	0.2	0.6	1.3	16.3
马郁兰	229	周年														
梅子	051	夏	0.03	0.05	0.06	6	3.3	220	20	240	12	0.6	0.1	0.9	2.5	5.4
F 分葱	192	冬	0.06	0.1	0.18	37	1.4	2700	220	230	59	0.4	0.3	0.3	2.8	4.6
番杏	078	夏	0.08	0.30	0.13	22	1.3	2700	230	300	48	3.0	0.5	0.5	2.3	0.5
发芽糙米	222	周年	0.35	0.02	0.34	(0)	1.2	(0)	(0)	160	13	1.0	1.9	0.5	3.1	71.2
蜂斗菜	039	春	Tr	0.02	0.01	2	0.2	49	4	330	40	0.2	0.1	0.1	1.3	1.7
凤梨	088	夏	0.08	0.02	0.08	27	Tr	30	3	150	10	0.2	0.1	0.1	1.5	11.9
番茄	083	夏	0.05	0.02	0.08	15	0.9	540	45	210	7	0.2	0.1	0.3	1	3.7
覆盆子	110	夏	0.02	0.04	0.07	22	0.8	10	2	150	22	0.7	0.4	0.7	4.7	5.5
D 大豆	214	周年	0.71	0.26	0.51	3	2.3	7	1	1900	180	6.8	3.1	1.5	17.9	11.6
大吴风草（台湾山菊）	032	春	0.01	0.04	0.02	4	0.4	60	5	410	38	0.2	0.2	0.4	2.5	3.1
大和长山药	146	秋	0.13	0.02	0.14	5	0.2	6	1	590	16	0.4	0.6	0.7	2.5	24.6
大黄	113	夏	0.04	0.05	0.02	5	0.2	6	1	590	16	0.6	0.1	0.7	2.5	24.6
大蒜	087	夏	0.19	0.07	1.53	12	0.5	2	Tr	510	14	0.8	0.8	401	6.2	21.3
大头菜	162	冬	0.04	0.05	0.09	45	0	0	1	240	29	0.2	0.1	0.3	1.9	3.2
冬瓜	081	x	0.01	0.01	0.03	39	0.1	(0)	(0)	200	19	0.2	0.1	0.4	1.3	2.5
地瓜	127	秋	0.11	0.04	0.26	29	1.5	28	2	480	36	0.6	0.2	0.6	2.2	29.7
地肤子（余烫）	133	秋	0.11	0.17	0.16	1	4.6	800	67	190	15	2.8	1.4	0.6	7.1	5.8
豆芽菜（绿豆豆芽菜）	231	周年	0.04	0.05	0.05	8	0.1	3	Tr	69	10	0.2	0.3	0.1	1.3	1.3
豆瓣菜	17	春	0.1	0.2	0.13	26	1.6	2700	230	330	110	1.1	0.2	0.2	2.5	0

营养成分（成年女性单日建议量或是基准量，以及各年龄层的最大值）	对应页数	应季季节	水溶性维生素 B₁维生素 1.1(mg)	B₂维生素 1.2(mg)	B₆维生素 1.2(mg)	C维生素 100(mg)	脂溶性维生素 E维生素(※1) 6(mg)	β胡萝卜素 (µg)	A维生素(※2) 700(µg)	矿物质 钾 2,000(mg)	钙 650(mg)	铁 10.5(mg)	锌 8(mg)	膳食纤维 水溶性膳食纤维 (g)	总膳食纤维 18(g)	糖类 (g)
本表介绍的蔬菜平均值（※3）			0.08	0.09	0.13	28	1.1	897.4	77.19	408.45	78.67	1	0.5	0.7	3.5	9.5
D 独活	11	春	0.02	0.01	0.04	4	0.2	0	0	220	7	0.2	0.1	0.3	1.4	2.9
T 桃子	108	夏	0.01	0.01	0.02	8	0.7	0	Tr	180	4	0.1	0.1	0.6	1.3	8.9
甜瓜（黄肉品种）	102	夏	0.03	0.03	0.06	30	0.1	140	15	280	6	0.2	0.1	0.4	1	6.8
甜瓜（白肉品种）		夏	0.03	0.03	0.06	30	0.1	–	–	280	6	0.2	0.1	0.4	1	6.8
甜豆	24	春	0.13	0.09	0.09	43	0.4	400	34	160	32	0.6	0.4	0.3	2.5	7.4
甜菜	137	秋	0.05	0.05	0.07	5	0.1	0	0	460	12	0.4	0.3	0.7	2.7	6.6
N 牛蒡	20	春	0.05	0.04	0.1	3	0.6	1	Tr	320	46	0.7	0.8	2.3	5.7	9.7
牛蒡蓟	189	冬	0.02	0.1	0.03	0	0.6	–	0	200	23	1.3	0.3	3.1	7	8.6
南瓜（印度南瓜）	58	夏	0.07	0.09	0.22	43	4.9	3900	330	450	15	0.5	0.3	0.9	3.5	17.1
嫩叶莴苣	112	夏	0.1	0.1	0.1	21	1.3	2300	200	490	58	1	0.5	0.5	1.9	1.4
柠檬	152	秋	0.04	0.02	0.05	50	0.1	0	1	100	7	0.1	0.1	Tr	Tr	8.6
柠檬香茅	233	周年														
柠檬香蜂草	234	周年														
糯米	145	秋	0.12	0.02	–0.12	(0)	–0.2	(0)	(0)	97	5	0.2	1.5	(Tr)	–0.5	76.7
糯米椒	67	夏	0.07	0.07	0.39	57	1.3	530	44	340	11	0.5	0.3	0.3	3.6	2.1
L 李子（日本李）	76	夏	0.02	0.02	0.04	4	0.6	76	7	150	5	0.2	0.1	0.4	1.6	7.8
栗子（日本栗子）	124	秋	0.21	0.07	0.27	33	0	24	3	420	23	0.8	0.5	0.3	4.2	32.7
梨子（日本梨）	135	秋	0.02	Tr	0.02	3	0.1	0	(0)	140	2	0	0.1	0.2	0.9	10.4
莱姆	148	秋	0.03	0.02	0.05	33	0.2	0	1	160	16	0.2	0.1	0.2	0.9	9.1
鹿尾菜	12	春	0.06	0.13	0.04	21	1	3300	280	680	150	1.3	0.6	0.5	2.5	0.9
酪梨（牛油果）	195	周年	0.1	0.21	0.32	15	3.3	53	6	720	9	0.7	0.7	1.7	5.3	0.9
绿茶（煎茶浸泡液）	232	周年	0	0.05	0.01	6	–	0	0	27	3	0.2	Tr	–	–	0.2
辣根	227	周年	0.1	0.1	0.23	73	0	–	1	510	110	1	2.3	0.8	8.2	9.5
辣椒	80	夏	0.08	0.28	0.25	92	7.7	5100	430	650	490	2.2	0.4	0.7	5.7	1.5
蓼	216	周年														
莲藕	191	冬	0.1	0.01	0.09	48	0.6	3	Tr	440	20	0.5	0.3	0.2	2	13.5
龙艾	218	周年														
蕗荞	111	夏	0.07	0.05	0.12	23	0.8	0	0	230	14	0.5	0.5	18.6	20.7	0.0
蕗苔	180	冬	0.1	0.17	0.18	14	3.2	390	33	740	61	1.3	0.8	1	6.4	3.6
蓝莓	991	夏	0.03	0.03	0.05	9	1.7	55	5	70	8	0.2	0.1	0.5	3.3	9.6
罗勒	901	夏	0.08	0.19	0.11	16	3.5	6300	520	420	240	1.5	0.6	0.9	4	0
芦笋	9	春	0.14	0.15	0.12	15	1.5	370	31	270	19	0.7	0.5	1	1.8	2.1
芦荟	49	夏	0	0	0.01	1	0	1	Tr	43	56	0	0	0.1	0.4	0.3
萝蔓莴苣	62	夏	0.06	0.06	0.05	8	0.7	510	43	250	29	0.5	0.3	0.4	1.9	1.6
萝卜干	205	周年	0.35	0.2	0.29	28	0	2	Tr	3500	500	3.1	2.1	5.2	21.3	48.4
萝卜缨	57	夏	0.08	0.13	0.23	47	2.1	1900	160	99	54	0.5	0.3	0.3	1.9	1.4
G 高芥菜	171	冬	0.06	0.1	0.16	69	0.8	2300	190	300	87	1.7	0.3	0.8	2.5	1.7
茖葱	15	春	0.1	0.16	0.15	59	0.4	2000	170	340	29	1.4	0.4	0.5	3.3	3.3
橄榄（黑色）	202	周年	0.05	0.06	0.02	Tr	4.6	–	0	10	68	0.8	0.2	0.2	2.5	0.9
橄榄（绿色）		周年	0.01	0.02	0.03	12	5.5	450	38	47	79	0.3	0.2	0.2	3.3	1.2
K 空心菜	61	夏	0.1	0.2	0.11	19	2.2	4300	360	380	74	1.5	0.5	0.4	3.1	0
咖啡	208	周年	0	0.01	0	0	0	0	0	65	2	Tr	Tr	–	–	0.7
苦苣	155	冬	0.06	0.08	0.08	7	0.8	1700	140	270	51	0.6	0.4	0.6	2.2	0.7
开心果	224	周年	0.43	0.24	1.22	(0)	1.4	120	10	970	120	3	2.5	0.9	9.2	11.7

【H-X行】

营养成分（成年女性单日建议量或是基准量，以及各年龄层的最大值）（※3）	对应页数	应季季节	B₁维生素 1.1(mg)	B₂维生素 1.2(mg)	B₆维生素 1.2(mg)	C维生素 100(mg)	E维生素(※1) 6(mg)	β胡萝卜素 (μg)	A维生素(※2) 700(μg)	钾 2,000(mg)	钙 650(mg)	铁 10.5(mg)	锌 8(mg)	水溶性膳食纤维 (g)	总膳食纤维 18(g)	糖类 (g)
本表介绍的蔬菜平均值（※3）			0.08	0.09	0.13	28	1.1	897.4	77.19	408.45	78.67	1	0.5	0.7	3.5	9.5
H 旱芹	168	冬	0.03	0.03	0.08	7	0.2	44	4	410	39	0.2	0.2	0.3	1.5	2.1
花生	149	秋	0.85	0.1	0.46	(0)	10.1	–	1	740	50	1.6	2.3	0.4	7.4	11.4
花椒（粉）	212	周年	0.1	0.45	–	0	–	–	17	1700	750	10.1	0.9	–	–	69.6
红豆	194	周年	0.45	0.16	0.39	Tr	0.1	–	1	1500	75	5.4	2.3	1.2	17.8	40.9
红茶	207	周年	0	0.01	0.01	0	–	–	0	8	1	0	Tr	–	–	0.1
红椒	95	夏	0.06	0.14	0.37	170	4.3	940	88	210	7	0.4	0.2	0.5	1.6	5.6
红菊苣	174	冬	0.04	0.04	0.03	6	0.1	14	1	290	21	0.2	0.2	0.5	2	1.9
红叶莴苣	63	夏	0.1	0.1	0.08	17	1.2	2000	170	410	66	1.8	0.4	0.6	2	1.2
红葱头	52	夏	0.03	0.05	0.11	21	0.4	18	2	290	20	0.4	0.2	9.1	11.4	6.4
皇宫菜	79	夏	0.03	0.07	0.08	41	1.1	2900	250	210	150	0.5	0.4	0.6	2.2	1.1
哈密瓜	107	夏	0.05	0.02	0.11	25	0.2	140	12	350	6	0.2	0.2	0.2	0.5	9.9
胡萝卜	35	春	0.07	0.06	0.1	6	0.4	6900	720	300	28	0.2	0.2	0.7	2.8	6.5
海老芋	132	秋	0.05	0.03	0.21	6	0.8	12	1	520	39	0.5	1.5	0.6	2.8	20.7
核桃	206	周年	0.26	0.15	0.49	0	1.2	–	2	540	85	2.6	2.6	0.6	7.5	4.2
荷兰豆	22	春	0.15	0.11	0.08	60	0.7	560	47	200	35	0.9	0.6	0.3	3	4.5
寒缔菠菜	158	冬														
滑菇	136	秋	0.07	0.12	0.05	–	0	0	0	230	4	0.7	0.5	1	3.3	1.9
葫芦干	204	周年	0	0.04	0.04	0	0.4	0	0	1800	250	2.9	1.8	6.8	30.1	38
鸿喜菇	140	秋	0.16	0.16	0.08	0	0	–	0	380	1	0.4	0.5	0.3	3.7	1.3
J 姬菇	130	秋	0.07	0.28	0.19	0	–	0	0	310	2	0.6	0.7	0.3	1.9	0.9
金桔	161	冬	0.1	0.06	0.06	49	2.6	28	11	180	80	0.3	0.1	2.3	4.6	12.9
金针菇	118	秋	0.24	0.17	0.12	0	0	0	0	340	Tr	1.1	0.6	0.4	3.9	3.7
芥菜	13	春	0.12	0.27	0.25	64	3	2800	230	620	140	2.2	0.9	0.9	3.7	1
韭菜	176	冬	0.06	0.13	0.16	19	2.5	3500	290	510	48	0.7	0.3	0.5	2.7	1.3
韭葱	150	秋	0.06	0.08	0.24	11	0.3	45	4	230	31	0.7	0.3	0.4	2.5	4.4
卷叶欧芹	221	周年	0.12	0.24	0.27	120	3.3	7400	620	1000	290	7.5	1	0.6	6.8	1
菊芋	160	冬	0.08	0.04	0.09	10	0.2	Tr	0	610	14	0.3	0.3	0.5	1.9	12.8
菊花	121	秋	0.1	0.11	0.08	11	4.6	67	6	280	22	0.3	0.3	0.8	3.4	3.1
菊苣	172	冬	0.06	0.04	0.03	2	0.2	11	1	170	24	0.2	0.2	1.1	1.1	2.8
结球莴苣	65	夏	0.06	0.13	0.06	14	1.4	2200	180	410	56	2.4	0.2		1.8	0.9
蒟蒻（板状、新鲜）	210	周年	0	0	0.02	0	Tr	0	0	44	68	0.6	0.2	Tr	3	0.3
蕨菜	46	春	0.02	1.09	0.05	11	1.6	210	18	370	12	0.7	0.6	0.8	3.6	0.4
姜黄	217	周年														
卷心菜	14	春	0.04	0.03	0.11	41	0.1	49	4	200	43	0.3	0.2	0.4	1.8	3.4
芥蓝	34	春	0.15	0.27	0.32	110	2.5	5200	430	440	290	2.4	0.7	0.5	5.4	1.6
Q 奇异果	159	冬	0.01	0.01	0.12	69	1.3	66	6	290	33	0.3	0.1	0.7	2.5	11
芹菜	60	夏	0.05	0.11	0.08	15	1.2	1800	150	360	140	0.5	0.5	0.5	2.5	1
青豆	16	春	0.39	0.16	0.15	19	0.1	410	35	340	23	1.7	1.2	0.6	7.7	7.6
青椒	95	夏	0.03	0.03	0.19	76	0.8	400	33	190	11	0.4	0.2	0.6	2.3	2.8
青江菜	173	冬	0.03	0.07	0.08	24	0.7	2000	170	260	100	1.1	0.3	0.2	1.2	0.8
茄子	84	夏	0.05	0.05	0.05	4	0.3	100	8	220	18	0.3	0.2	0.3	2.2	2.9
秋葵	56	夏	0.09	0.09	0.1	11	1.2	670	56	260	92	0.5	0.6	1.4	5	1.6
浅葱	8	春	0.15	0.16	0.36	26	0.9	740	62	330	20	0.7	0.8	0.7	3.3	2.3
X 小松菜	21	春	0.09	0.13	0.12	39	0.9	3100	260	500	170	2.8	0.2	0.4	1.9	0.8
小茴香	226	周年														
小黄瓜	59	夏	0.03	0.03	0.05	14	0.3	330	28	200	26	0.3	0.2	0.2	1.1	1.9
西瓜	73	夏	0.03	0.02	0.07	10	0.1	830	69	120	4	0.2	0.1	0.1	0.3	9.2
西印度樱桃（甜味品种）	48	夏	0.03	0.04	0	800	0.7	370	31	130	11	0.5	0.5	0.8	1.9	7.1

【X-Z行】

超过本书介绍的蔬菜平均值　　　接续前一页

营养成分 （成年女性每日建议量或是基准量，以及各年龄层的最大值）	对应页数	应季季节	水溶性维生素				脂溶性维生素			矿物质				膳食纤维		糖类
			B1维生素	B2维生素	B6维生素	C维生素	E维生素※1	P胡萝卜素	A维生素※2	钾	钙	铁	锌	食水溶性纤维膳	总量膳食纤维	
			1.1(mg)	1.2(mg)	1.2(mg)	100(mg)	6(mg)	(μg)	700(μg)	2,000(mg)	650(mg)	10.5(mg)	8(mg)	(g)	18(g)	(g)
本表介绍的蔬菜平均值（※3）			0.08	0.09	0.13	28	1.1	897.4	77.19	408.45	78.67	1	0.5	0.7	3.5	9.5
X 杏仁	196	周年	0.2	1.06	0.09	0	30.3	10	1	760	250	3.6	3.6	0.8	10.1	10.8
杏鲍菇	54	夏	0.11	0.22	0.14	0	0	(0)	0	340	Tr	0.3	0.6	0.2	3.4	2.6
秀珍菇	138		0.4	0.4		0	0	(0)	0	340	1	0.3	1	0.4	2.6	3.6
香菜	19	春														
香菇	129	秋	0.13	0.2	0.21	0		(0)	(0)	280	1	0.3	1	0.4	4.2	1.5
香蕉	223	周年	0.05	0.04	0.38	16	0.5	42	5	360	6	0.3	0.2	0.1	1.1	21.4
夏威夷果（澳洲坚果）	228	周年	0.21	0.09	0.21	0	Tr	–	0	300	47	1.3	0.7	Tr	6.2	6
夏蜜柑	85	夏	0.08	0.03	0.05	38	0.3	22	7	190	16	0.2	0.1	0.4	1.2	8.8
细叶芹	219	周年														
雪莲果	188	冬	0.04	0.01	0.08	2	0.2	22	2	240	11	0.2	0.1	0.3	1.1	11.3
西蓝花	181	冬	0.14	0.2	0.27	120	2.4	800	67	360	38	1	0.7	0.7	4.4	0.8
西蓝花菜苗	182	冬	0.08	0.11	0.2	64	1.9	1400	120	100	57	1		0.4	1.8	0.8
ZH 竹笋	27	春	0.05	0.11	0.13	10	0.7	11	1	520	16	0.4	1.3	0.3	2.8	1.5
芝麻	209	周年	0.95	0.25	0.6	Tr	0.1	–	1	400	1200	9.6	5.5	1.6	10.8	7.6
芝麻菜	44	春	0.06	0.17	0.11	66	1.4	3600	300	480	170	1.6	0.8	0.3	2.6	0.5
榨菜	211	周年	0.04	0.07	0.09	0	0.2	–	1	680	140	2.9	0.4	0.9	4.6	0
皱叶莴苣	66	夏	0.06	0.1	0.08	13	0.7	3800	320	470	62	0.5	0.2	0.4	2	0.5
栉瓜（西葫芦）	75	夏	0.05	0.05	0.09	20	0.4	310	27	320	24	0.5	0.4	0.2	1.3	1.5
CH 长山药	134	秋	0.1	0.02	0.09	6	0.2	–	0	430	17	0.4	0.3	0.2	1	12.9
莼菜	70	夏	0	0.02	0	0	0.1	29	2	2	4	0	0.2	0.4	1	0
SH 山独活	42	春	0.03	0.02	0.05	5	0.2	2	Tr	270	11	0.4	0.2	0.3	1.8	2.5
山东小白菜	163	冬	0.03	0.07	0.08	35	0.8	1200	96	360	140	0.4	0.3	0.4	2.2	0.5
山苦瓜	86	夏	0.05	0.07	0.06	76	0.8	160	17	260	14	0.5	0.2	0.5	2.6	1.3
山茼蒿	165	冬	0.1	0.16	0.13	19	1.7	4500	380	460	120	1.7	0.2	0.8	3.2	0.7
山麻	109	夏	0.18	0.42	0.35	65	6.5	10000	840	530	260	1	0.6	1.3	5.9	0.4
山葵	238	周年	0.06	0.15	0.32	75	1.4	7	1	500	100	0.8	0.7	0.8	4.4	14
山慈姑	125	秋	0.12	0.07	0.34	2	3	0	(0)	600	10	0.8	2.2	0.6	2.4	24.2
山蒜	37	春	0.08	0.22	0.16	60	1.3	800	67	590	100	2.6	1	3.3	6.9	8.6
山药豆	143	秋	0.11	0.02	0.07	9	0.4	24	2	570	5	0.6	0.4	0.8	4.2	16.4
水菜	185	冬	0.08	0.15	0.18	55	1.8	1300	110	480	210	2.1	0.5	0.6	3	1.8
水芹	25	春	0.04	0.13	0.11	20	0.7	1900	160	410	34	1.6	0.3	0.4	2.5	0.8
生姜	71	夏	0.03	0.02	0.13	2	0.1	4	Tr	270	12	0.5	0.1	0.2	2.1	4.5
柿子	119	秋	0.03	0.02	0.06	70	0.1	160	35	170	9	0.2	0.1	0.2	1.6	14.3
鼠尾草（粉末）	213	周年	0.09	0.55	–	0	–	1400	120	1600	1500	50	3.3	–	–	66.9
莳萝	220	周年														
籼米	200	周年	0.06	0.02	0.08	(0)	0.1	0	(0)	69	5	0.6	1.5	0	0.4	78.7
R 壬生菜	186	冬	0.04	0.07	0.11	38	0.9	1800	150	490	110	0.5	0.2	0.3	1.8	1.1
日本柚子	147	秋	0.05	0.02	0.02	40	0.2	0	1	210	20	0.1	0.1	0.3	0.4	6.6
日本圆茄	100	夏	0.04	0.04	0.06	6	0.3	45	4	220	10	0.4	0.2	0.3	2.4	2.9
日野菜	179	冬	0.05	0.13	0.14	52	0.7	1200	98	480	130	0.8	0.3	0.7	3	1.7
瑞士甜菜	98	夏	0.07	0.23	0.25	19	1.7	3700	310	1200	75	3.6	0.3	0.5	3.3	0.4
Z 紫芋	144	秋	0.12	0.02	0.18	29	1.3	4	Tr	370	24	0.6	0.2	0.8	2.5	29.2
紫洋葱	7	春	0.03	0.02	0.13	7	0.1	0	0	150	19	0.3	0.2	0.6	1.7	7.3
紫甘蓝	45	春	0.07	0.03	0.19	68	0.1	36	3	310	40	0.5	0.3	0.6	2.8	3.9
紫萁	26	春	0.02	0.09	0.05	24	0.6	500	44	340	10	0.6	0.5	0.7	3.8	2.8
紫苏	68	夏	0.13	0.34	0.19	26	3.9	11000	880	500	230	1.7	1.3	0.8	7.3	0.2
杂粮	126	秋	0.34	0.07	0.24	Tr	0.6	11	1	430	30	2	1		5.1	65.1

	营养成分 （成年女性单日建议量 或港基准量， 以及各年龄层的最大值）	对应页数	应季季节	水溶性维生素				脂溶性维生素			矿物质				膳食纤维		糖类
				B_1维生素	B_2维生素	B_6维生素	C维生素	E维生素（※1）	β胡萝卜素	A维生素（※2）	钾	钙	铁	锌	水溶性膳食纤维	总量膳食纤维	
				1.1(mg)	1.2(mg)	1.2(mg)	100(mg)	6(mg)	(μg)	700(μg)	2,000(mg)	650(mg)	10.5(mg)	8(mg)	(g)	18(g)	(g)
	本表介绍的蔬菜平均值（※3）			0.08	0.09	0.13	28	1.1	897.4	77.19	408.45	78.67	1	0.5	0.7	3.5	9.5
C	菜蓟	6	春	0.08	0.1		15	0.4	6	1	430	52	0.8	0.2	6.1	8.7	2.6
	刺龙芽	29	春	0.15	0.2	0.22	7	2.4	570	48	460	16	0.9	0.8	1.1	4.2	0.1
	草莓	10	春	0.03	0.02	0.04	62	0.4	17	1	170	17	0.3	0.2	0.5	1.4	7.1
	彩椒	94	夏														
	菜豆	23	春	0.08	0.07	0.11	2.5	0.5	1100	96	250	28	0.5	0.7	0.3	4.2	0.6
	葱（长葱）	177	冬	0.05	0.04	0.12	14	0.2	82	7	200	36	0.3	0.3	0.3	2.5	5.8
	蚕豆	77	夏	0.3	0.2	0.17	23	Tr	240	20	440	22	2.3	1.4	0.2	2.6	12.9
	酢橘	131	秋	0.03	0.02	0.08	40	0.3	–	0	140	16	0.2	0.2	0.1	0.1	6.5
S	四季豆	64	夏	0.06	0.11	0.07	8	0.2	520	49	260	48	0.7	0.3	0.3	2.4	2.7
	松茸	142	秋	0.1	0.1	0.15	–	(0)	0	0	410	6	1.3	0.8	0.3	4.7	3.5
	丝瓜	101	夏	0.03	0.02	0.05	5	0.3	44	4	150	12	0.3	0.2	0.5	1	2.8
	酸茎大头菜（根部）	166	冬	0.03	0.03	0.01	13	0	(0)	(0)	310	26	0.1	0.1	0.6	1.7	3
	酸茎大头菜（叶子）		冬	0.08	0.13	0.05	73	3.8	2000	170	680	150	2.6	0.3	0.7	4	1.4
	酸橙	120	秋	0.02	0.02	0.03	42	0.1	0	1	140	7	0.2	Tr	0.1	0.1	8.4
	苏拉威西芋	167	冬	0.1	0.03	0.21	6	0.6	14	1	660	18	0.6	0.7	0.7	2.3	17.5
Y	芽菜	31	春	0.06	0.14	0.1	47	1.4	1900	160	450	210	3.3	0.4	0.3	2.3	1.3
	油菜花（和种）	175	冬	0.16	0.28	0.26	130	2.9	2200	180	390	160	2.9	0.7	0.7	4.2	1.6
	洋扁豆	235	周年	0.52	0.17	0.55	1	0.8	29	3	1000	57	9	4.8	1	16.7	44
	洋菇	40	春	0.06	0.29	0.11	0	0	0	0	350	3	0.3	0.4	0.2	2	0.1
	洋葱	28	春	0.03	0.01	0.16	8	0.1	1	Tr	150	21	0.2	0.2	0.6	1.6	7.2
	叶葱	38	春	0.06	0.11	0.16	32	1.1	1500	120	290	67	0.6	0.3	0.3	3	4.6
	野生山药	164	冬	0.11	0.04	0.18	15	4.1	–	Tr	550	10	0.6	0.7	0.6	2	24.7
	野泽菜	36	春	0.06	0.1	0.11	41	0.5	1200	100	390	130	0.6	0.3	0.5	2	1.5
	银杏	123	秋	0.28	0.08	0.07	23	2.5	–	24	710	5	1	0.4	0.2	1.6	33.2
	鸭儿芹（三叶芹）	104	夏	0.05	0.13	0.06	22	1.1	1700	140	500	52	1.8	0.2	0.5	2.9	1.2
	鹰嘴豆	225	周年	0.37	0.15	0.64	Tr	2.5	17	2	1200	100	2.6	3.2	1.2	16.3	45.2
	月桂叶	237	周年														
	玉米	82	夏	0.15	0.1	0.14	8	0.3	22	4	290	3	0.8	1	0.3	3	13.8
	羽衣甘蓝	18	春	0.06	0.15	0.16	81	2.4	2900	240	420	220	0.8	0.3	0.5	3.7	1.9
	芋艿	128	秋	0.07	0.02	0.15	6	0.6	5	Tr	640	10	0.5	0.3	0.8	2.3	10.9
	芋茎	74	夏	0.01	0.02	0.03	5	0.4	110	9	390	80	0.1	1	0.4	1.6	2.5
	越瓜	72	夏	0.03	0.03	0.04	8	0.2	65	6	220	35	0.2	0.2	0.2	1.2	2.1
	预糊化米	197	周年	0.04	Tr	0.04	(0)	0.1	0	0	37	1		1.6	0.2	1.2	83.6
W	五叶木通	116	秋	0.07	0.03	0.08	65	0.1	0	0	95	11	0.3	0.1	0.6	1.1	20.9
	乌塌菜	169	冬	0.05	0.09	0.12	31	1.5	2200	180	430	120	0.7	0.5	0.2	1.9	0.3
	乌龙茶	201	周年	0	0.03	Tr	0	–	–	(0)	13	2	Tr	Tr	–	–	0.1
	无花果	117	秋	0.03	0.03	0.07	2	0.4	15	1	170	26	0.3	0.2	0.7	1.9	12.4
	温州蜜柑（柑橘）	184	冬	0.1	0.03	0.06	32	0.4	180	84	150	21	0.2	0.1	0.5	1	11
	莴苣	114	夏	0.05	0.03	0.05	5	0.3	240	20	200	19	0.3	0.2	0.1	1.1	1.7
	舞菇（灰树花）	141	秋	0.09	0.19	0.06	0	(0)	(0)	(0)	230	Tr	0.2	0.7	0.3	3.5	0.9
	豌豆	55	夏	0.72	0.15	0.29	Tr	0.1	89	8	870	65	5	4.1	1.2	17.4	43
	豌豆苗	33	春	0.24	0.27	0.19	79	3.3	4100	340	350	34	1	0.4	0.2	3.3	0.7
	芜菁	156	冬	0.03	0.03	0.08	19	0	0	0	280	24	0.3	0.1	0.3	1.5	3.1
A	艾草	43		0.19	0.34	0.08	35	3.2	5300	440	890	180	4.3	0.6	0.9	7.8	0.9
O	奥勒冈	203	周年														
E	二十日萝卜	91	夏	0.02	0.02	0.07	19	0	(0)	0	220	21	0.2	0.2	0.2	1.2	1.9

图书在版编目（CIP）数据

应季蔬果营养全书 / （日）吉田企世子编著 ；张娜
娜译. -- 南京 ：江苏凤凰文艺出版社，2018.6
ISBN 978-7-5594-2078-7

Ⅰ．①应… Ⅱ．①吉… ②张… Ⅲ．①蔬菜－食品营
养②水果－食品营养 Ⅳ．①R151.3

中国版本图书馆CIP数据核字(2018)第099365号

江苏省版权局著作权合同登记：图字10-2018-199号

SHUNKASHUUTOU OISHII KUSURI SHUN NO YASAI NO EIYOU JITEN SAISHINBAN
X-Knowledge Co., Ltd. 2016
Originally published in Japan in 2016 by X-Knowledge Co., Ltd.
Chinese (in simplified character only) translation rights arranged with
X-Knowledge Co., Ltd.

书　　　　名	应季蔬果营养全书
编　　　　著	[日] 吉田企世子
译　　　者	张娜娜
责 任 编 辑	孙金荣
特 约 编 辑	孙玉烨
项 目 策 划	凤凰空间/孙玉烨
出 版 发 行	江苏凤凰文艺出版社
出版社地址	南京市中央路165号，邮编：210009
出版社网址	http://www.jswenyi.com
印　　　刷	固安县京平诚乾印刷有限公司
开　　　本	710毫米×1000毫米　1／16
印　　　张	17
字　　　数	272千字
版　　　次	2018年6月第1版　2024年1月第2次印刷
标 准 书 号	ISBN 978-7-5594-2078-7
定　　　价	68.00元